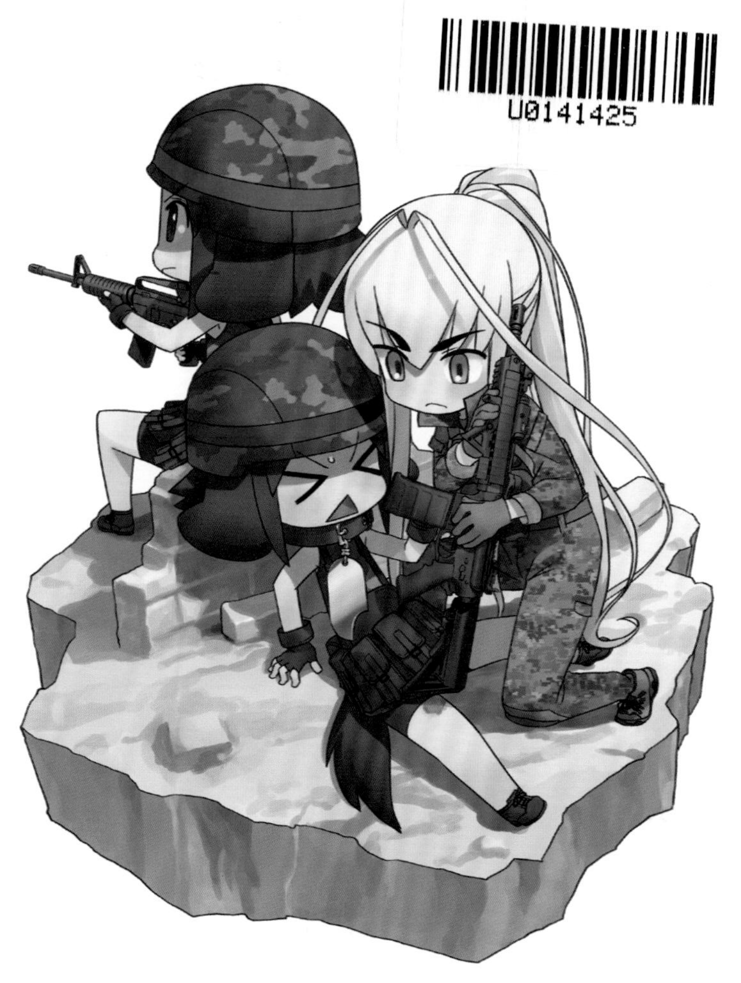

美軍的戰傷預防救護系統

戰鬥外傷救護

—— COMBAT FIRST AID ——

增修版

對於因為使用本書所刊載的內容或是進行急救行為所造成的傷害。本書作者及出版社不負一切責任。此外，在此事先說明，本書提供的資料是參考本書發行當時的情況，無法保證是最新的資料，亦無法保證內容能夠使用在商品上，或是作為特定目的來使用。

illustrated by ヒライユキオ

增補改訂版

目錄

■ 序章

■ 第 1 章 戰場和醫療

■ 第 2 章 急救的技術

◆為了讓沒有醫療知識的人也能輕鬆閱讀，本書盡可能使用簡單易懂的表達方式；某些部分可能因此而缺乏嚴謹性，但我們優先考慮了易讀性，還請讀者諒解。

解說：照井資規
日本陸上自衛隊富士學校普通（步兵）科部與衛生學校研究員。現代戰傷醫療的專家。從自衛隊退伍後，向醫學系學生、武官、警官等各界人士傳授戰場上的外傷救護、急救技術、反恐醫療等的專業知識。除了日本外，服務對象也擴及各國的專業人士，還擔任醫學院的兼任講師與亞洲戰術醫療協會（TACMEDA）代表理事。

照片：美國陸軍

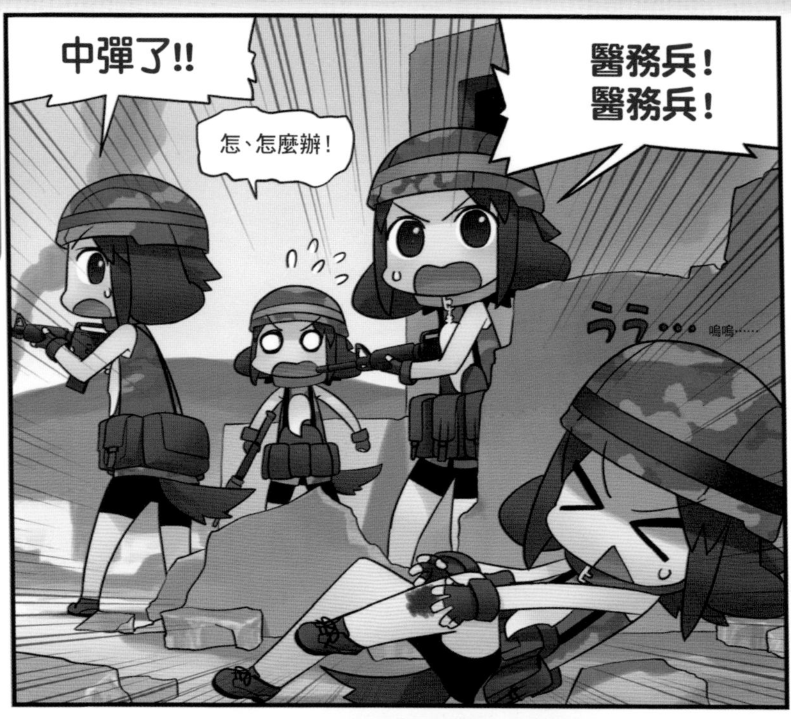
中彈了!!
怎、怎麼辦！
醫務兵！
醫務兵！
うう…
嗚嗚……

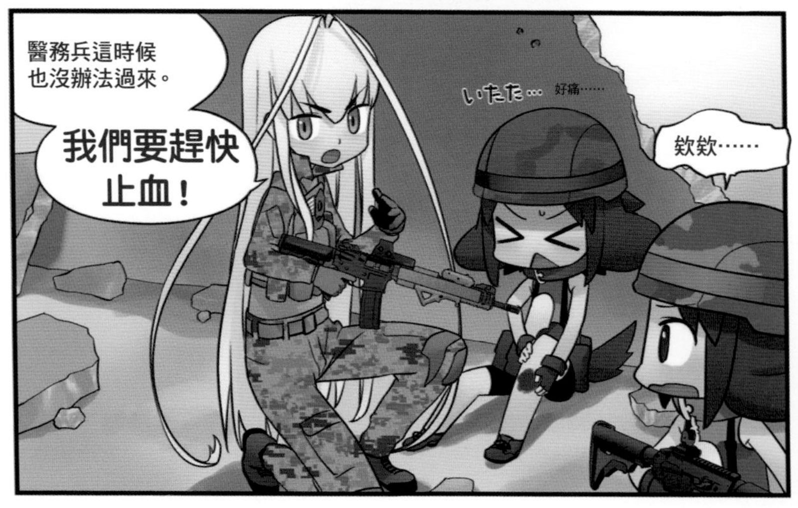
醫務兵這時候
也沒辦法過來。
我們要趕快
止血！
いたた…
好痛……
欸欸……

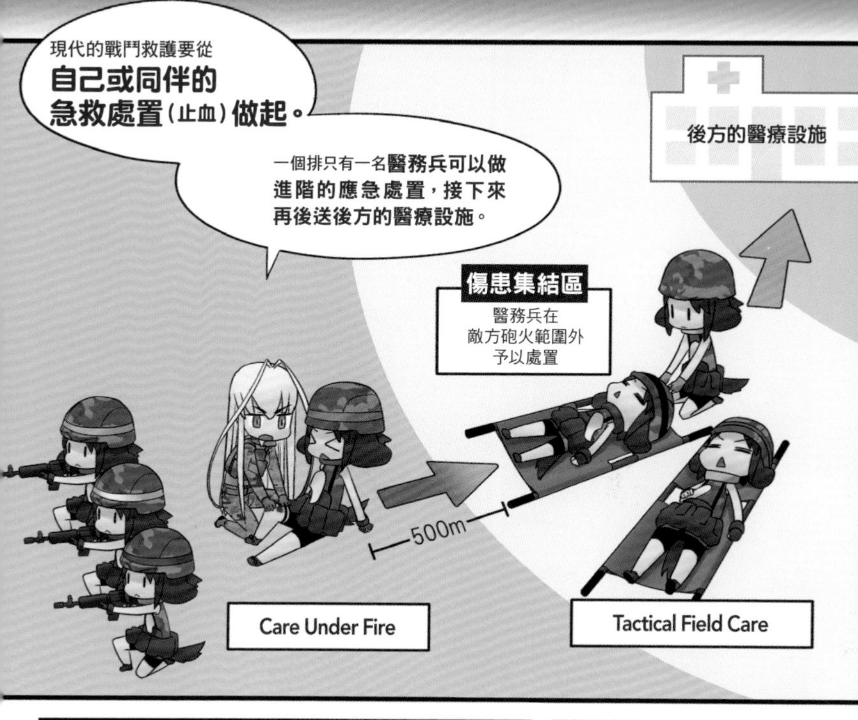

現代的戰鬥救護要從
自己或同伴的
急救處置（止血）做起。
一個排只有一名醫務兵可以做
進階的應急處置，接下來
再後送後方的醫療設施。
後方的醫療設施
傷患集結區
醫務兵在
敵方砲火範圍外
予以處置
500m
Care Under Fire
Tactical Field Care

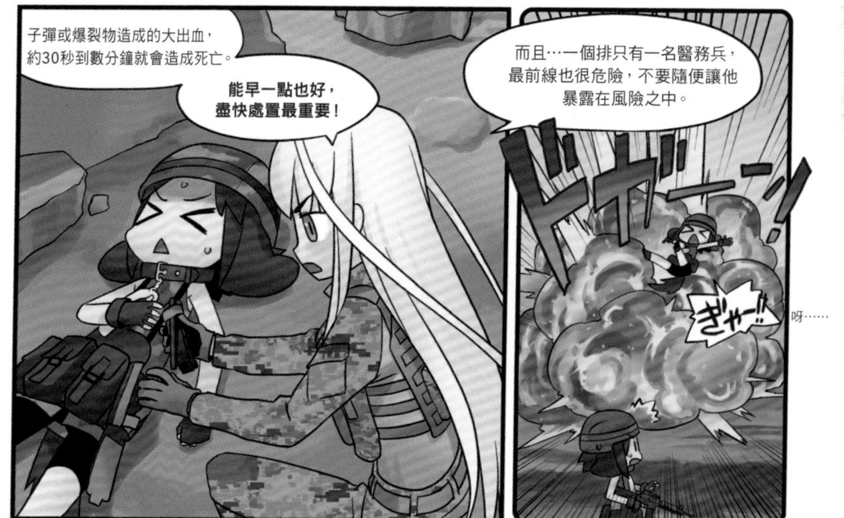

子彈或爆裂物造成的大出血，
約30秒到數分鐘就會造成死亡。
能早一點也好，
盡快處置最重要！
而且…一個排只有一名醫務兵，
最前線也很危險，不要隨便讓他
暴露在風險之中。
ドカーン!
ぎゃー!!
呀……

急救止血法是
現代的士兵的**必備技能**。
ぎゃーっ
ぎゅーっ

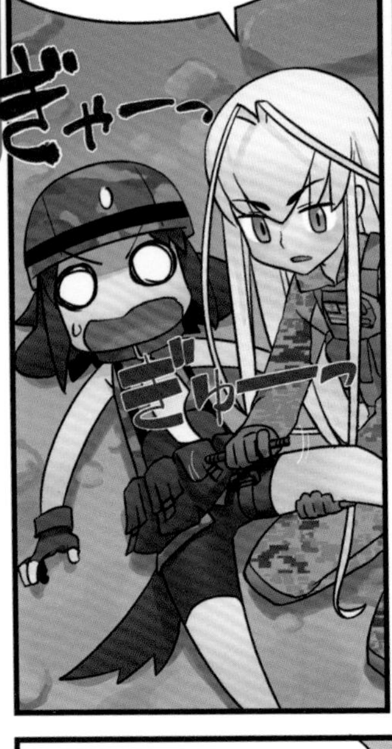

不只是士兵，在海外為了
預防災害事故、恐怖攻擊，
止血法在民間也非常普及。

在美國
連小學生都會教。

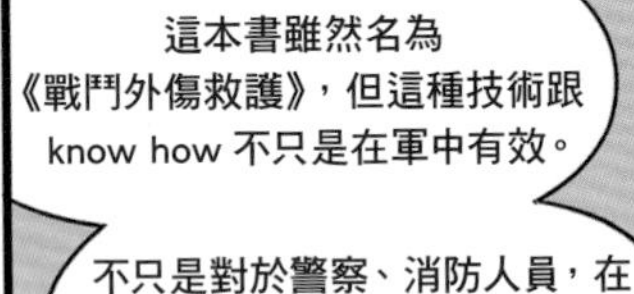

不只是對於警察、消防人員，在
恐怖攻擊威脅的現代，**對於一般
人也是非常有用的！**
我們一起開始學習——**在遭受分秒
必爭的外傷時，能幫助自己或
拯救親朋好友的技術吧！**

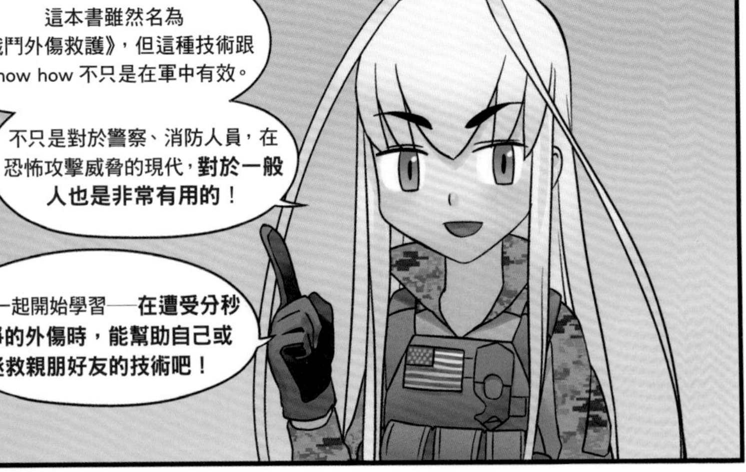

前言

現今，我們需要包括外傷在內的綜合急救術

迎向危機時代的日本

2012年1月至2017年3月間，日本自衛隊參與了南蘇丹的維和行動（PKO）。這段期間讓人們深刻感受到，日本所處的國際環境正邁入更為嚴峻的時代。2016年舉行的伊勢志摩高峰會上，美國表明將逐漸淡化其「世界警察」的角色，由七大工業國家（G7，美國、英國、法國、德國、意大利、加拿大和日本）共同承擔維護世界和平與穩定的責任。此外，2017年1月上任的特朗普政府也暗示將削減聯合國會費，並考慮退出國際維和項目。種種跡象顯示，國際局勢正快速朝向G7體制的方向發展。可以預見，日本將被賦予比南蘇丹維和行動更危險、更艱鉅的任務。

然而，危險並不僅止於國外。隨著2020年東京奧運、殘障奧運會的臨近，恐怖襲擊的風險也隨之增加；此外，北韓彈道導彈屢次飛越日本上空，這些威脅已迫在眉睫。再者，日本作為地震多發國，來自自然災害的威脅更是不言而喻。我們必須意識到，日本已不再是過去那個和平、安全的國家，必須做好應對危機時代的準備。

首部綜合急救術的教科書

不得不承認，日本對於危機的處理能力不足。以日本的急救醫療體制為例，救護車一年出勤621萬次（2016年總務省消防廳統計數據），其中急症有396萬次、一般外傷為93萬次、交通事故為49萬次。急症比率是外傷的2倍以上。這顯示日本的整體環境相對安全，但也表示較為重視急症處理。

雖然廣泛推廣非外傷性（疾病、觸電、溺水、低體溫等）心肺驟停的急救教育，和AED的使用方法，但在面對大量出血的外傷傷患時，應變措施明顯不足。更遑論恐怖攻擊、導彈襲擊等可能造成大量傷患的事件，或是核生化攻擊（CBRNe※1），大概都沒有考慮過要如何處理這類事件吧？況且，外傷跟心肺驟也可能同時發生（例如被抗彈板擊中，造成心臟震盪）。

因此，本書希望能成為日本首本綜合救命術的教科書，讓讀者在面對外傷性或非外傷性的心臟驟停時，都能正確地應對。

5分鐘以內：民眾參與外傷救護的重要性

2015年10月，美國政府向全國民眾發起了「止血」(Stop the Bleed)的宣導活動。這項活動旨在向民眾普及應對自然災害、恐怖襲擊等人為災害，以及日常事故中發生嚴重出血時的急救方法和相關物資。活動海 上明確標示了「5分鐘內」的字樣，這是因為，發生致命性大出血的傷患很可能在救護人員抵達前(救護車到達現場的平均時間，日本為8.6分鐘)就因失血過多而死亡。在這種情況下，現場的同行者或發現者等的「旁觀者」的緊急處理，就顯得至關重要了。許多急救醫學和軍事研究都表明，即使不是醫療專業人員，光是受過止血訓練的普通民眾就能在危急時刻扮演重要的救命角色。

以2013年4月發生的波士頓馬拉松爆炸案為例，這場悲劇總計造成285人死亡。據報導，至少有16名傷者被迫截肢；然而，儘管傷者眾多，但最終的死亡人數僅有3人[※2]。波士頓市之所以能將傷亡人數降到最低，正是因為他們10年來致力於向市民普及急救止血法，並加強相關單位之間的協調合作。

過去，無論是美國還是日本，所謂的「市民救命術」都以針對非外傷性心肺驟停的心肺復甦術為主，並積極推廣AED的配置。然而，因外傷所導致的心肺驟停能順利回歸到社會的比例卻不到1%。因此，要拯救嚴重外傷患者的生命，其關鍵就在於在心臟停止跳動前進行止血。 這次「止血」活動的目的就是要讓所有民眾都能掌握控制出血的方法，以維持心臟的功能。目前，歐美國家已開始在街頭設置包含止血用品的急救包，與AED並列成為重要的急救設備。

以救護的力量抑制恐怖攻擊

「Stop the Bleed」運動有以下三個目的：

1. 拯救外傷傷患的生命
2. 在災害中盡可能拯救更多的生命
3. 遏止恐怖主義

如前所述，在救護車抵達前，民眾的緊急處理對提高外傷者的存活率至關重要。外傷死亡是青壯年人口死亡的主要原因之一，減少外傷死亡人數不僅有助於維持、提升國力，還可以減輕醫療負擔。

災害發生時，無論是人為的還是自然災害，都會產生大量的傷患，但醫療資源卻是有限的。如果每個民眾都能具備一定的救護能力，就能在災害發生時有效控制傷亡，並將有限的醫療資源集中在重傷人員上。

恐怖攻擊的目的在於盡可能造成大量傷亡(並藉此動搖民心)。然而，如果市民具備高度的急救能力，就能減少現場陷入混亂的可能性；此外，透過有條不紊的救護行動，許多傷患的生命就能得到拯救，這將大大減低恐怖攻擊的效果。再者，這些應對措施如果能廣為人知，也許就能打消恐怖分子發動攻擊的念頭。正如預防勝於治療，防範恐怖攻擊於未然才是最佳的策略。

為了從恐怖攻擊、日然災害、大規模事故中拯救生命

不管是誰，對於拯救生命都每個人都扮演著至關重要的救命角色。無論職業或經驗為何，在危急時刻，能拯救生命的除了「你」別無他人。舉例來說，如果四肢部位遭到步槍子彈擊中，一分鐘內的死亡率高達50%；但如果能進行正確止血的話，就麼就有90%的機率能免於失血致死。面對緊急狀況，我們沒有時間等待救援。

如果不幸遭遇恐怖攻擊、自然災害或重大意外事故，能夠保護自己和摯愛之人，並為他們爭取時間等待醫生和救護人員到來的人，不是別人，正是「你」自己。

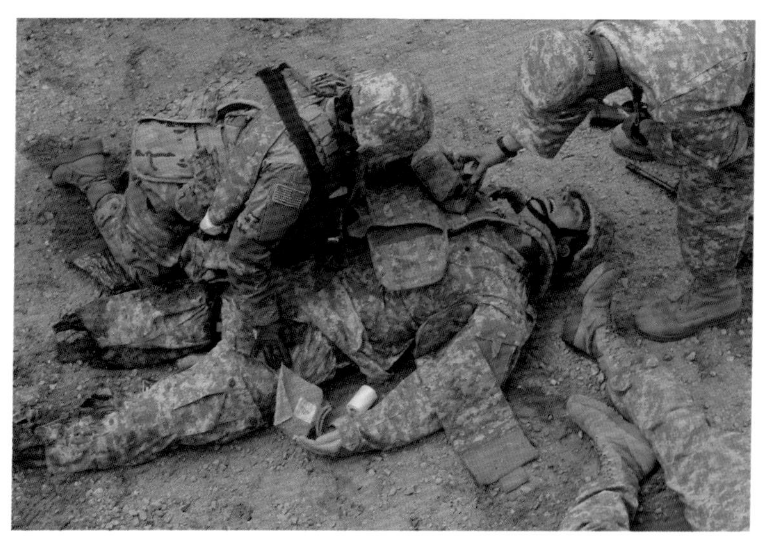

美軍外傷救護訓練（照片：美國陸軍）

※1 CBRNe是指化學（Chemical）、生物（Biological）、放射性物質（Radioactive）、核能（Nuclear）、爆裂（explosive）。其中explosive因為與核生化均有關連，故用小寫表示。

※2 雖說國情不同不能單純拿來比較，但到目前為止以日本的例子來看，2008年6月秋葉原殺人案，輕重傷10名，死亡人數則高達7名。2016年7月相模原市殺人案，輕重傷29名，相對之下死亡人數高達19名。

由軍警負責處理的醫療領域

● 應變醫療和戰場醫療

槍傷（子彈造成的傷害）、爆裂傷（爆炸物造成的傷害）、刀傷等致命性外傷，其救治時間極為短暫，在短短的一分鐘內死亡率就可能高達50%。舉例來說，如果大腿遭到步槍射擊，造成股動脈和股靜脈斷裂，即使沒有其他傷勢，也會在三分鐘內因失血過多而死亡。在戰場上，通常不會只有一處受傷，因此死亡時間會來得更快。可以說，受傷後30秒內的處置是決定生死存亡的關鍵。

過去，警察和執法單位在處理犯罪現場或恐怖攻擊時，必須等到現場安全無虞後才會進行傷患救護，以免造成二次傷害。然而，如上所述，如果等到安全確認後才開始救護，那麼傷者很可能已經死亡了。因此，為了搶救寶貴的生命，提升員警的急救能力、盡快提供救護就變得刻不容緩。

這類專業醫療領域稱為TEMS（Tactical Emergency Medical Service，戰術緊急醫療服務）。軍隊也基於同樣的概念，致力於改善「戰場醫療」（Combat Medicine）。兩者間的差異在於「破壞的規模」和「決定性治療」（指能挽救生命的緊急手術）的可行性上。犯罪現場附近通常會有急救醫院等的醫療設施，而戰場上的傷患則必須後送到很遠的後方才能進行治療。儘管如此，兩者在現場急救方面並沒有太大的差異，所接受的訓練也大同小異。

● SABACA

不論是軍中官兵、警察人員，或是以戰鬥為職業的人都應該徹底執行SABACA。SABACA包括下列3個項目：

1. SA　傷患自救（Self-Aid）
2. BA　戰鬥員互救（Buddy-Aid）
3. CA　對平民的救護（Civilian-Aid）

如前所述，由於戰場外傷的救治時間極為短暫，因此傷者本身或是最近的戰友的緊急救護就顯得至關重要。此外，近年來，為受戰火波及的平民提供第一時間的救護也成了戰鬥人員的重要任務之一。因此，除了個人使用的急救包外，戰鬥人員還會攜帶另一套處理外傷的醫療用品，以便在必要時對平民進行救護。換句話說，戰鬥人員不僅要保護自己，還必須具備一定的救命能力，才能在軍醫或醫生等專業醫療人員到達前，及時提供必要的醫療協助。執行這些救護任務的人員被稱為**前線救護員**（Professional First Responder），而本書將全面介紹專業前線救護員應具備的知識和技能。

從技術層面來看，傷者和戰友之間所進行的處置稱為「急救處置」（First Aid），意指在「緊急」情況下自己進行「救治」。而軍中醫療人員所進行的處置則稱為「緊急處置」，因為他們在急救的基礎上運用了專業技術，而軍醫所做的處置則稱為「緊急治療」。

SABACA 是什麼

❶ Self-Aid
（傷患自救！）
❷ Buddy-Aid
（同伴互救！）
❸ Civilian-Aid
（幫助平民！）

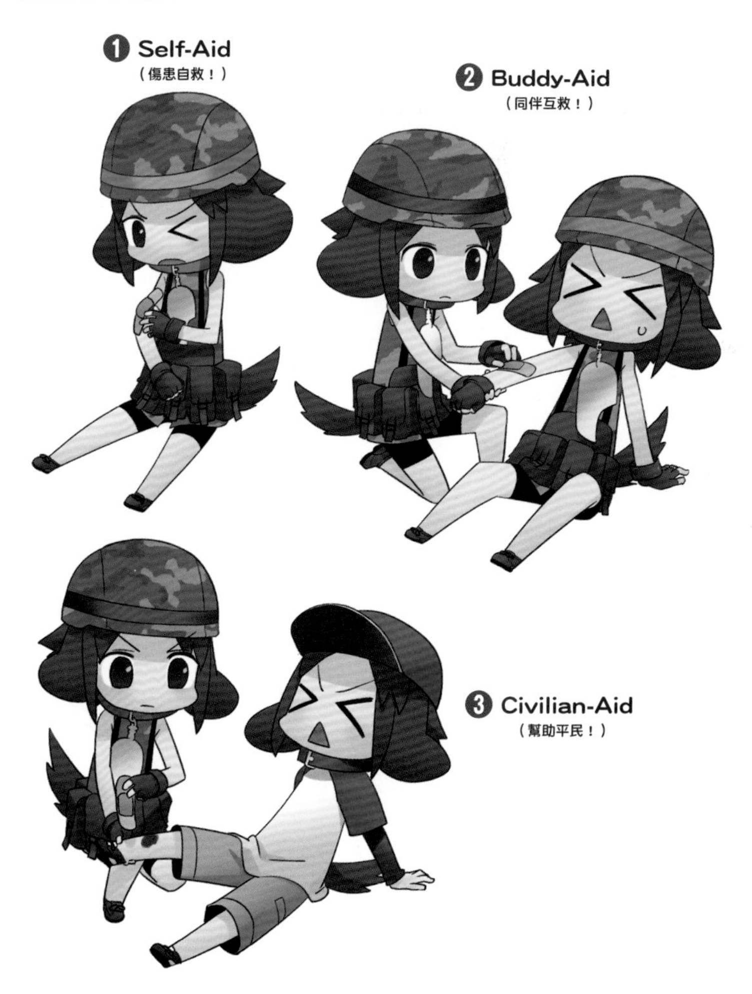

「速度」很重要

迅雷不及掩耳的速度才是最佳醫療

本書的內容是基於國際標準的TEMS（戰術緊急醫療服務）培訓計劃──戰術醫療基礎，其座右銘是：Excellent Medicine, Lightning Speed.（迅雷不及掩耳的速度才是最佳醫療）。

自南北戰爭以來，美國人就一直流傳著「傷者的命運掌握在第一個為他包紮傷口的人手中」※1這樣一句話。這句話說明了急救時「第一時間」至關重要。而**速度、能力和人數是決定救治成敗的3大關鍵因素**。

速度 越快越好。速度越快，生存機率就越高。
能力：知識 必須具備急救的相關知識，並能靈活運用。
技術 必須掌握正確的急救技術。
人數 需要足夠的人力來實施急救措施。

過去的急救工作主要由少數的專業人員來承擔。然而，隨著科技和工具的進步，現在已經進入「人人都可掌握救命技能」的時代了。最具代表性的例子就是AED（自動體外心臟電擊去顫器，用於心臟驟停的搶救中）的普及，以及止血帶在控制大出血上的應用。這些工具所提供的效能幾乎與醫院的設備不相上下。疾病發作或受傷後，時間拖得越久，生存的希望就越渺茫。如果功能和效果類似，那麼反應速度就成了決定成敗的關鍵了。

戰力管理與急救速度

在一般的急救醫療中，反應遲緩可能只會導致一名傷患死亡；但在戰場上，如果救治不及時，不僅會對傷患造成不可挽回的損失，還會影響到整個部隊的士氣和戰鬥力，甚至導致全軍覆沒。

以「心臟震盪」導致的心臟驟停為例。如果在心臟驟停後的細顫期（心臟顫動的狀態）立即使用AED，就能阻止心臟顫動，恢復正常心跳（ROSC※2），且只需要一名士兵在後送過程中進行觀察即可。但如果反應遲緩，錯過了最佳時機，那麼AED的效果就會大打折扣；只能靠多人輪流進行心臟按摩，甚至不得不放棄考慮搶救。在處理戰場外傷時，除了搶救傷者的生命，還必須考慮到戰力──如何在救治傷患的同時，利用剩餘的人員繼續進行戰鬥。

由此可見，在戰場外傷的救護中，速度遠比一般情況下的急救更加重要。「Excellent Medicine, Lightning Speed.」正是這個道理。

卡勒曲線與「槍傷、爆裂傷、刀傷等致命性外傷」的比較

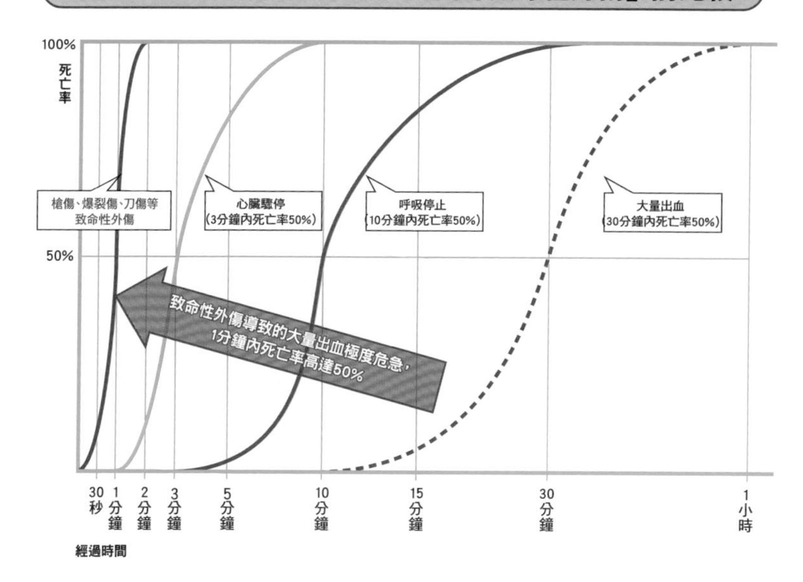

上圖是急救培訓課程中常用的「卡勒救命曲線」。該曲線以圖表的形式展示了心臟驟停(綠線)、呼吸停止(藍線)和大量出血(紅色虛線)的持續時間與存活率(死亡率)的關係(請注意，這只是一個參考值，並非精確的公式)。

這條曲線是根據大腦不可逆損傷(無法恢復的功能)的時間繪製的。大腦需要消耗大量的氧氣才能正常運作，如果氧氣供應中斷5～6分鐘，大腦就會完全停止活動；即使之後恢復供氧，也無法恢復正常功能，最終將導致死亡。

讓我們仔細觀察這張圖。卡勒救命曲線中的大量出血曲線(紅色虛線)是基於血液逐漸積聚在體腔(胸腔、腹腔等)內，且心臟和呼吸仍持續運作的前提下繪製的；因此，與其他曲線相比，時間相對充裕。然而，對於槍傷、爆裂傷以及刀傷等致命性外傷，血液會快速、大量地流出體外，因此這條曲線並不適用。

根據多次戰爭和恐怖襲擊事件的經驗，目前認為致命性外傷的曲線(紅色實線)比心臟驟停曲線(綠線)更加緊急。大量出血在受傷後1分鐘內就可能導致50%的死亡率。

※1 原文為：The fate of the wounded rests in the hands of the ones who apply the first dressing.
※2 ROSC(Return Of Spontaneous Circulation)讀作「rosk」，指透過心肺復甦術(CPR)使患者恢復心跳。

軍事醫療的時間概念——爭取時間

平時醫療的時間概念與其盲點

在日常生活中，我們經常會聽到「黃金1小時」和「白金10分鐘」這兩個與急救相關的詞彙。「黃金1小時」源自於美國的研究統計數據，指的是「傷者在受傷後1小時內接受外科手術，其存活率最高」。同樣地，「白金10分鐘」是指「傷者在受傷後10分鐘內接受適當的處置，能大幅降低死亡率」。

平時醫療體制的時間概念

受傷 ← 黃金1小時：這個時期

到達現場 平均6分鐘	狀況評估～ 掌握傷患	現場活動需要時間10分鐘	搬運上車～ 選定醫院

受傷

救護車到達

現場活動

現場出發

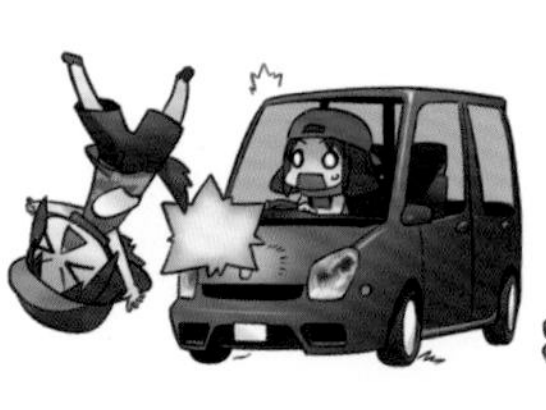

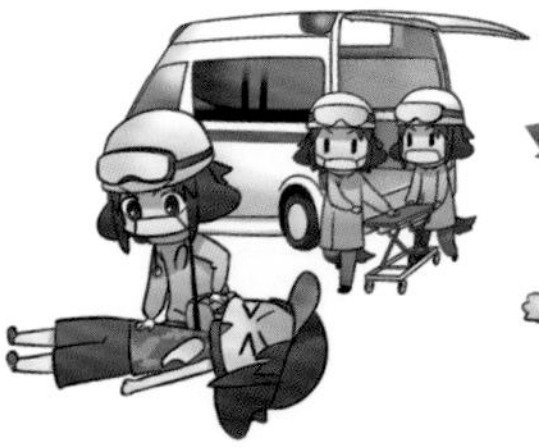

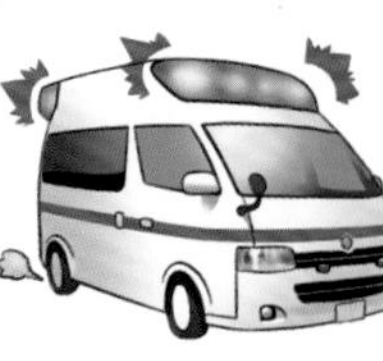

1名重症傷患

1組救護隊（3人）

然而，日常生活中的「黃金1小時」體系其崩潰門檻出乎意外地低。如下圖所示，要實現「黃金1小時」的目標，必須滿足「1名重症傷患，搭配一組救護隊（3名救護人員）、一間手術室（1名醫生和其他6名醫護人員）」的條件。如果發生恐怖攻擊等無差別的攻擊事件，出現大量人員傷亡時，例如同時出現10名重大傷害的傷患；我們或許可以召集到10組醫療團隊，但要在短時間內找到60名可以執行手術的人員，卻是極為困難的事情。

以1小時內為目標 → **手術開始**

從現場出發～到達醫院 平均移動時間20分鐘	接收傷患～檢查～手術準備 約20分鐘
到達醫院	開始決定性的治療手術

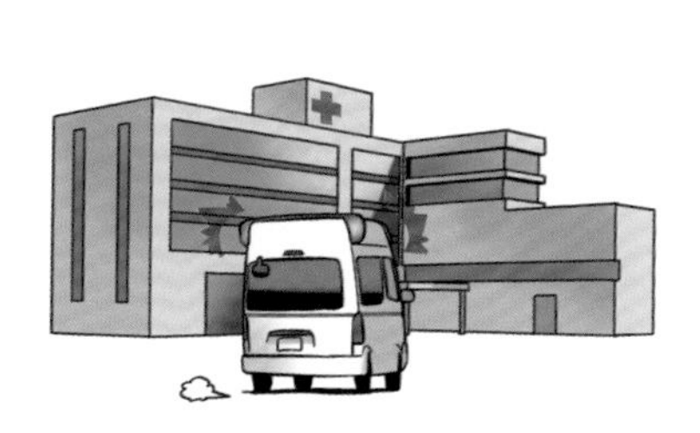

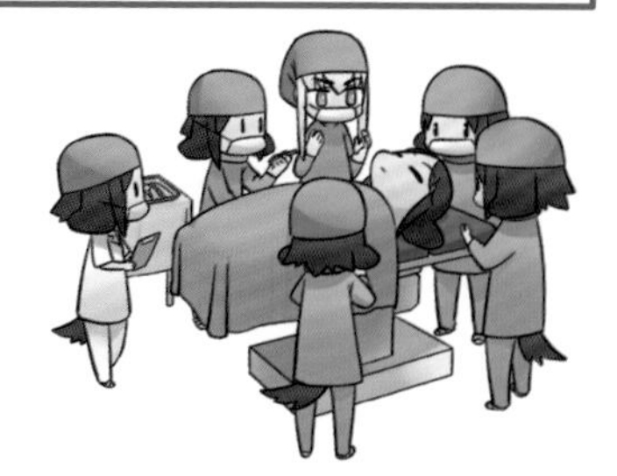

1間手術室（6人）

從「幾分鐘以內」到「爭取時間」

有鑑於此，歐美國家開始改變過去以「幾分鐘內」為目標的「黃金1小時」和「白金10分鐘」的概念，轉而採用「Buy the time」（爭取時間）的策略。具體而言，就是在現場儘早實施救命措施，為後續爭取更多的治療時間；並根據傷勢的嚴重程度，分批將傷患送往醫院，讓等候的醫療團隊能夠逐一進行救治。這種根據傷勢的緊急程度來設定不同的時間區間（分期處理）、錯峰應對傷患的方式，稱為「黃金時期」。

促成這種轉變的契機是2013年前後，當時歐美國家開始頻繁遭受到恐怖攻擊。由於傳統的「1小時內」目標在面對大量傷患時顯得捉襟見肘，因此，他們將軍方擅長的多傷患應變思維引入日常的急救體系。

人在緊急情況下，往往無法做出未經訓練的反應。此外，正常性偏差※1也會導致人們的應變能力下降，無法在危機時刻迅速切換成應急狀態。因此，在日常生活中建立起「**爭取時間**」、「**分級處理**」的急救體系，對於應對恐怖攻擊至關重要。2015年11月發生於巴黎的恐怖攻擊事件就證明了這樣的想法是有效的。平時沒有演練，戰時就無法應對自如。

軍事醫療的變遷──從後送第一到重視時間差的對應處理

讓我們把目光轉回到軍方的醫療體系。越戰初期，美軍注意到直升機擁有強大的運輸能力，與其讓戰地醫療兵在現場進行急救，還不如將傷兵直接後送到師級救護站，這樣反而能提高存活率。於是，他們提出了「盡快送走」（Scoop and Run）的概念。然而，後方的手術室一次卻只能救治一名傷患，最後造成許多士兵在等待手術的過程中不幸死亡了。為了解決這個問題，美軍開始對軍醫進行更為嚴格的醫療訓練，並在最前線設立「CCP」（傷患集結點），讓傷患可以在這裡接受初步的急救和穩定治療，以爭取更多的時間，稍後再根據嚴重程度分批後送※2。

後送的理念也從「處理完再送」（Load and Go）轉為「爭取時間」（Buy the time）。關於軍事醫療的時間概念，請參考18頁的圖解說明。

世界各國的軍方都非常重視士兵的個人急救能力，並投入大量的資源進行訓練。因為在戰場上，能第一時間拯救生命的不是別人，正是士兵自己。

提高第一線的救護能力

士兵受傷後，必須依靠自身（或戰友的幫助）的力量盡力避免死亡，並設法抵達CCP，接受醫療救治。CCP在接收傷患後，會利用先進的急救技術維持傷患的生命，並根據傷勢的緊急程度安排後送順序。透過這種方式來減少後方醫療機構需要同時處理的傷患人數，最大程度地發揮外科治療能量，這也是拯救戰場上生命的關鍵所在。美軍將這種做法稱為4R：The **R**ight care to the **R**ight casualty at the **R**ight location and **R**ight time.（在正確的時間，於正確的地點，對正確的傷患，進行正確的救治）。過程中，「標準化」和「一致性」是確保前線急救能力的關鍵。

其中最具代表性的例子就是美軍的**TCCC**（戰術戰傷救護）※3，這套標準化流程規範了旅級以下的單位在處理戰場外傷時，要如何維持傷患的生命，並進行必要的救治和後送，以利後續醫療的延續。TCCC要求「在受傷後30秒內，根據TCCC準則實施急救」，這套系統能成功地運作仰賴的是受過專業訓練的士兵。

這些士兵都必須具備基本的急救能力，且至少每4人中就有1名**戰地急救員**（CLS）※4，以及每個排（約30人）配備1名**戰地醫護兵**。正因為他們具備了分級、標準化且一致性的急救和處置緊急事件的能力，才能將傷患從鬼門關前救回來，並轉送至後方接受進一步的治療。

●生命的接力賽

面對現代戰爭（以及恐怖攻擊）這種「高效率」的殺戮，想要盡可能地拯救更多的生命，就必須徹底落實「人人皆可急救」的理念。然而，即使透過急救，暫時穩定了傷患的傷勢，也必須盡快將他們轉送給專業的醫療人員，才能真正地挽救他們的生命。士兵自身的急救措施，正是這場「生命接力賽」的起點。

※1：正常性偏差是指在異常狀態下，人們仍試圖將情況視為日常情境下的正常事件，從而忽視或低估了異常事態的嚴重性。

※2：這促成了民間的資深急救醫療人員制度（具備救命和醫療處置能力的急救隊員）的誕生。需要注意的是，日本的救急救命士制度是將現場和救護車內的部分護士獨占業務，有限度地授權，意義上有所不同。

※3：在軍隊中，旅級以下的單位稱為「戰術層級」；在現代軍事作戰中，旅級是部隊的基本單位。TCCC中所提到的「戰術」指的就是這些旅級（及以下部隊）單位。因此，在描述戰鬥時，會使用「Combat」這個詞。

※4：戰地急救員（Combat Life Saver, CLS）是經過數個月的培訓，並在連續五天的實技和筆試中合格的人員。基本上由步兵兼任（具CLS資格的步兵），必要時負責救護同袍與協助戰地醫護兵。

軍事醫療的時間概念──爭取時間

右大腿部貫穿槍傷

可能會在2分鐘內死亡

綁上止血帶…爭取到20分鐘！

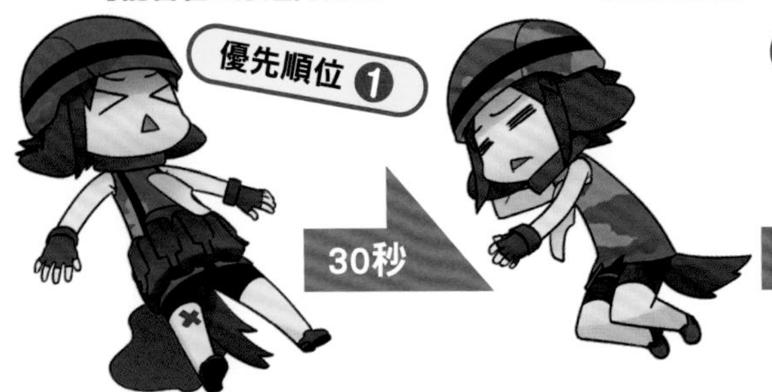

右胸部貫穿性槍傷

可能會在15分鐘內死亡

用胸封貼將開放性傷口封閉，
變成張力性氣胸。
…5分鐘內需要處置！

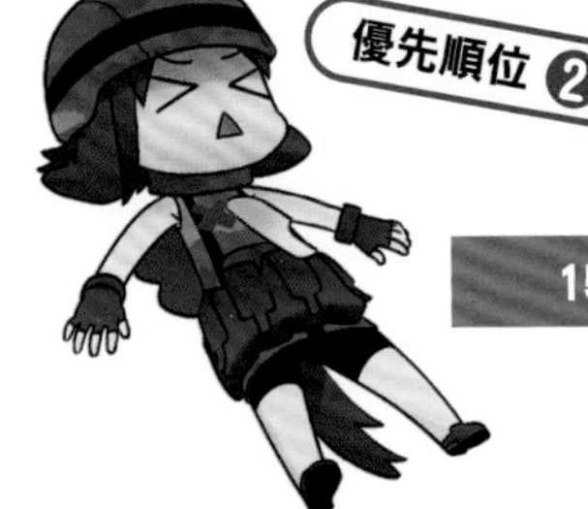

抗彈板外傷、肝損傷

可能會在30分鐘內死亡

靠自我輸血
維持血壓

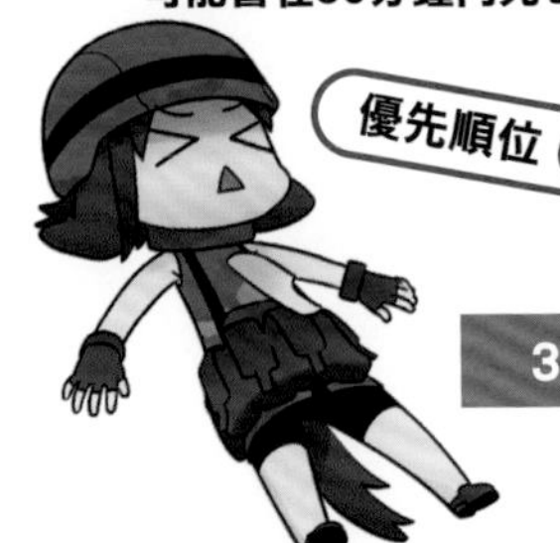

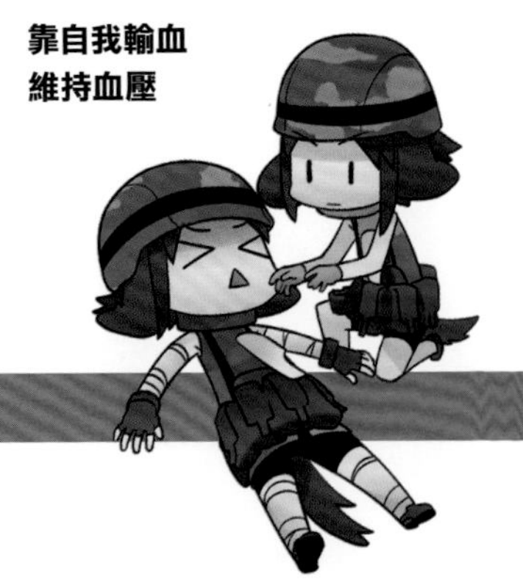

同時發生的重症傷患需要依緊急程度依序處置，以
有限的醫療能量（人員、藥衛材、後送用車輛與直
昇機）做最大化運用，以便能救助最多的傷患。

優先順位 3
進行輸液，
脫離低血容性休克狀態。
接受麻醉及疼痛控制
…爭取到3小時！
3小時

優先順位 2
胸腔減壓，
以解除血液阻塞性休克。
…爭取到40分鐘！
40分鐘

優先順位 1
即使進行輸液，
也無法改善低血容性休克。
…危險狀態！
緊急後送

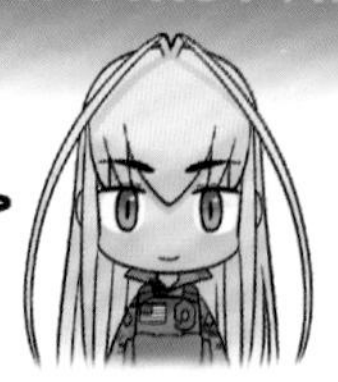

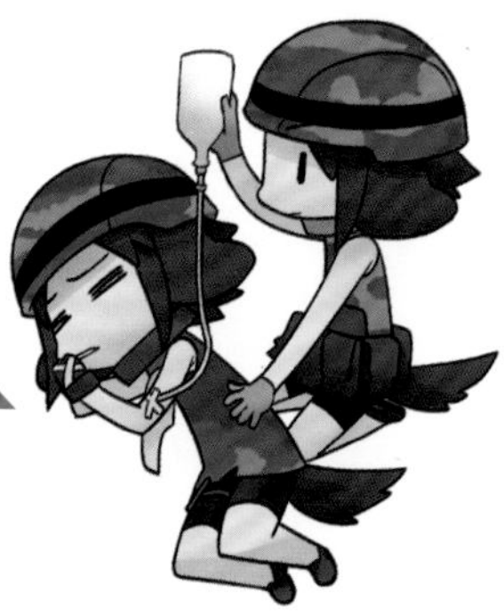

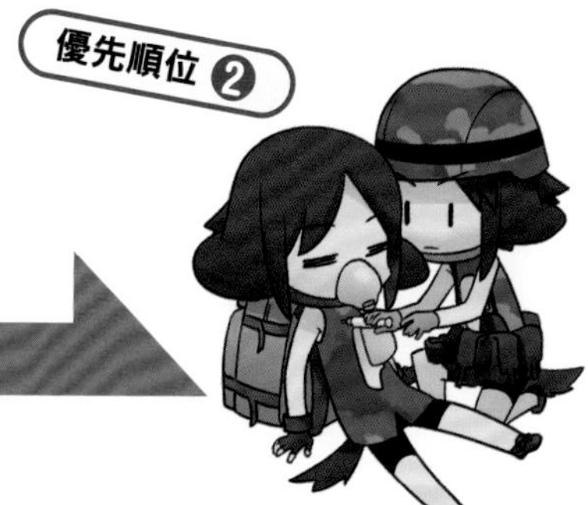

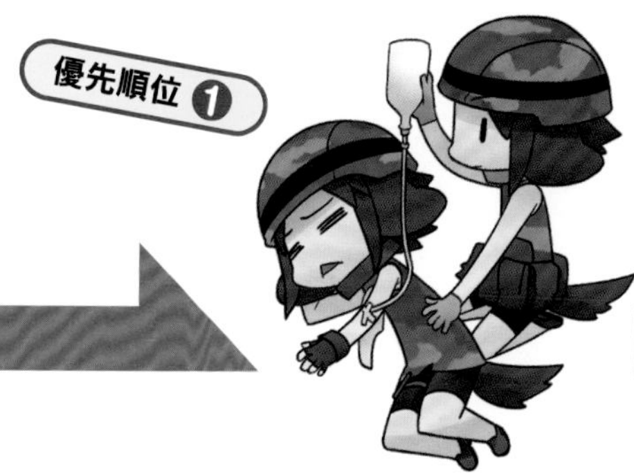

※本頁所使用的急救措施在第2章中有詳細說明。

外傷與非外傷

●心肺驟停、外傷和中暑的應對

非外傷性心肺停止（因疾病、電擊、溺水、低溫等導致的心肺停止）、**外傷和中暑是造成猝死的三大主因**；過去常被視為各別的急救項目，但現在的趨勢是將其整合在一起。因為這些狀況可能發生在同一個人身上，相較於分開處理，將其視為一個體系來應對，更能提升存活率。

近來，日本開始重視外傷止血的教育。過去對民眾的急救教育主要集中在非外傷性心肺停止的心肺復甦術和AED的使用上，但自2019年起，也開始推廣以拯救外傷患者為主的止血法教育。

本章將以血液循環為基礎，說明非外傷性心肺驟停、外傷和中暑的應對。

●外傷與非外傷

人體的血液循環系統具有「幫浦、容器和管道」三大功能，將氧氣和營養物質（能量）送至全身。其中，心臟扮演著「幫浦」的核心角色，一旦心臟停止跳動，就會導致死亡。

當幫浦停止運作，血液循環就會中斷，大腦會進入缺氧狀態，2～3秒後就會出現暈眩，20～30秒後全身開始抽搐，3分鐘後腦神經將遭受不可逆的損傷，死亡率高達50%。

循環系統的3種功能

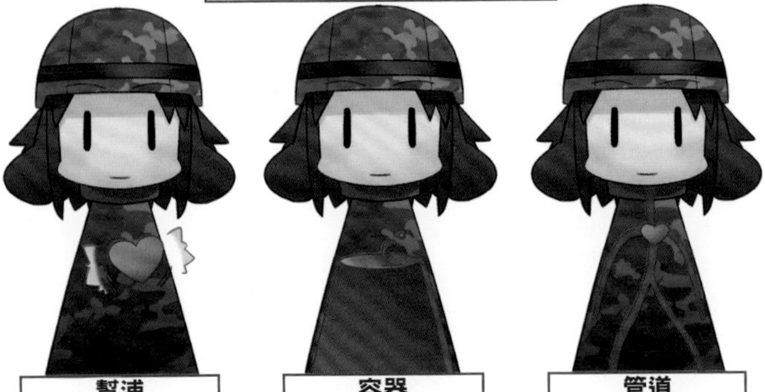

幫浦	容器	管道
負責送出血液（心臟）	體內的血液量	血液的通道（血管）

非外傷性心臟驟停是指「管道」和「容器」都正常運作，只有「幫浦」出現問題的狀態。雖然稱為「心臟驟停」，但大多數情況下，心臟並非完全停止跳動，而是處於痙攣狀態（心室纖維顫動/無脈性心室頻速），無法有效地泵血。在心臟痙攣階段（通常不超過3分鐘），只要使用AED就能有效恢復正常心跳，大幅提高存活率。

外傷性心臟驟停指的是「管道」受損，導致「容器」內的血液大量流失，「幫浦」因而停止運作。由於身體同時失去氧氣、能量和血液，心臟很難自行恢復跳動（社會復歸率不到1%）。因此，在戰場上想要拯救嚴重外傷的傷者，必須在心臟停止跳動前，盡快止住「管道」的出血，以維持「容器」內的血液量。

Call CAB

日本民眾熟知的急救口訣是「Call Push」，也就是「先撥打119求救（Call），再進行心肺復甦術（Push）」。然而，這種方法只適用於非外傷性心臟驟停。

CAB是Circulation, followed by Airway and Breathing（**循環、氣道、呼吸**），意指**先評估傷患的血液循環狀況，再決定採取何種急救措施**。

首先，觀察傷患的「幫浦、容器、管道」是否正常運作，並依序處理最危急的狀況。例如，若是心臟驟停，則應立即進行心肺復甦術（幫浦）；若為槍傷導致的大出血，則應優先止血（管道）。雖然氣道阻塞和呼吸停止也會危及生命，但傷者在受傷後約3分鐘內，仍可依靠體內儲存的氧氣維持生命。而致命性的大出血會在1分鐘內讓死亡率飆升至50%，因此，循環系統的評估和管理是當務之急。

戰場上的傷患救治也遵循同樣的原則。自2010年起，美軍便將「Call CAB」列為最基本的急救訓練項目。

中暑

中暑與出血類似，都會導致「容器」內的液體量出現不足的情況。由於汗水是由血液中的水分組成，大量的汗水會造成身體嚴重缺水，如同大量出血一般。因此，在感到口渴之前，就應及時補充水分。如果無法自行補充水分，就應立即送醫。切勿將冷水潑灑至全身或全身浸泡在水中試圖降溫。因為循環系統也具有散熱功能，如果循環系統已經失效，僅降低體表溫度是無法有效降低體內溫度的。

最基本的急救訓練
Call CAB
① Call
通知、求救、撥打119。
②C (Circulation)
評估血液循環狀況：幫浦(心臟功能)、容器(循環血量)、管道(血管狀態)。
③ A·B
(Airway) (Breathing)
氧氣供應狀況：評估和確保氣道通暢、評估和管理呼吸。
Call CAB是戰場急救的第一步。熟練掌握後，就可以進階學習「Call-A-CAB-N-Go-Hot」等更複雜的處理流程了。

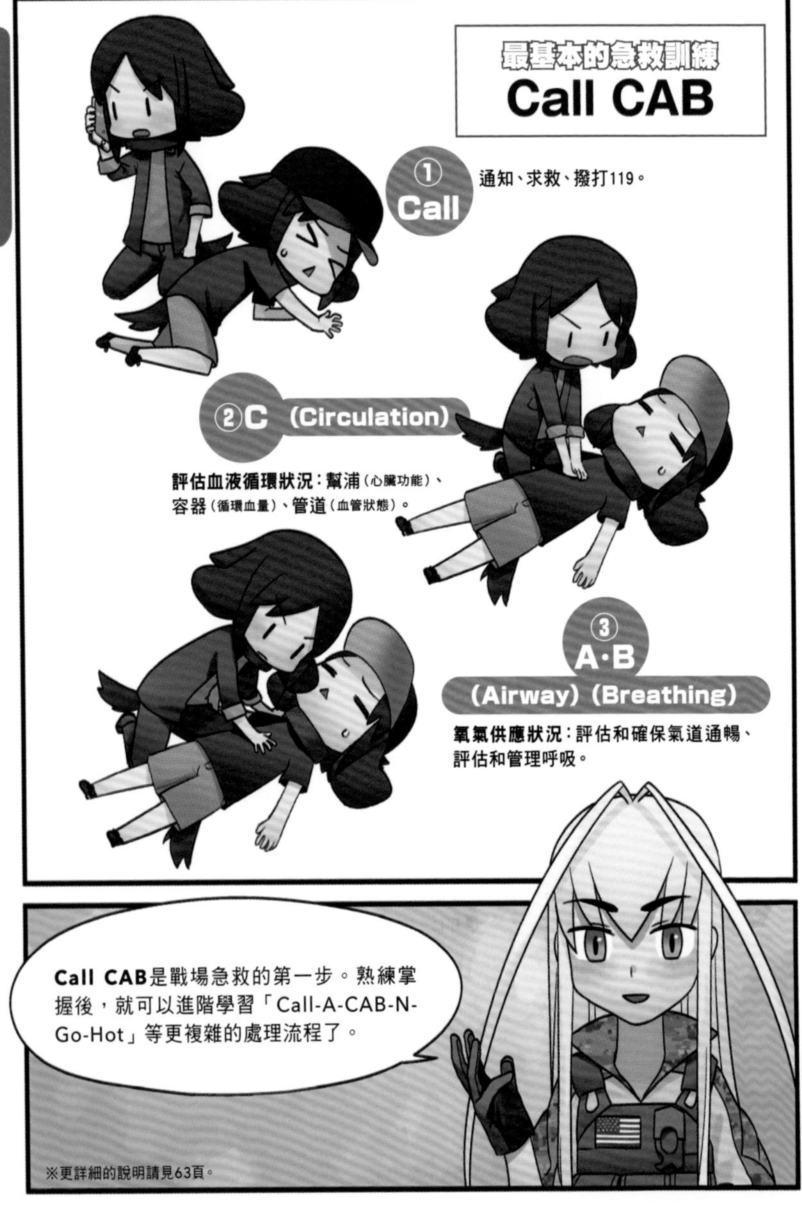

※更詳細的說明請見63頁。

●外傷死亡三聯症（Trauma Triad of Death）

「外傷死亡三聯症」指的是重症外傷者在治療後難以康復的三大原因：低體溫、代謝性酸中毒（體內的酸鹼平衡遭到破壞，呈現酸性），和外傷性凝血異常（血液難以凝固，無法止血）。這3個因素相互影響，形成惡性循環。

例如，大量出血會導致體溫降低，進而引發代謝性酸中毒，造成致命性心律不整（詳見193頁）和外傷性凝血異常；而外傷性凝血異常又會加劇出血，最終陷入「死亡螺旋」。急救的目標就是盡可能地減緩這個惡性循環的進程。

團隊合作，各司其職。以美軍為例，每個排（約30～40人）會配有1名醫護兵，但人力和醫療資源有限，為了盡可能拯救更多的傷患，戰鬥人員必須具備基本的急救能力，自行處理力所能及的部分，讓醫護兵能專注於更加專業的醫療處置。

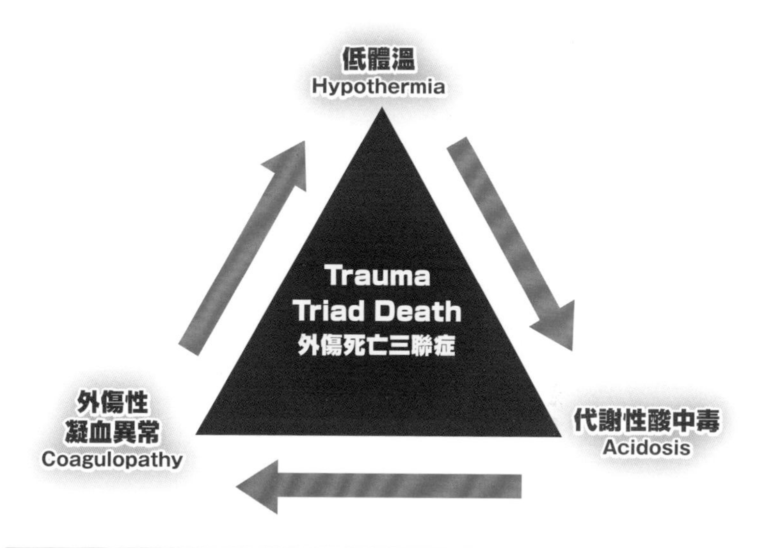

低溫可由戰鬥人員處理（詳見216頁）。**外傷性凝血異常**除了要儘快止血外，也可以使用軍用止血劑和口服電解質溶液（詳見176頁）。**代謝性酸中毒**必須交由醫護兵處理。

死亡機制：四種休克、心臟驟停與頭部外傷

● 人為什麼會死？

人體必須持續將氧氣、水分和營養物質（醣類和電解質）輸送到全身各處才能維持生命。

醫學上所說的「休克」，指的是身體無法獲得足夠的氧氣、水分和營養物質的狀態。休克現象通常伴隨著傷勢，並隨著各個器官的功能衰竭而擴散至全身。休克狀態指的是傷患體內的脆弱細胞，特別是維持生命的重要器官（尤其是腦部）的細胞，遭受嚴重且永久性的損傷，導致後遺症或死亡的發生。若不及時處理，傷患將在30分鐘內死亡。

由於休克需要迅速應變，因此美軍規定所有士兵都必須接受識別和處理休克狀況的訓練。

● 四種類型的休克

人體必須依靠前述的循環系統（幫浦、容器、管道）和呼吸系統（氧合作用）的正常運作，才能將氧氣和能量輸送到全身各處。

休克的發生通常是因為「幫浦、容器、管道、氧合作用」這四個環節出現問題，相互影響或同時發生所導致的複雜結果。因此，我們必須先了解這四種功能，才能找出造成休克的原因。接下來，我們將針對導致死亡的四種休克、心臟驟停和頭部外傷來做說明。

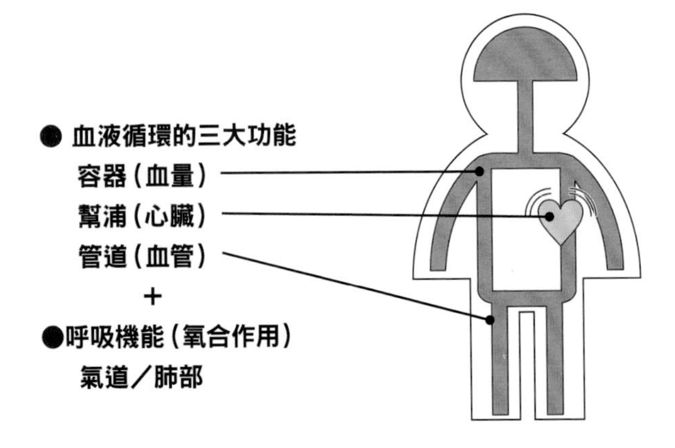

◆低血容性休克

因出血或脫水使體內的血液量變少，所造成的休克。

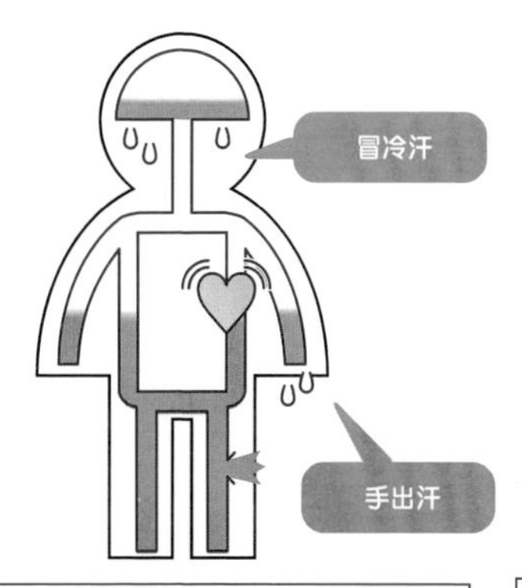

●處置
- ・止血
- ・壓迫四肢將血液趕回軀幹（使用止血帶）

◆分配性休克

因過敏性休克、脊髓損傷等因素造成神經系統失控，導致手腳處的血管擴張，使血液量變得相對不足，造成血液無法流回心臟。

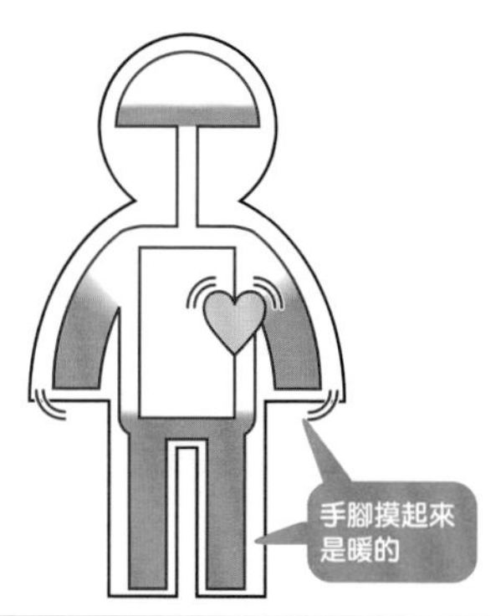

●處置
- ・壓迫四肢將血液趕回軀幹（使用止血帶）
- ・確保氣道暢通

◆心臟阻塞／拘束性休克

心臟周圍組織異常（血液流動受阻，導致心臟血液供應減少／心臟舒張受阻），造成心臟泵血功能下降。

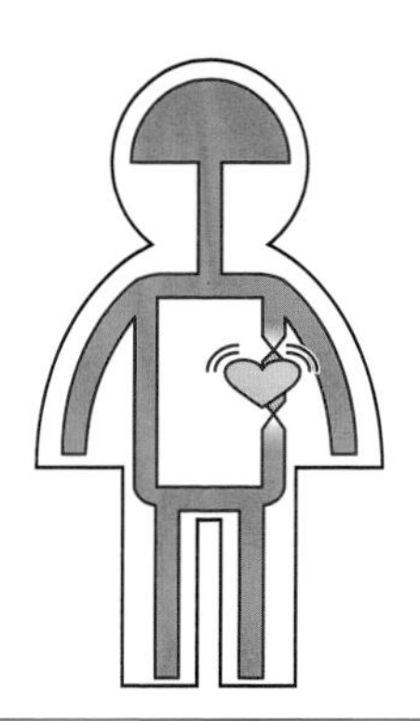

●處置
- ・排除阻礙血液流動或心臟舒張受阻的原因。

◆心因性休克

心臟震盪所引起的，通常是戰鬥時直接沖擊到防彈衣上、持續壓迫，或是從高處墜落等原因，使前胸壁遭受強烈撞擊造成心臟震盪。

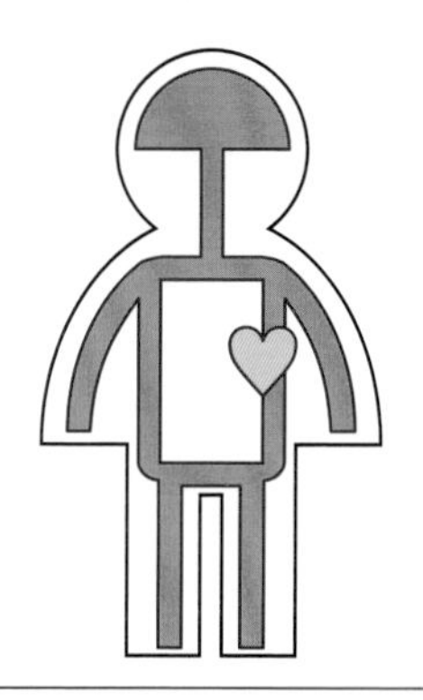

●處置

戰鬥人員無法處理，必須盡快將患者送醫（注意：心臟阻塞／拘束性休克的症狀與心因性休克相似，必須盡快做出區分。心臟阻塞／拘束性休克可於現場進行急救）。

◆低血容性休克（Low-Volume shock）

血液量減少所致，外傷致死大多屬於此種類型的休克。除了出血外，體液大量流失也會造成低血容性休克（例如：腹瀉、嘔吐、燒燙傷等）。大量出血造成的低血容性休克，表示循環系統中的「容器」和「管道」都出現問題了，必須優先處理破裂的管道（止血）。根據失血量的多寡，患者會出現不同的反應。若出現早期症狀，必須盡快處理。

當血液量減少約15～25%（約1公升）時，會出現**休克六大症狀**（也稱為「6P」）。

■休克六大症狀（6P）

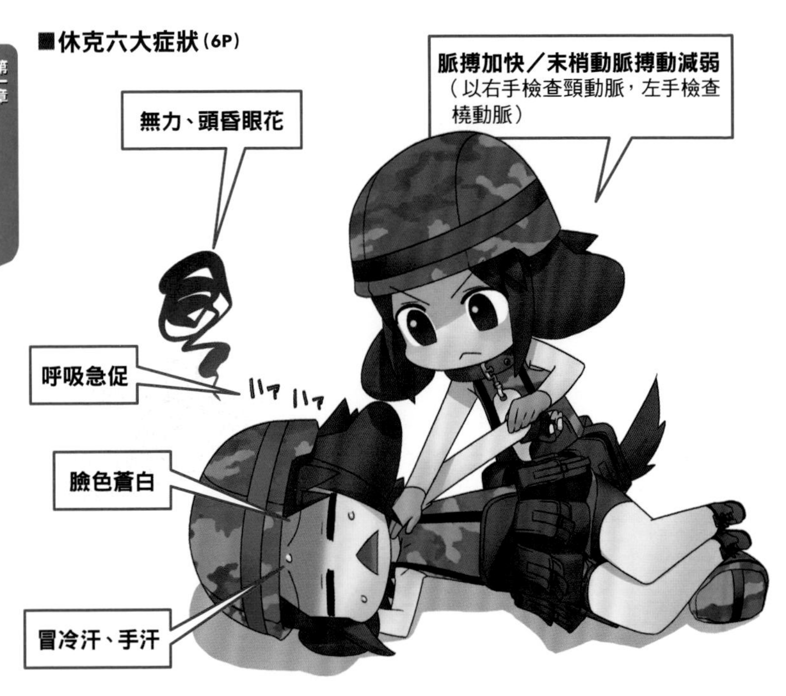

無力（Prostration） 虛弱無力、頭昏眼花。
面色蒼白（Pallor）若患者使用偽裝油彩或膚色較深，則觀察手掌或甲床的顏色。
脈搏加快（frequency Pulse）在情緒穩定後，若患者的心跳仍維持在平常的2倍以上（每分鐘120下）則表示異常。
脈搏微弱（thready Pulse）末梢動脈搏動減弱。
冒冷汗（Perspiration）冒冷汗、手汗。
呼吸急促（Pulmonary insufficiency）呼吸急促、呼吸困難。

身體各處外傷的出血量推斷

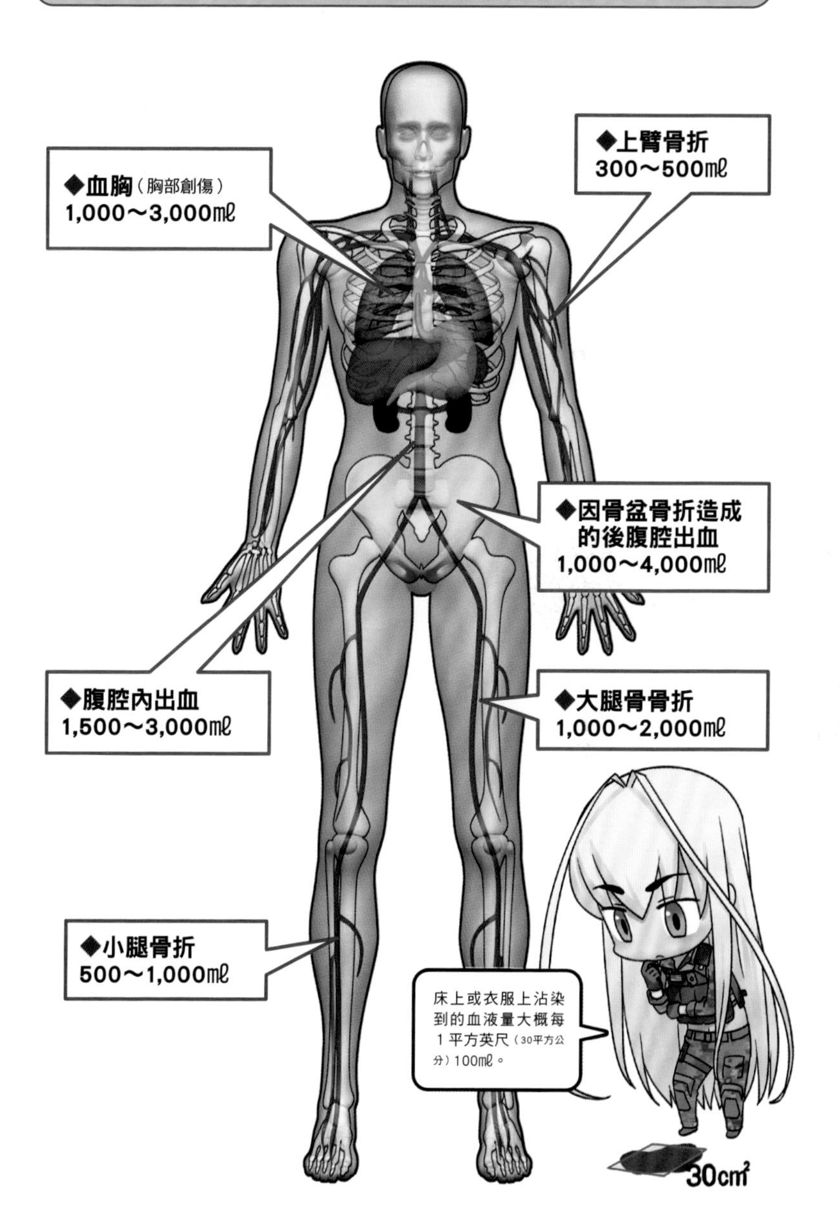

◆分配性休克（High-Space shock）

脊髓損傷、敗血症、過敏性休克（蜂螫、食物、藥物等）等因素會造成血管擴張，導致循環系統中的容器容量變大，血液量相對不足，引發血液循環上的問題。

◆心臟阻塞／拘束性休克（Mechanical shock）

心臟或肺部的血液流動受到空氣或液體的阻礙，可分為阻塞性休克和拘束性休克。

阻塞性休克 戰鬥中最常見的是張力性氣胸（詳見180頁）。空氣壓力會阻礙血液流動，導致回流到心臟的血液量變少。另外，急性肺栓塞（經濟艙症候群）是長時間維持相同姿勢導致腿部靜脈形成血栓，這些血栓可能會流入肺部阻塞動脈；這種情況也可能出現在災害時期的避難生活中，必須特別注意。由於血液接觸到異物時會凝固，因此，當外傷或骨折導致血管受損時，血液接觸到空氣或其他組織時，也可能形成血栓。

拘束性休克 當心臟的表面血管受損，使血液積聚在心包膜（包覆心臟的薄膜）內，形成心包膜填塞（詳見183頁），導致心臟舒張受阻。

在心包膜填塞的情況下，頸靜脈會因為血液回流受阻而出現暴漲。而胸部穿刺傷導致的張力性氣胸，則可能因為失血過多而不會出現頸靜脈暴漲。

◆心因性休克（Coardiogenic shock）

心肌挫傷（心臟本身受損）或心肌梗塞等都是心臟受損所導致的。造成心肌挫傷最常見的原因是交通事故，例如：撞擊到方向盤、緊急煞車導致胸部受到撞擊，或是持續性壓迫，造成心臟被擠壓在胸骨和脊椎之間。在戰場上，彈片擊中防彈背心中央，或遭爆炸的震波擊飛撞擊到胸部等情況，也可能造成心肌挫傷。

需要注意的是：心因性休克的症狀與心臟阻塞／拘束性休克很相像。心臟阻塞／拘束性休克是管道出現問題，只要排除阻礙血液流動的因素就能改善。因此，及早判斷休克類型是非常重要的。

● 心臟停止和頭部外傷

◆心臟驟停

心臟的幫浦功能出現障礙。出現於戰鬥中的原因，可能是疲勞、壓力以及心臟受到衝擊等。

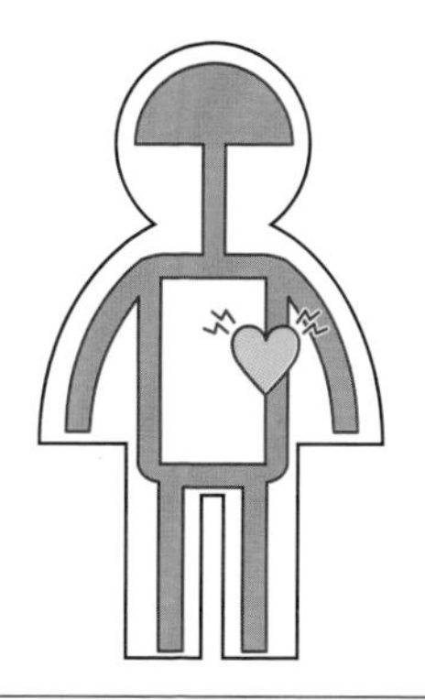

●處置

・於3分鐘內使用AED（體外自動電擊器）、進行心肺復甦術。

◆頭部外傷

頭部受到重擊，大腦因損傷而腫脹，腦壓增加造成血液無法供應到大腦。

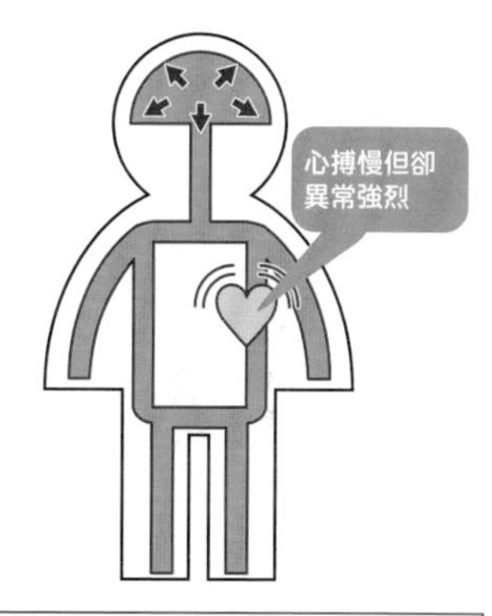

●處置

・SMR（脊椎穩定姿勢）、Haines姿勢
・確保氣道暢通

◆心臟驟停（Cardiac arrest）

心臟受到撞擊、過度疲勞或疾病等因素，導致致死性心律不整（心律不整造成心臟泵血功能下降，無法將血液輸送到全身）。

若能及時發現並妥善處理就有機會恢復心臟功能。重點是要及早發現，並在發症後3分鐘內進行心臟按摩、使用AED進行電擊去顫（恢復正常心跳），以及在人員的協助下進行心肺復甦術。但心肺復甦術需要耗費大量的人力和時間，在戰場上不一定可行。

此外，大量失血會導致心律不整，進而引發心臟驟停。此時，患者可能已經長時間處於缺氧狀態了，存活機率極低。因此，必須在患者心臟驟停前，盡快止血。

◆頭部外傷（Traumatic brain injury）

腦部消耗全身約20%的氧氣，但卻無法自行儲存氧氣；腦部運作也會消耗大量的能量，但腦部也無法儲存能量。因此，一旦血液的供應中斷，腦細胞就會死亡，導致腦死。

頭顱堅硬且內部的空間有限，內有腦組織、腦脊髓液和血管內的血液。當其中一項的體積增加時，就會壓迫到其他兩項。當頭部出現外傷時會造成腦組織因受損而腫脹，導致顱內壓（Intracranial Pressure, ICP）升高。顱內壓升高會壓迫血管，阻礙血液供應氧氣和養分到腦部，最終導致死亡。當顱內壓升高時，為了維持腦部的血液循環，會出現高血壓、心跳減慢、脈搏強勁，以及呼吸不規律（庫欣氏反射）等症狀，必須特別注意。此外，頭部外傷也會刺激腦部的嘔吐中樞，導致患者嘔吐。急救時，應注意避免嘔吐物阻塞呼吸道（詳見170頁，Haines 姿勢）。

耳朵或鼻子流出透明液體或血液（或兩者混合）是頭骨骨折的徵兆※。還有其他像是耳後腫脹或瘀青（巴特氏徵候）、雙眼周圍腫脹或瘀青（熊貓眼徵候）等的徵兆。

※：取一滴液體滴在紗布上，觀察是否有血液以外的液體。若血液周圍有透明液體滲出，就必須特別注意（血液和透明液體會形成雙重環狀，稱為「雙環徵象」）。

第1章

戰場和醫療

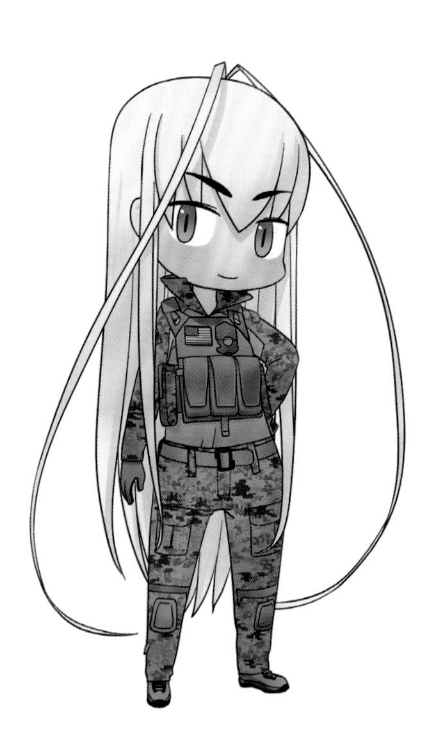

戰鬥造成的傷亡

越戰

（1955年11月～1975年4月30日）

陣亡、傷重不治合計58,193名

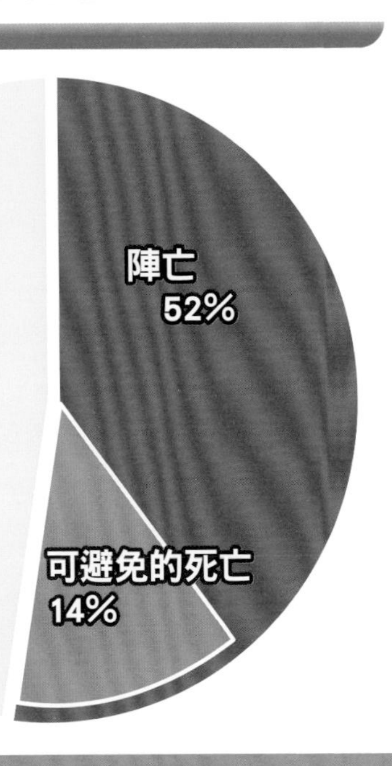

◆可避免的死亡中的陣亡原因

越戰

60%
四肢出血

33%
胸部的穿透性外傷造成的張力性氣胸

7%
氣道損傷或阻塞

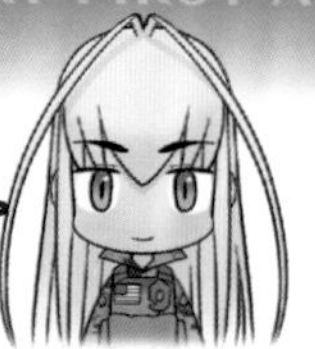

以下是藉由美軍的資料來探討現代的戰爭中陣亡與受傷的原因。下面的圓餅圖是死亡人數中陣亡與傷重不治的比率，再來是可能被救活的傷重不治（可避免的死亡）的比率。

反恐戰爭

（2001年～2011年）

陣亡、傷重不治合計4,596名

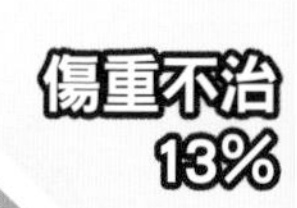

可避免的死亡
21%

陣亡
87%

◆用語解說

陣亡：因為戰傷而在到達醫療設施前死亡。

可避免的死亡：陣亡人員中，如果得到適當處置的話可能會活下來的部分。

傷重不治：收治於作戰區外的醫療設施後死亡。

反恐戰爭

12%　四肢出血

18%　四肢與軀幹交接處出血

61%
軀幹出血

1%
胸部的穿透性外傷造成的張力性氣胸

8%
氣道損傷或阻塞

大量的陣亡者數據

美軍自南北戰爭(1861～1865)以來，就一直保存著士兵的病歷，並持續研究戰鬥外傷和戰地疾病。事實上，於1970年代大幅發展的急救醫學，其輸液療法就是源於第一次世界大戰期間的研究。現在，美軍會詳細記錄士兵所穿的防彈背心上會有多少顆子彈，以及每顆子彈的角度等資訊。關於戰鬥外傷的記錄對於研究非常重要(此外，如果涉及某些事件，這些記錄也具有「證據」的功能)。

接下來，讓我們根據美軍的紀錄，說明戰場上的死亡原因和急救的可能性。

救命率大幅提升

前一頁的圓餅圖總結了越南戰爭(1955～1975)和反恐戰爭(即伊拉克戰爭和阿富汗戰爭/2001～2011)中陣亡和因戰傷而死亡的比例。

圖表中的**陣亡**是指「因戰傷在到達醫療機構前死亡」(即戰場死亡)，而**傷重不治**是指「在送往戰區外的醫療機構後死亡」。在陣亡的數據中，特別將可以透過立即採取適當措施來避免的死亡歸類為**可避免的死亡**(送往醫療機構並盡力救治後仍死亡的案例不包含在「可避免的死亡」中)。

首先，我們會注意到陣亡的比例大幅增加。這是因為醫療和後送系統的進步提高了急救的成功率，減少了後送傷患的死亡人數；因此，戰場死亡人數在總死亡人數中的比例相對變高了。傷重不治的比例從47%降至不到三分之一的13%，這清楚地說明了以上的論點。此外，透過急救教育的推廣和充實急救資源，讓「可避免的死亡」的比例也在逐漸增加中。

「可避免的死亡」的細項分析

接下來，讓我們更詳細地分析可避免的死亡。前一頁下方的長條圖顯示在越南戰爭和反恐戰爭中「可避免的死亡」的死因。

四肢出血 因子彈造成手腳受傷或爆炸造成的肢體斷裂。

胸部穿透性外傷引起的張力性氣胸 因子彈擊中胸部造成胸部穿孔，導致空氣從傷口進入，或是受損的肺部漏氣使胸腔內的壓力升高，壓迫到上下大動脈而阻礙血流(關於張力性氣胸等胸部外傷的詳細說明，請參見180頁)。

氣道損傷或阻塞 氣道因物理性損傷、意識障礙導致的舌根後墜、嘔吐物或血液而阻塞，或是吸入高溫煙霧、熱風造成氣道灼傷等。

以上三大主要死因都可以透過適當的措施來挽救生命，因此，美軍一直都非常重視對士兵進行急救教育和提供相關的資源。這樣的成果在數據中得到了明確的應證。

「四肢出血」可能會在受傷後1分鐘內就導致失血死亡，因此，美軍開始配發止血帶並進行相關的訓練。正因如此，讓反恐戰爭的陣亡比率降到約1/5左右。胸部穿刺傷造成的張力性氣胸也因為急救訓練與醫材的整備，降低到原來的1/33。

另一方面，「四肢和頸部交界處出血」和「軀幹出血」這兩種過去難以救治的傷勢，成了現在「可避免的死亡」中的主要部分。

◆反恐戰爭（2001～2011年）美軍陣亡者的死因分析

Cause of Death 死因	Instantaneous 立即死亡	Acute 急性死亡
Brain injury 腦傷	38.3%（620人）	53.0%（753人）
High spinal cord injury 高位脊髓損傷	—	9.2%（131人）
Dismemberment 四肢斷裂	31.6%（512人）	—
Heart / Thoracic injury 心臟、胸腔創傷	23.6%（383人）	21.8%（310人）
Open pelvic injury 開放性骨盆骨折	—	6.5%（93人）
Other 其他	6.5%（104人）	9.5%（134人）

此表格總結了反恐戰爭中「立即死亡」與「受傷後不久死亡」等無法急救的傷患死因。首先，死亡也就意味著腦死，腦部傷勢太嚴重當然就救不活。腦傷佔了死因的絕大多數。脊髓是中樞神經集中的地方，特別是上方（高位）脊髓彙集了許多重要神經，損傷後會造成身體機能喪失（例如無法自主呼吸），最終導致死亡。四肢斷裂會造成大出血、影響血液循環（出血性休克）。若同時失去兩肢以上，至少會損失2,000mℓ以上的血液量。心臟、胸腔損傷除了會大量出血外，還會因為喪失心臟功能而使腦部功能無法維持。開放性骨盆骨折是指骨盆腔骨折，甚至外露，也會造成大量出血而死亡。

出處：Howard R Champion, et al. A Profile of Combat injury. J Trauma,2003;54:S13-19 部分改寫／Brian J Eastruge, Mabry RL, Seguin P, et al.: Death on the battlefield(2001-2011)／Implication for the future of combat casualty care. J Trauma Acute Care Surg73(6Suppl5) : S431-S437,2012部分改寫。

槍傷——子彈造成的傷害

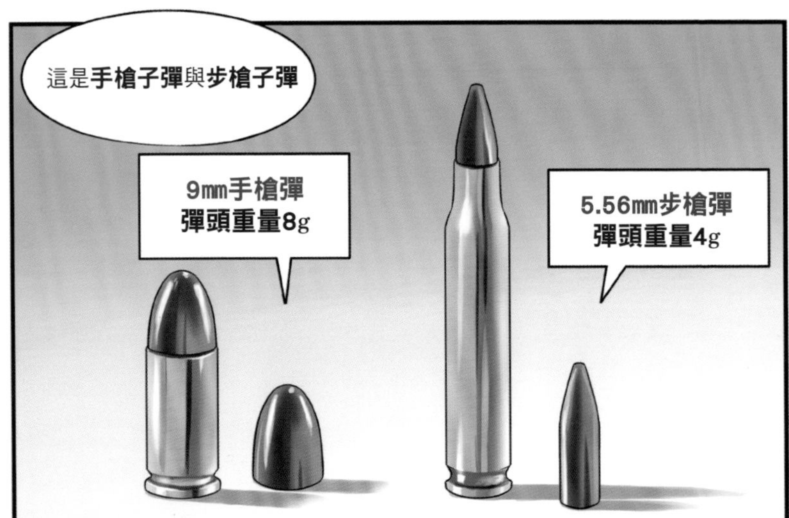

這是**手槍子彈**與**步槍子彈**
9mm手槍彈
彈頭重量8g
5.56mm步槍彈
彈頭重量4g

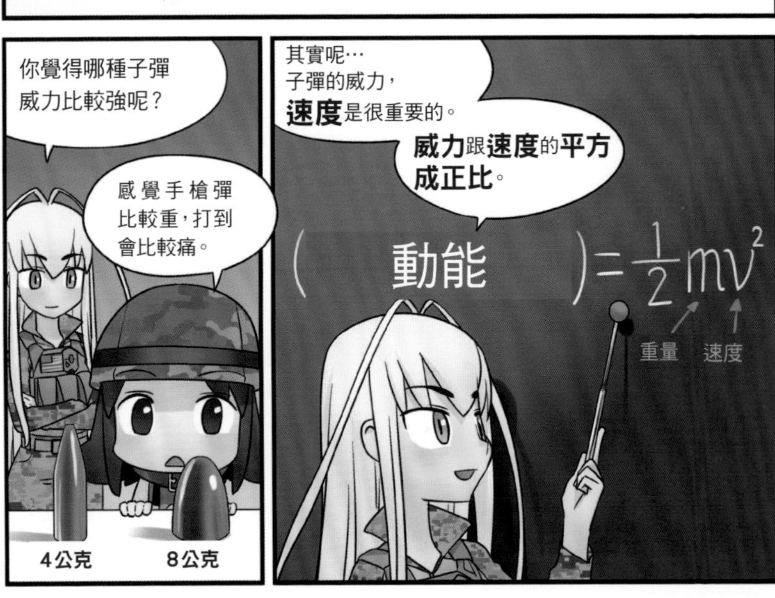

你覺得哪種子彈
威力比較強呢？
感覺手槍彈
比較重，打到
會比較痛。
4公克
8公克
其實呢…
子彈的威力，
速度是很重要的。
威力跟**速度**的**平方**
成正比。
（動能）$=\frac{1}{2}mv^2$
重量
速度

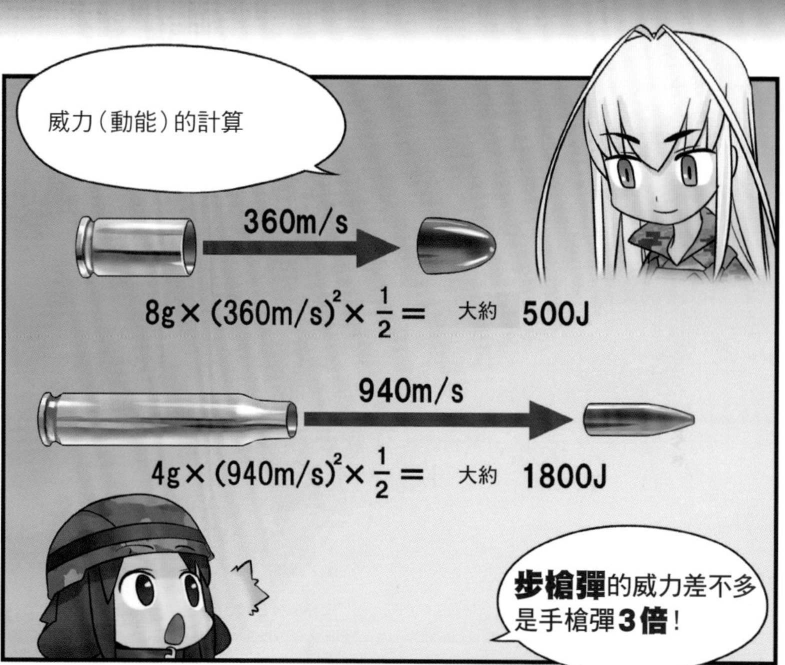
威力（動能）的計算
360m/s
8g×(360m/s)²×1/2＝ 大約 500J
940m/s
4g×(940m/s)²×1/2＝ 大約 1800J
步槍彈的威力差不多是手槍彈3倍！

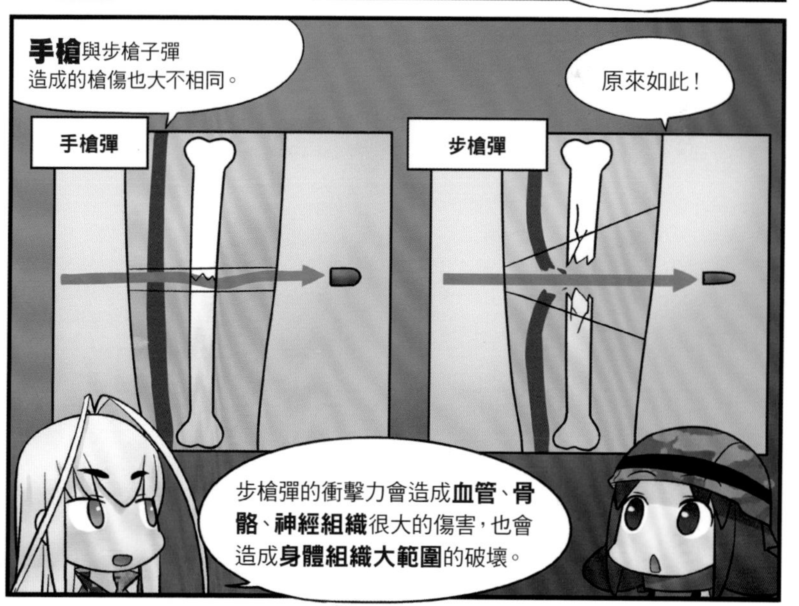
手槍與步槍子彈造成的槍傷也大不相同。
原來如此！
手槍彈
步槍彈
步槍彈的衝擊力會造成血管、骨骼、神經組織很大的傷害，也會造成身體組織大範圍的破壞。

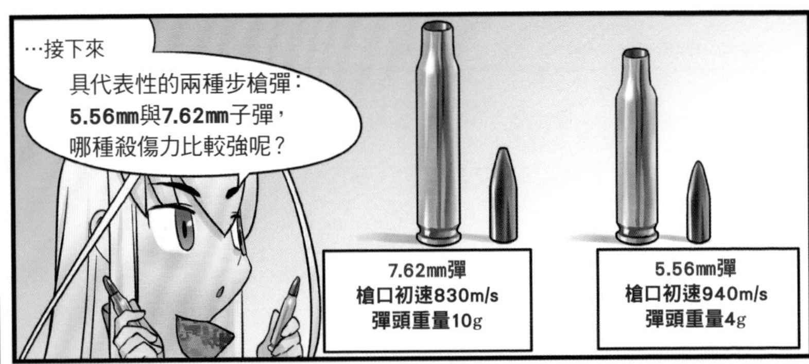

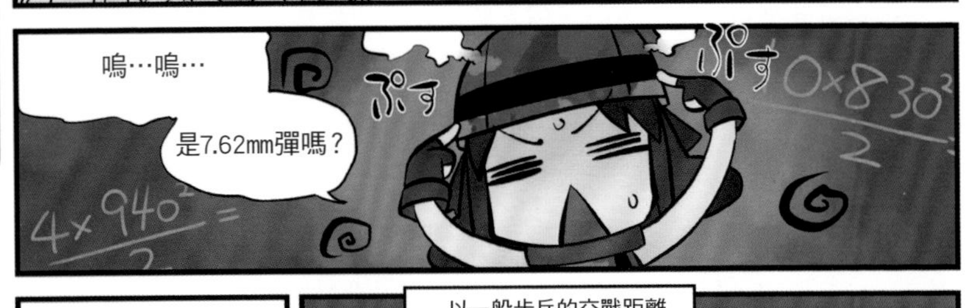

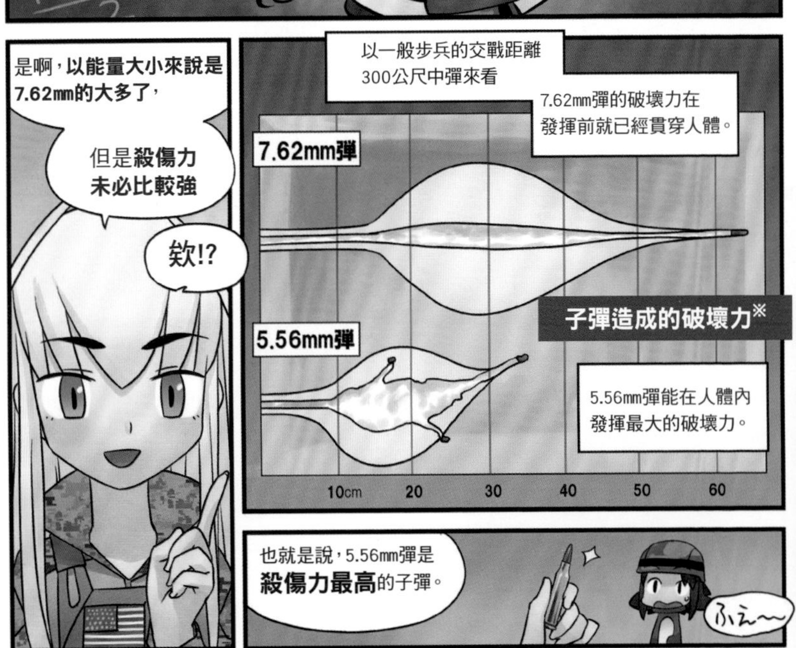

※上圖是擊中類似人體硬度的明膠塊時所產生的空洞深度和大小進行插圖化的內容。7.62㎜子彈的威力最大時，其空洞深度較深，能夠貫穿人體。5.56㎜則較淺，且由於彈頭已經破碎，造成的破壞也較大。

5.56㎜子彈的殺傷力——「死亡交戰距離」300公尺

在戰爭中，武器的性能和運用就是對「有效殺人」的追求。1960～1970年代，繼美國之後，西方各國紛紛將配備的制式步槍彈從傳統的7.62㎜子彈（動能在3,000焦耳以上）改為小口徑的5.56㎜子彈（動能約1,800焦耳）。

步槍子彈的小口徑化主要是為了增加攜彈量，並透過降低後座力來提高連發性能，進而增強壓制力。關於小口徑化，經常聽到這樣的說法：「使用威力較低的子彈，讓敵人受傷而不是死亡，可以讓敵人花費更多的精力在救護和後送傷患上，從而削弱敵人的戰鬥力」，但這種說法是錯誤的。7.62㎜子彈雖然威力強大，但因為彈道穩定，很可能在發揮最大破壞力前就穿透人體了。而5.56㎜子彈在進入人體後會變得不穩定，從而發揮最大的破壞力。此外，5.56㎜子彈還具有容易碎裂的特性，在現代戰爭300公尺左右的交戰距離來看，其殺傷效率是7.62㎜子彈的5倍。

但近年來由於防彈背心等個人防護裝備的發展、作戰部隊裝甲化的推進、阿富汗和伊拉克等廣闊戰場上交戰距離的拉長，以及為了避免在300公尺以內的「死亡交戰區」內作戰，步兵小隊中的部分小組又重新裝備了7.62㎜口徑的自動步槍。

什麼是槍傷？

日本是一個槍枝犯罪極少的國家，許多醫療人員從未見過真正的槍傷（子彈造成的傷害），他們認為子彈擊中人體時只會造成與子彈直徑相當的小孔。大多數人都認為：如果腦部或心臟被打穿就會死亡，但如果只是手腳中彈就不會死亡；只要有防彈背心保護的部位，即使中彈也是安全的。

誠然，對於手槍彈來說，這種認知在一定程度上是正確的。物體的動能與其質量和「速度的平方」成正比。因此，子彈的能量可以透過以下的公式來計算：

$$\underset{\text{動能}}{K} = \frac{1}{2}\underset{\text{質量}}{m}\underset{\text{速度}}{v^2}$$

速度是子彈破壞力的重要因素。手槍子彈的速度較低，動能也相對較小。就像插圖中描繪的那樣，如果子彈擊中大腿，子彈會貫穿大腿，在表面留下一個比子彈直徑稍大的孔，但只會出現骨骼裂縫或骨折，並不會致命。除非是擊中腦部或心臟等要害，否則手槍彈幾乎不會造成立即死亡。

值得一提的是，目前正在研究透過改變手槍彈的彈頭形狀，讓子彈停留在人體內，以便將所有動能轉化為破壞力。例如，彈頭前端有空腔、命中時會大幅變形的空尖彈，以及會在體內碎裂成小碎片的軟尖彈等。

由於這類子彈會停留在體內，因此更容易被防彈背心所阻擋。由特殊纖維製成的軟質防彈背心可以有效防止這類子彈造成的致命傷害。

空尖彈
彈頭在擊中目標時會大幅擴張並停留在體內。由於所有動能都會轉化為破壞力，因此具有很強的殺傷力，但穿透力較弱，容易被防彈背心阻擋。

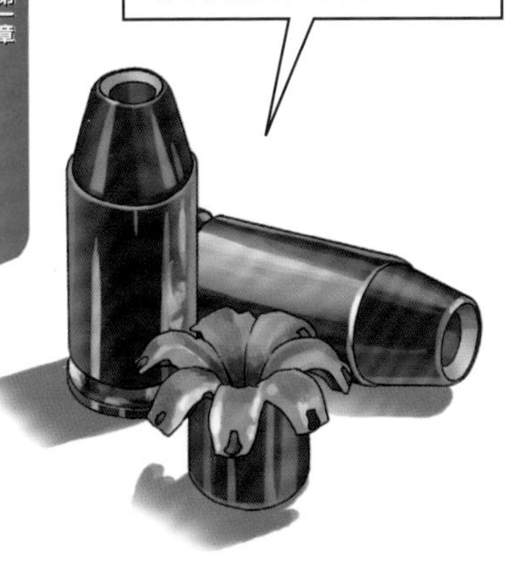

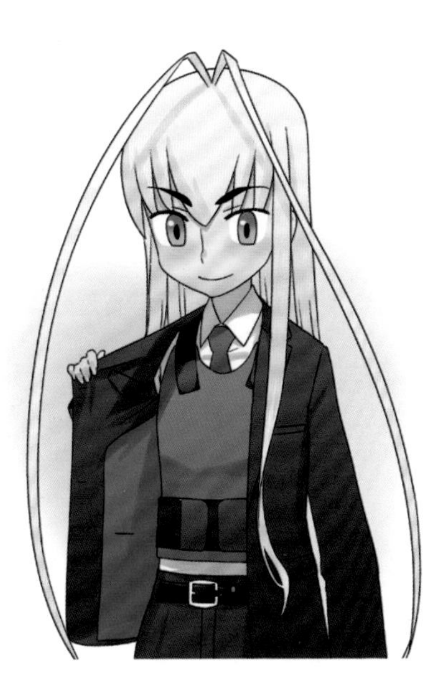

步槍子彈造成的槍傷是致命的

然而，步槍彈等高速子彈卻可能致命，即便只是擊中手臂或腿部，並在短時間內導致死亡。與手槍彈相比，步槍彈擊中人體時所產生的衝擊力非常大，會徹底摧毀血管和神經組織，造成大範圍——子彈直徑30～40倍大——的組織缺損。

人體內約有4,000～5,000毫升的血液，當大腿遭步槍彈擊中時，除了因股動脈破裂而出血外，還會因股骨骨折而出血約1,000毫升（股骨本身也儲存著血液），且由於股骨周圍的肌肉量大、血流豐富，如果股動脈和靜脈都被切斷，據說會在3分鐘內死亡。同樣地，如果骨盆被子彈擊碎，出血量將達到1,500～2,000毫升，由於難以止血，也會造成死亡。

此外，槍傷最可怕的一點是，即使是致命傷，也很難從衣服（軍服）外察覺。即使中彈，衣服上也只會出現與子彈直徑相當的小裂口，且迷彩圖案也很容易讓裂口難以辨認。此外，現代軍服的防水性很高，即使大量出血，血液也

手槍彈與步槍彈的區別

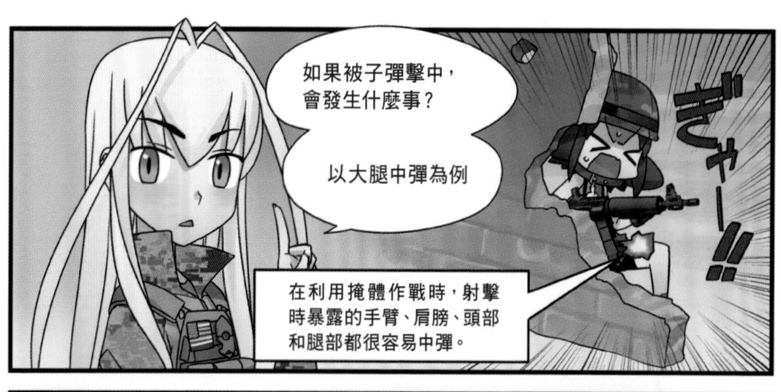
如果被子彈擊中，
會發生什麼事？
以大腿中彈為例
ぎゃー!!
在利用掩體作戰時，射擊時暴露的手臂、肩膀、頭部和腿部都很容易中彈。

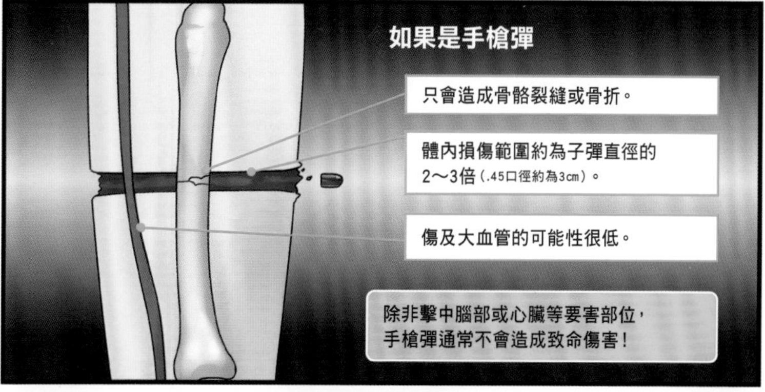
如果是手槍彈
只會造成骨骼裂縫或骨折。
體內損傷範圍約為子彈直徑的2～3倍（.45口徑約為3cm）。
傷及大血管的可能性很低。
除非擊中腦部或心臟等要害部位，
手槍彈通常不會造成致命傷害！

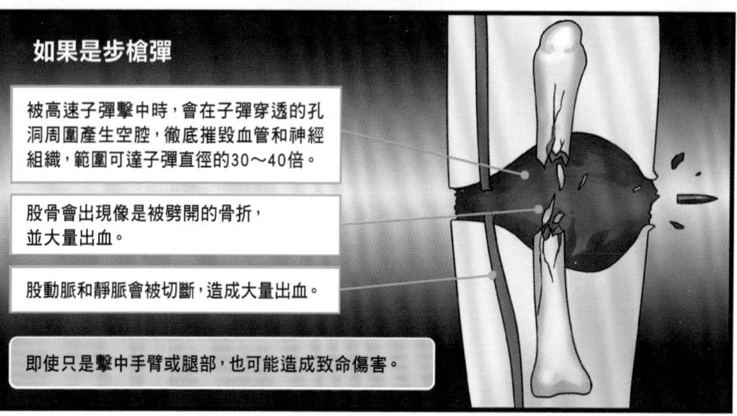
如果是步槍彈
被高速子彈擊中時，會在子彈穿透的孔洞周圍產生空腔，徹底摧毀血管和神經組織，範圍可達子彈直徑的30～40倍。
股骨會出現像是被劈開的骨折，
並大量出血。
股動脈和靜脈會被切斷，造成大量出血。
即使只是擊中手臂或腿部，也可能造成致命傷害。

槍傷很難被確認！

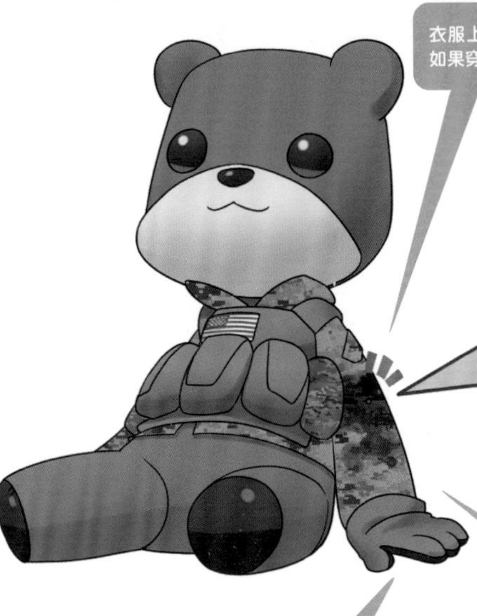
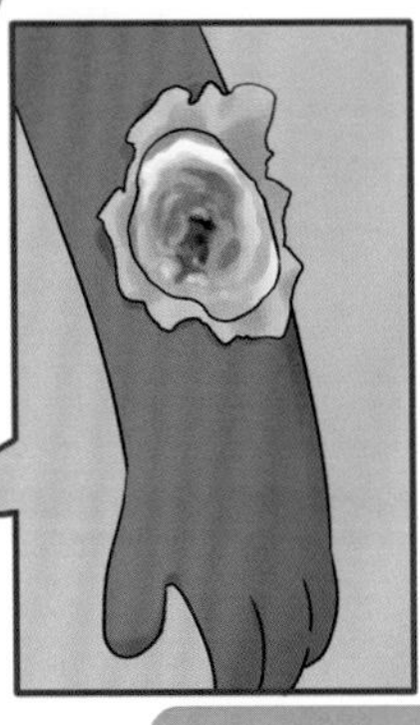

槍傷造成的體內感染

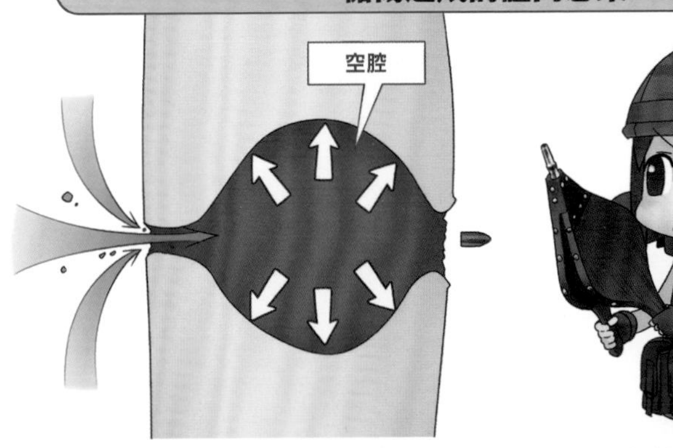

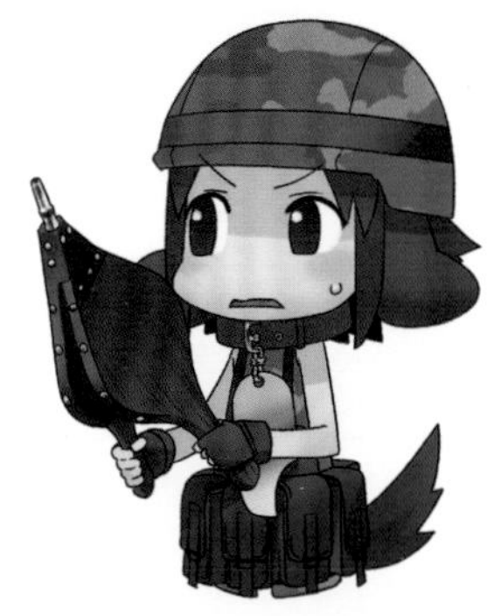

當子彈擊中人體時，其能量會在體內瞬間產生空腔（瞬間空腔效應）。此時，就像風箱一樣，會將外部物質吸入體內。在生化武器或放射性物質污染的環境下，污染物會瞬間進到體內。

不容易滲透出來（即使滲透出來，迷彩圖案也會讓血液難以辨認）。雖然可以從袖口或褲腳確認是否有出血，但如果戴著戰鬥用手套和穿著靴子時，就很難察覺。即使**時間緊迫**（需要緊急處理），但**難以察覺**且**難以從外觀判斷損傷程度**──這二點請務必牢記。此外，「空氣、衣服、泥土等可能進入傷口，造成感染」也是槍傷的特點之一。

●為治療而截肢──過去與現在

直到第二次世界大戰，當手腳遭到槍擊時，往往會為了治療而不得不截肢。這主要是因為土壤中的細菌會從傷口侵入人體，造成肌肉等組織感染。細菌感染後，皮膚和肌肉組織會迅速壞死，產生惡臭，並惡化至全身。由於病情發展迅速，如果不及時切除壞死的部位，死亡率很高。

二戰後，隨著抗生素等醫學的發展，戰傷導致的手腳截肢一度大幅減少，但近年來，隨著步槍彈的高能化和簡易爆炸裝置（IED）的使用等作戰方式的變化，截肢的比例又有上升的趨勢。為了跟上武器發展和作戰方式的變化，戰場急救和戰鬥外傷的治療也必須不斷地發展、跟進。

槍傷可說是──
●沒有時間（非常緊急）
雖然如此…但
●很難注意到
●從外觀很難評估損傷的範圍
再來是
●會吸入周圍外物，造成感染
這些都要充分瞭解

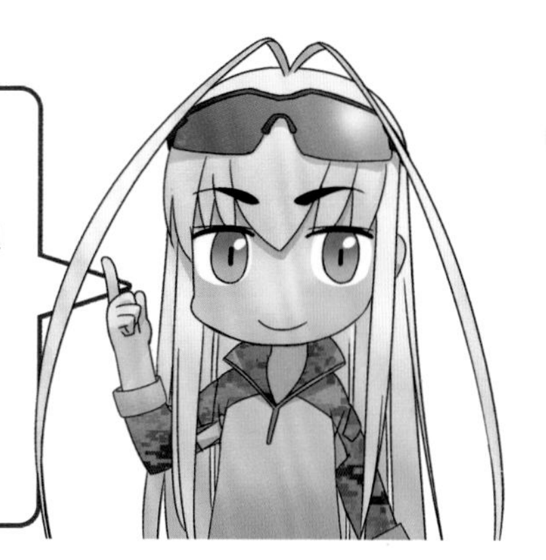

●傷口感染的預防措施

即使在感染控制發達的現代，在戰場上，避免傷口或醫療設施接觸到泥土，隨時保持清潔仍然比平時更加重要。否則，即使在受傷後立即採取措施避免了外傷死亡，也可能因為後續的感染而死亡。

感染的影響通常會在感染後6～8小時開始顯現，臨床醫學將這段時間稱為「黃金時段」(與受傷後1小時內的「黃金時間」不同)。在平時的急救醫療體系中，可以在感染產生影響前開始治療，但在戰場上，受傷後6～8小時內很難獲得完善的治療。因此，美軍會在士兵出任務前配發包含抗生素、止痛藥和止血藥的「戰鬥藥包」，並要求士兵在受傷後立即服用。

■命中時彈頭的變形

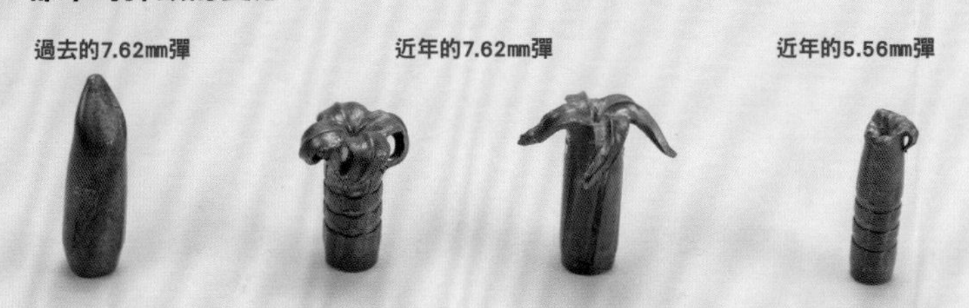

軍用子彈通常會用堅硬的金屬包裹住鉛彈芯，即使進入人體也不會發生太大的變形(照片最左邊的子彈)。相信大家都知道，露出柔軟鉛芯的子彈會在進入體內後變形造成更大的傷害，因此被國際條約所禁止。然而，近年來卻出現一種不使用鉛，透過加工被覆金屬，使彈頭可以像香蕉皮一樣剝開的子彈(如圖所示)。這樣的設計雖然在5.56mm子彈上效果有限，但在7.62mm子彈上，彈頭幾乎可以擴大成3倍，具有更大的殺傷力。這類子彈的出現也是7.62mm戰鬥步槍重新受到重視的原因之一。

◆骨盆附近的槍傷

近年來，在與伊拉克和阿富汗武裝分子的戰鬥中，骨盆附近成了新的攻擊目標。現代防彈背心的普及降低了子彈對胸部的破壞力。頭部雖然是要害，但會因為移動頻繁而難以瞄準，且由於子彈的飛行軌跡是拋物線，如果瞄準不當，子彈很可能會飛過對手頭頂。由於止血帶的配備和止血法的普及，攻擊手腳的方式已經無法達到預期的效果；因此，骨盆附近成了一個可以透過一發子彈有效削弱敵人戰鬥力的目標(腹部因為子彈容易穿透，相對來說不容易造成致命傷)。瞄準骨盆射擊時，即使彈道比瞄準線高，也可能擊中對手的上半身。骨盆是一個相對較大的目標，一旦擊中就會立即造成行動不便，喪失戰鬥力。此外，骨盆附近的傷口也很難止血，死亡率很高。

這種狙擊通常使用精度很高的SVD德拉古諾夫狙擊步槍。讓訓練不足的烏合之眾手持精度較差的AK47來吸引維和部隊(美軍)的注意，訓練有素的狙擊手則藏在隱蔽處使用德拉古諾夫狙擊步槍進行狙擊。這是一種簡單且有效的戰術。

近年來增加的是
骨盆附近的槍傷
軀幹有抗彈板保護，頭部因為很小不容易打中，命中腹部的子彈容易直接貫穿……
骨盆面積比較大，打中的話，**損傷也較大**，因此會瞄準這裡。

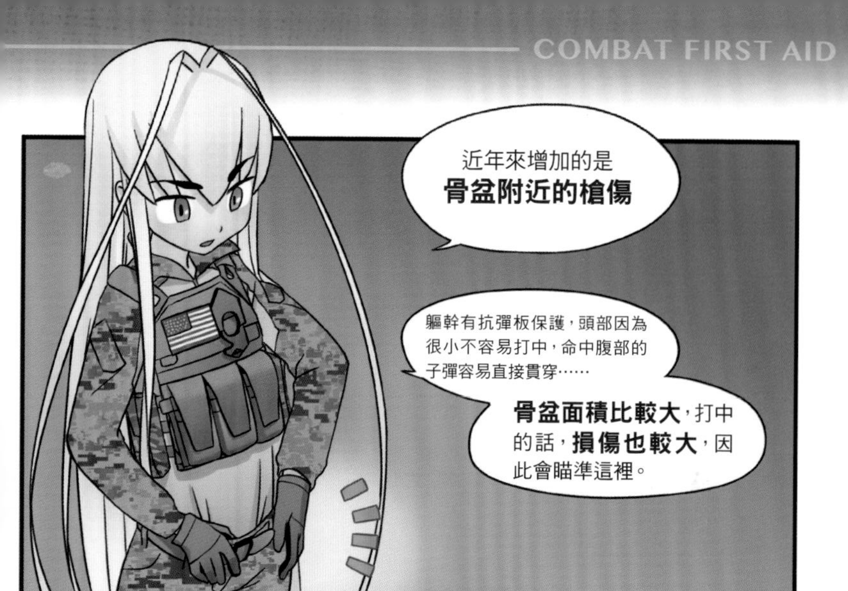

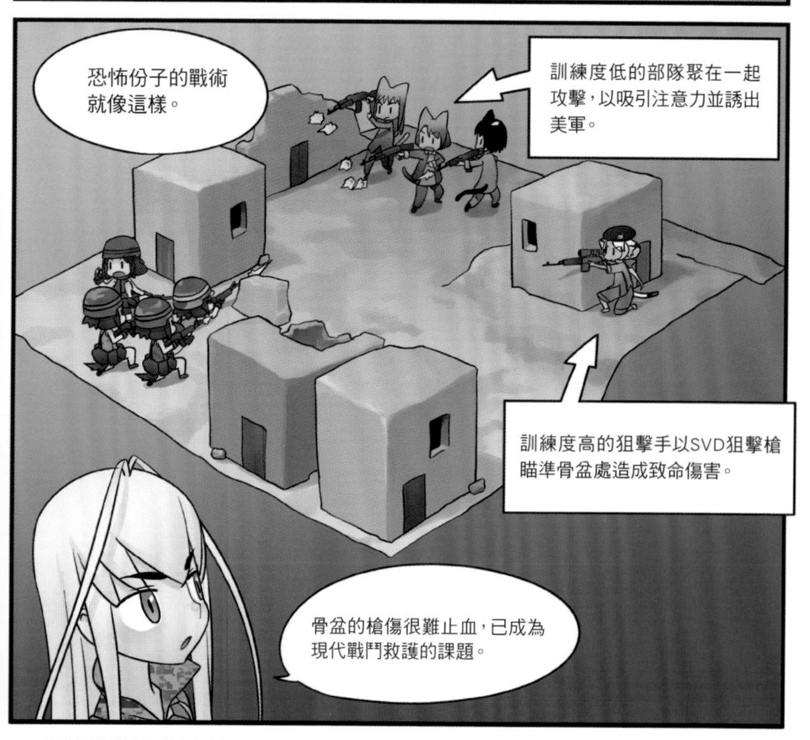

※骨盆附近的創傷處理方法在161頁有詳細解說。

使用戰鬥裝備的理由與用法

● 適當的裝備能保護生命

為了在戰場上拯救更多士兵的生命，最優先的要務就是徹底執行能降低死亡數的兩大要點：**穿戴合適的防護裝備**和對全軍進行**標準化的第一線急救教育**。根據美軍的數據，自第二次世界大戰以來，戰場傷亡率持續上升，但在2000年開始實施以上的措施後，傷亡率開始下降。

這些措施不僅可以減少戰場上的傷亡數，還可以減輕部隊的醫療負擔，並提高整體的存活率。這正是「預防勝於治療」的最佳證明。

本章將聚焦於裝備和防護用具上，說明現代個人防護裝備的意義和正確的使用方式，以及個人外傷急救包的組成和發展。

◆ 防彈背心

穿戴防彈背心等防護裝備對於降低傷亡率至關重要。根據美國聯邦調查局 (FBI) 的分析，在遭受槍擊時，穿著防彈背心可以將生存率提高14倍（資料來源：《戰術醫學要點》，Jones & Bartlett Learning, LLC 出版）。

然而，防護力和戰鬥力之間存在著零和關係（一方上升，另一方就會下降）。例如，增加防彈背心的防護面積雖然可以提高防護力，但也會增加重量，導致行動不便，難以戰鬥。此外，在酷熱地區，士兵也可能因為怕熱而沒有確實穿戴防彈背心（事實上，在越南戰爭和波斯灣戰爭中，就曾發生過士兵因為天氣炎熱而拒絕穿戴防護裝備的情況）。

因此，目前作為防彈背心核心的「ESAPI」※1即使是最大尺寸，也只有280㎜×365㎜，相當小。因此，正確穿戴防彈背心就變得非常重要。

如48頁的插圖所示，穿戴防彈背心時，抗彈板的上緣必須位於鎖骨附近。必須確保從鎖骨到肋骨下緣的整個肋骨區域都被覆蓋。肋骨保護著人體的許多重要器官，因此必須用抗彈板來強化肋骨的防護能力。

經常可以看到抗彈板位置過低、沒有正確穿戴的情況，這樣就無法充分發揮防護力。2007年發生於日本愛知縣長久手町的人質挾持事件，一名特警隊員的鎖骨被歹徒用手槍擊中，子彈改變方向後傷及心臟，不幸殉職。

此外，即使防彈背心可以「阻擋」步槍彈的「穿透」，也不代表絕對安全。子彈的能量可能會導致抗彈板瞬間向身體方向凹陷44㎜，這種衝擊力可能會導致多根肋骨骨折或內臟損傷。這就是所謂的「防彈背心損傷」※2，即使子彈沒有穿透，也可能在中彈後30分鐘內死亡。請務必牢記，防護裝備就像安全帶和安全氣囊一樣，只能降低外傷的死亡率，並不能完全保護人體。如果中彈，必須在30秒內採取應變措施（關於防彈背心造成的損傷，請參閱184頁說明）。

現代的戰鬥裝備

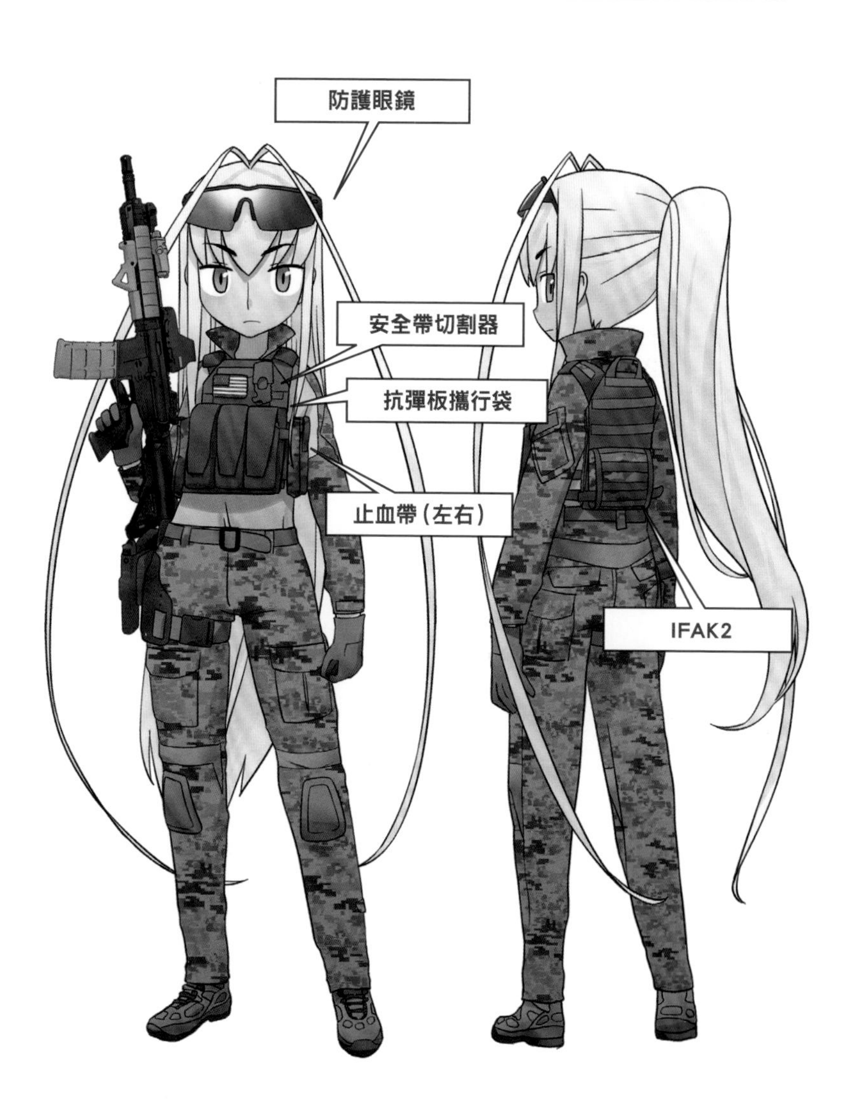

果中彈，必須在30秒內採取應變措施（關於防彈背心造成的損傷，請參閱184頁說明）。

※1：抗彈板是由陶瓷、塑膠等材料製成的板狀物體。美軍使用的ESAPI是Enhanced Small Arms Protective Insert（增強型輕武器防護插板）的縮寫，能夠抵擋多發7.62mm NATO子彈的射擊。
※2：專業術語為「BABT（Behind Armor Blunt Trauma，裝甲後方鈍傷）」。指沒有貫穿的鈍性損傷。

■抗彈板的位置

防彈背心的尺寸很小，因此必須正確穿戴才能發揮作用。防彈背心的上緣必須位於鎖骨附近，且必須保護好心臟所在的縱隔（位於左右兩肺、胸椎和胸骨之間的區域）、左右兩肺血管較粗的部位、以及儲存大量血液的肝臟和脾臟等器官。

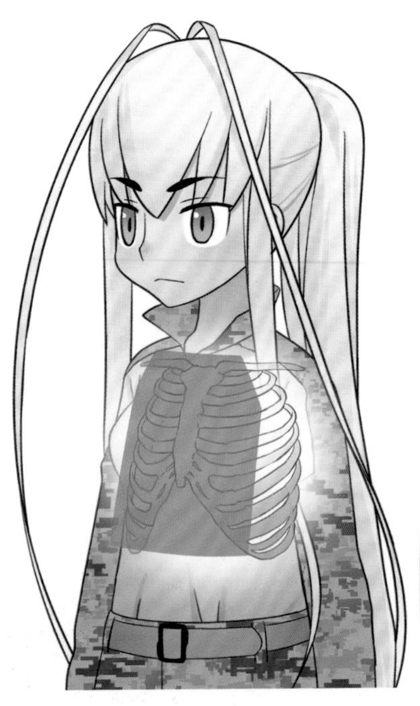
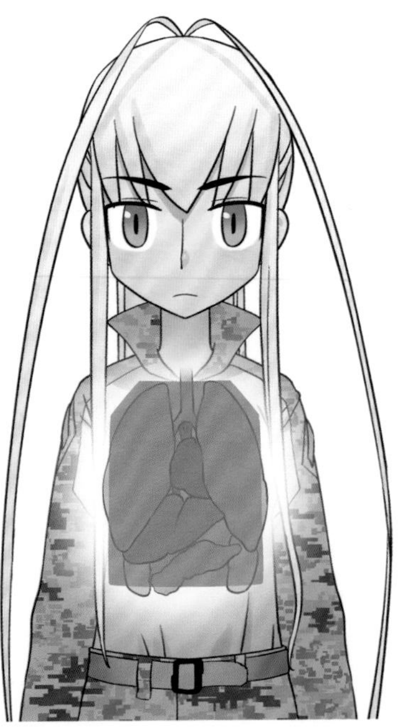

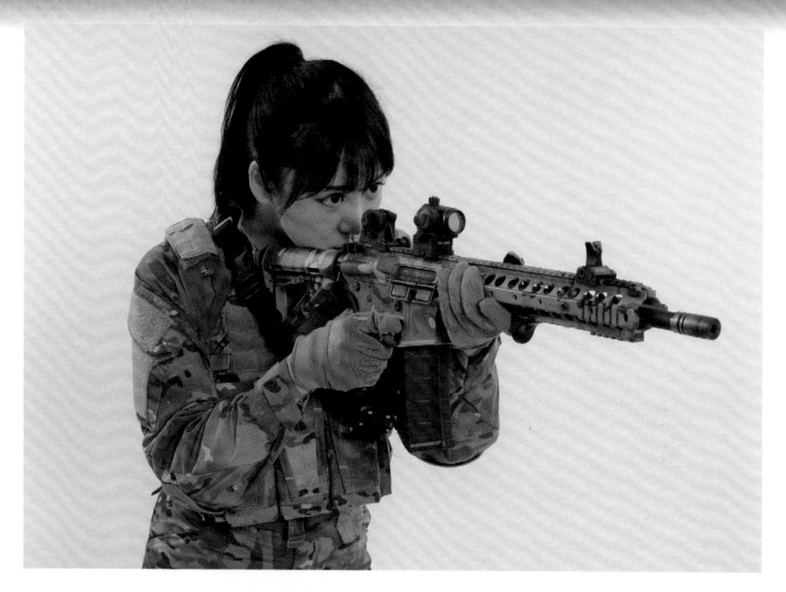

■穿著抗彈板時的步槍握持方式

一般來說，步槍的握持方式是將槍托抵住右肩，但如果穿著防彈背心，則應如上圖和以下插圖所示，將槍身靠近抗彈板的中心，並用雙肩的肌肉包覆槍身來控制步槍。
這樣一來，就可以利用整個抗彈板來承受步槍的後座力。由於抗彈板正對著前方，可以充分利用有限的防護面積。此外，將雙肩和腋下向內收緊，還可以縮小身體的側面輪廓，降低中彈的機率。

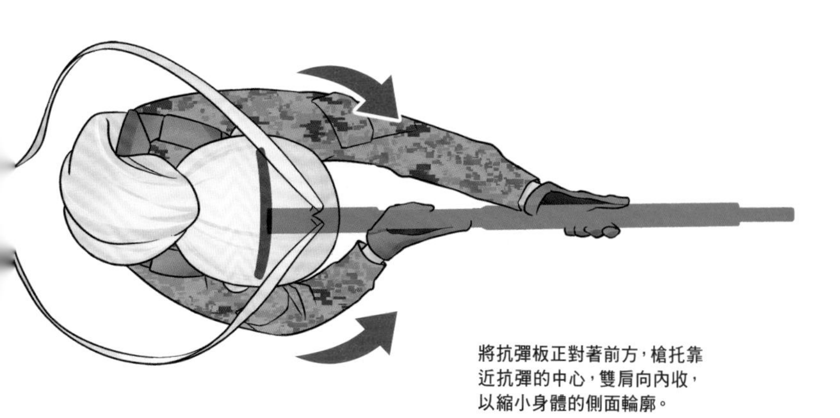

將抗彈板正對著前方，槍托靠近抗彈的中心，雙肩向內收，以縮小身體的側面輪廓。

◆止血帶

每個人至少要攜帶2條止血帶。根據伊拉克戰爭和阿富汗戰爭的統計數據，平均每救治一名傷患就需要使用2.55條止血帶。由於止血帶的塑膠部分會被紫外線所劣化，建議將止血帶放在專用收納袋中，以避免陽光直射（如果和其他急救用品放在同一個雜物袋中，在緊急情況下就很難快速取出）。

此外，為了避免一次性損失所有止血帶，應該將止血帶分散放置在身體的左右兩側，且要放在任何姿勢都能輕鬆取用的位置（關於止血帶的使用法，將在104頁說明）。

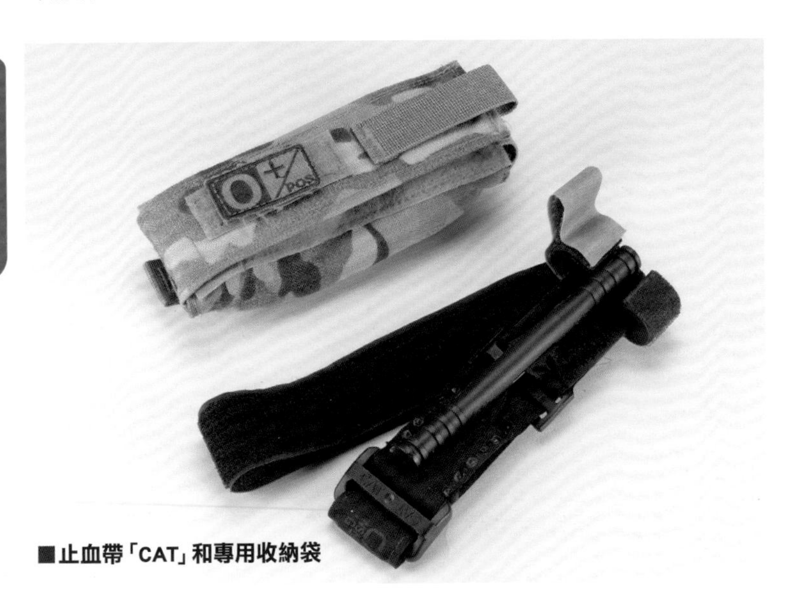

■止血帶「CAT」和專用收納袋

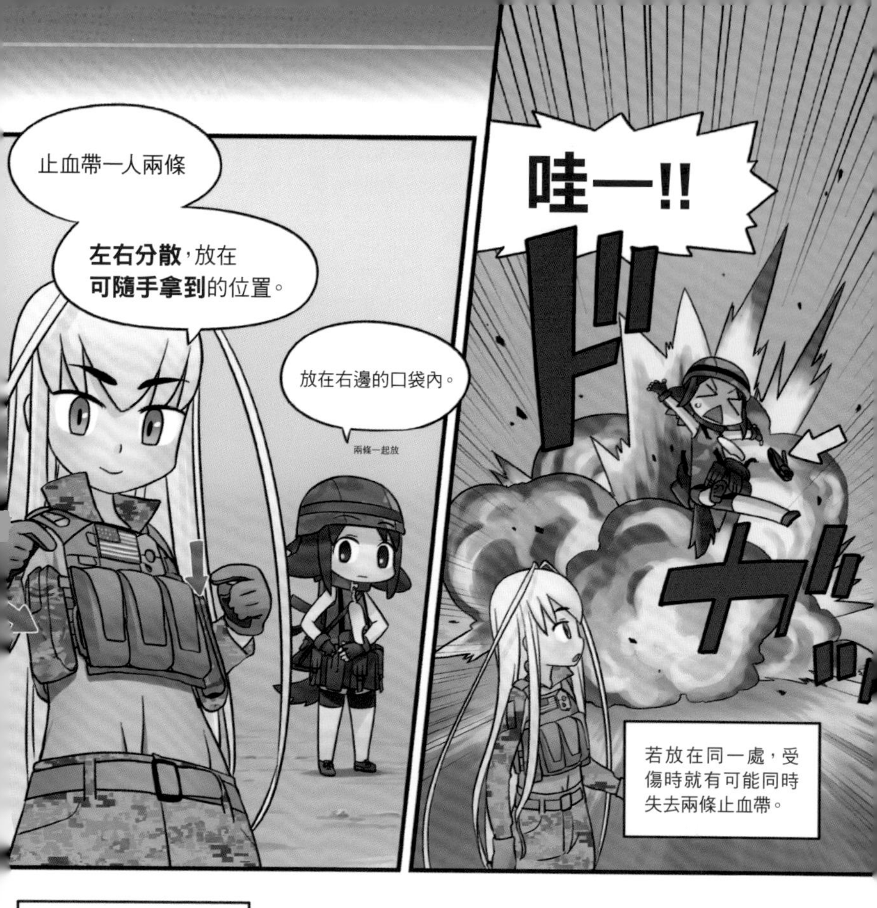
止血帶一人兩條
左右分散，放在
可隨手拿到的位置。
放在右邊的口袋內。
兩條一起放
哇—!!
若放在同一處，受
傷時就有可能同時
失去兩條止血帶。

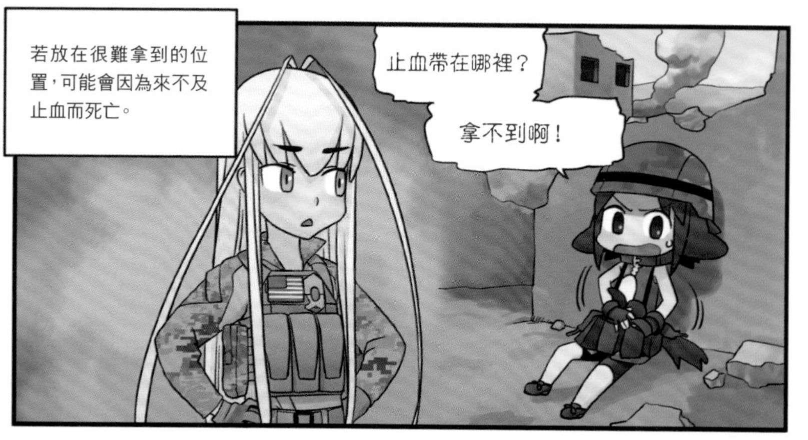
若放在很難拿到的位
置，可能會因為來不及
止血而死亡。
止血帶在哪裡？
拿不到啊！

◆頭盔

頭盔的主要功能是保護頭部免受砲彈等爆炸物的碎片傷害。雖然無法抵擋子彈的直接射擊，但可以減輕子彈擊中時的衝擊力。近年來，步槍子彈的彈頭經過改良，不會被頭盔彈開，反而更容易穿透頭盔，因此可能會穿過頭盔的多層防彈纖維，造成頭盔破裂。

過去的頭盔採用吊床式內襯，容易讓爆炸產生的衝擊波從邊緣進入頭盔內部，並在頭頂附近形成高壓，導致顱骨骨折。因此，現在的頭盔多半改採襯墊式內襯，以減少頭盔內部的空隙。

此外，現在的頭盔也普遍採用頭鎖式的固定方式，利用頭鎖將頭盔固定在額頭和後腦勺處。頭鎖式固定方式在安裝夜視鏡等重型裝備時，可以不用依靠下巴帶就能穩定住頭盔。此外，下巴帶在承受一定的壓力後會自動鬆開，避免爆炸時頭盔被炸飛，導致顱骨骨折或頸椎骨折。

根據衝擊測試的結果，吊床式內襯搭配四點式下巴帶的組合對頭部的衝擊力最大，死亡率也明顯較高。

◆護目鏡（防衝擊太陽眼鏡/護目鏡）

眼部損傷占戰場傷亡（倖存者）的10%。例如，砲彈或炸彈爆炸產生的微小碎片（甚至不到1平方公釐）可能會穿透眼瞼、進入眼球，造成眼球損傷。在這些案例中，皮膚上通常只會出現輕微的傷痕，即使是嚴重的眼球穿孔傷，初期也只會感到輕微的不適，很容易因忽視而導致病情惡化，嚴重時甚至可能會失明或死亡。此外，玻璃碎片在X光片上也難以察覺，因此更加棘手。

眾所周知，抗彈板被子彈擊碎後陶瓷碎片也可能傷及臉部或眼球。由於陶瓷的硬度是鋼鐵的3倍，破壞力更大。

為了保護眼睛免受碎片的傷害，軍方配發了由聚碳酸酯製成的太陽眼鏡和護目鏡，其抗衝擊強度是玻璃的200倍（然而，近年來也有報導指出，這些防護裝備被尖銳的碎片所穿透）。

順帶一提，美軍在波斯灣戰爭期間配發了防彈護目鏡，但由於天氣炎熱，士兵們並沒有確實佩戴。因此，軍方與製造商合作開發了設計時尚的防衝擊太陽眼鏡，並邀請電影明星代言，成功提升了產品形象，士兵們爭先恐後地戴上了太陽眼鏡。由此可見，除了功能性之外，其他因素也會影響防護裝備的使用率。

關於眼睛，還有一點需要注意：有些案例顯示，爆炸產生的衝擊波可能會從眼睛進入顱骨內部，並到達腦部，最終導致死亡。因此，在可能發生爆炸的情況下，請務必佩戴護目鏡。護目鏡可以在眼睛和外界之間形成一個空間，緩和衝擊波的壓力（太陽眼鏡無法防護衝擊波）。

護目鏡在眼睛和外界之間形成一個空間，防止爆炸壓力從眼睛侵入顱內。在有爆炸危險的情況下應加以佩戴。
爆炸波所形成的壓力可能從頭盔邊緣侵入，在頭頂附近壓縮，導致顱骨塌陷。因此，頭盔內襯已從縫隙較多的吊床式轉為縫隙較少的襯墊式。

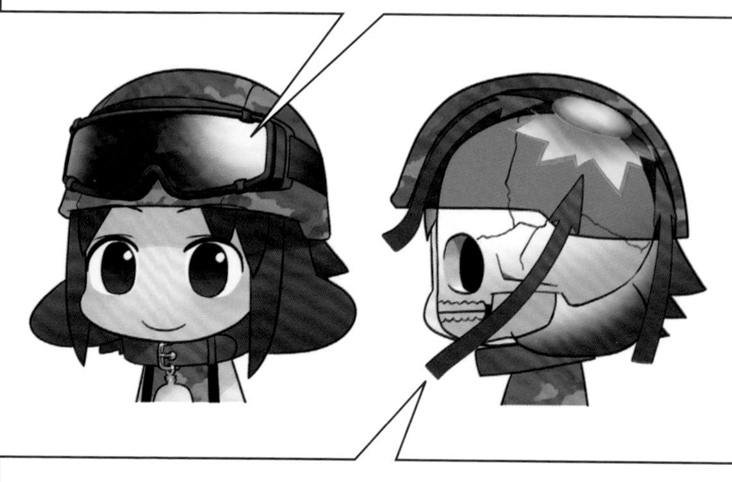

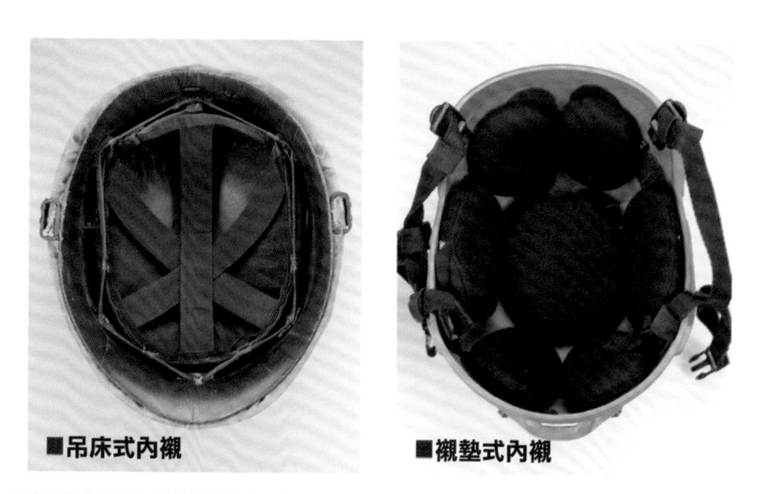

吊床式內襯利用束帶將外殼懸空，以吸收衝擊力，但爆炸的壓力可能會侵入這個空間，導致顱骨破裂。因此，近年來已逐漸改用以襯墊吸收衝擊力的襯墊式內襯。襯墊式內襯沒有縫隙，爆炸時的壓力較難侵入。

◆割繩器

割繩器是一種可以安全、快速割斷衣物的裝備。特別是遭遇槍傷時，因為軍服上只會出現與子彈直徑相當的小裂口，因此需要快速割斷衣物才能檢查傷口。

過去常使用一種彎頭的醫用剪刀剪刀來進行這項操作，但這種剪刀在割斷衣物時，可能會不小心刺傷傷口，因此現在開始配備「拉割式」的割繩器。

當然，割繩器也可以用於原本所設計的用途，例如：割斷安全帶和各種織帶。如果因為爆炸或碰撞導致安全帶扣變形而無法解開，可以將割繩器傾斜放置，再用力拉割安全帶。為了維持強度，安全帶通常會設計成難以橫向割斷，但在緊急情況下，可以輕鬆地沿斜線方向割斷。割斷安全帶時，請務必按住安全帶扣附近的部位，以避免安全帶彈開（如果使用剪刀，則以最短距離橫向剪斷最快）。

割繩器在割斷步槍背帶和縫在裝備上的織帶時也非常方便。在現代裝備上到處都是織帶，經常需要快速拆卸裝備。

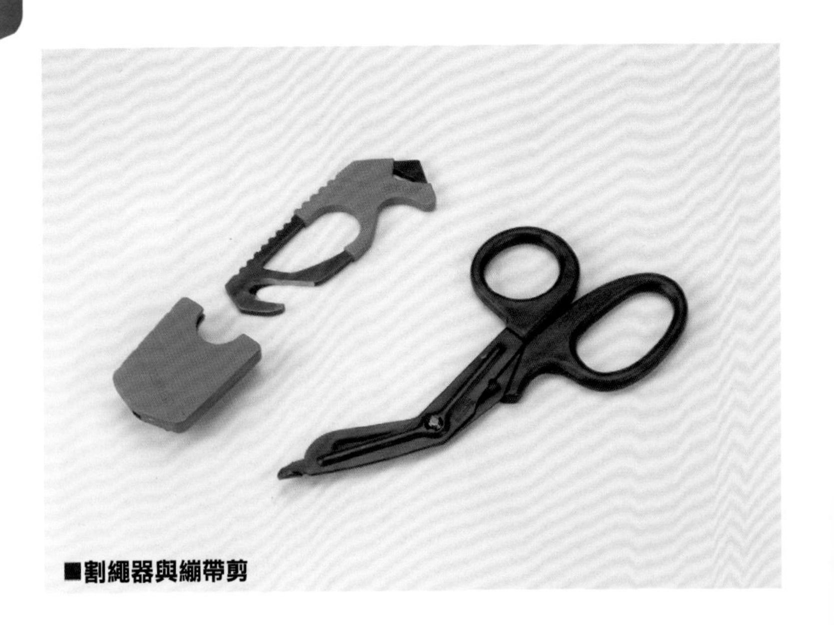

■割繩器與繃帶剪

個人用攜帶急救包──IFAK2

美軍（陸軍）個人急救包的發展，充分體現了在處理大出血時，分秒必爭的重要性。目前的急救包稱為IFAK2（個人急救包）。

IFAK2包含一個裝有急救用品的主袋和兩個止血帶袋。如前所述，之所以要另外準備兩個止血帶袋，是為了避免一次性損失所有的止血帶。

主袋設計成可以固定在防彈背心後方，以避免在戰鬥或爆炸裝置爆炸時損壞或遺失。防彈背心後方是受到保護的區域，損壞或遺失的可能性較低。雖然也有人會將急救包固定在大腿上，但如果踩到地雷或爆炸裝置爆炸，腿部很可能會受到嚴重傷害，導致急救包跟著遺失。近年來，在槍擊事件中，大腿和骨盆附近也經常成為攻擊目標，因此，將急救包固定在大腿上也存在著一定的風險。如果急救包隨著身體一起受損，那就完全失去意義了。

IFAK2的使用方法非常簡單，只要抓住拉環一拉即可。此外，IFAK2的設計可以從左右兩側取出急救用品。以前的急救包使用扣環或拉鍊，但在受傷時可能會連解開扣環的力氣都沒有，而拉鍊又容易損壞，因此現在改用這種設計。

下一頁將介紹越南戰爭以來美軍急救包的發展，並附上實物照片。

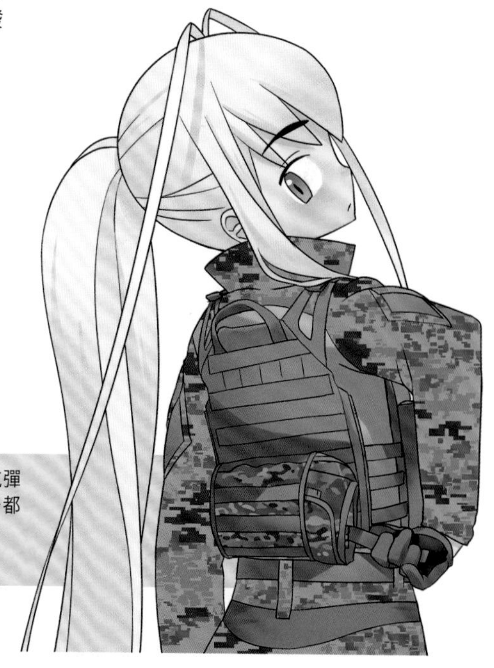

近年來，IFAK2放在抗彈板後面，左右二邊的帶子都可以拉出來。

◆ LC-2急救包（1974年～）

1970年代初期，美軍採用了全新的尼龍材質新型步兵裝備──ALICE（All-Purpose Lightweight Individual Carrying Equipment，通用輕量化單兵攜行裝備），並於1974年開始配發LC-2急救包，作為該裝備的一部分。即使在1997年，ALICE逐漸被後續裝備（MOLLE 系統）所取代，LC-2急救包仍繼續使用。

LC-2急救包同時收納了用於外傷處理和個人衛生的物品。包括2個附有4英吋紗布墊的緊急加壓止血帶、1個捲軸式繃帶、1組附眼藥膏的眼部外傷敷料和1條三角巾。當時，緊縛止血使用的是摺疊的三角巾。

衛生用品包括護唇膏、淨水藥片和裝有常備藥物的藥盒，所有的物品都收納在一個小型的塑膠盒中。

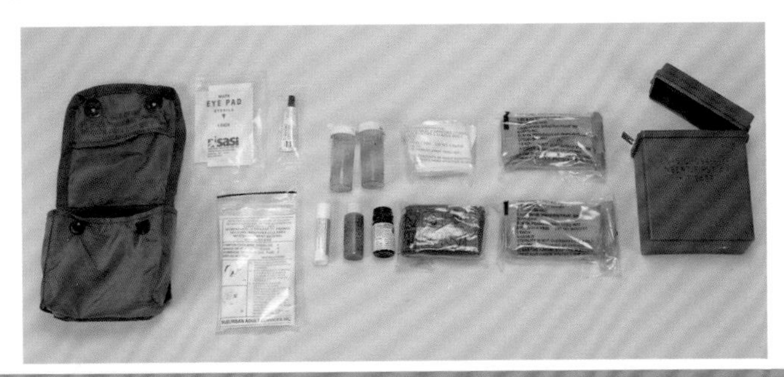

◆IFAK（2005年～）

在經歷了阿富汗戰爭（2001年）和伊拉克戰爭（2003年）後，美軍深刻體會到改進個人急救包的必要性，並於2005年推出了IFAK（Improved First Aid Kit，改良型急救包）。

IFAK 的最大特點是專注於外傷處理，特別是針對手腳大出血配備了專用的急救止血帶──CAT。CAT放置在打開收納袋後即可輕鬆取用的位置。

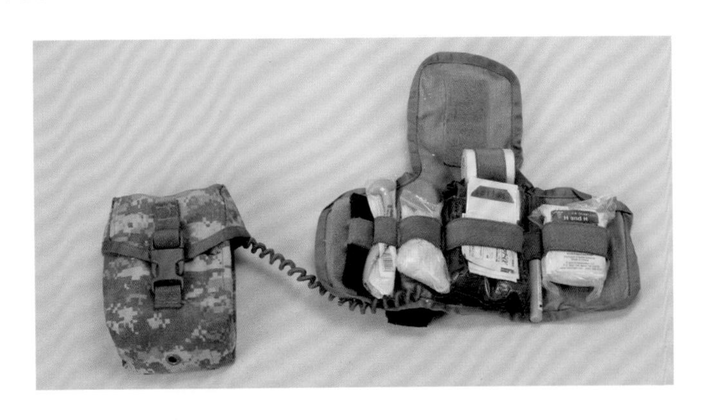

口服藥物(包含退燒止痛藥、消炎藥和抗生素的戰鬥藥包)會在作戰行動開始時另外配發,不包含在IFAK中。士兵在受傷後需立即服用這些藥物,如果將藥物和IFAK分開存放,很容易忘記放置的位置,因此在後續的IFAK2中,專門設計了內袋來存放藥物。

◆IFAK2(2013年~)

在個人裝備繁多的現代戰爭中,個人急救包的體積和重量受到嚴格的限制。IFAK的要求是比7.62㎜子彈鏈環(100發)更小更輕,而IFAK2的開發目標則是在不超過5.56㎜子彈鏈環(200發)的體積和重量,以追求個人裝備的整體最佳化。

根據伊拉克戰爭和阿富汗戰爭的經驗教訓,平均每救治一名傷患需要2.55條止血帶,因此IFAK2配備了2條止血帶;如前所述,建議將止血帶分散放置。此外,由於抗彈板的防護面積縮小了,為了應對日益增加的穿透性胸部外傷,IFAK2中也加入了急救用品(胸腔密封貼片)。前面提到的割繩器也是從 IFAK2開始加入的。

IFAK2的內容物分為軍用「常備急救用品」和戰時由民間採購的「戰鬥配發用品」,以提高成本效益。可以說,IFAK2在設計時就考慮了作為軍用裝備的整體最佳化(例如,因應抗彈板小型化而增加胸腔密封貼片)和成本效益。

雖然 IFAK2的簡稱仍然是「IFAK」,但與之前的IFAK不同,IFAK2是Individual First Aid Kit(個人急救包)的縮寫。

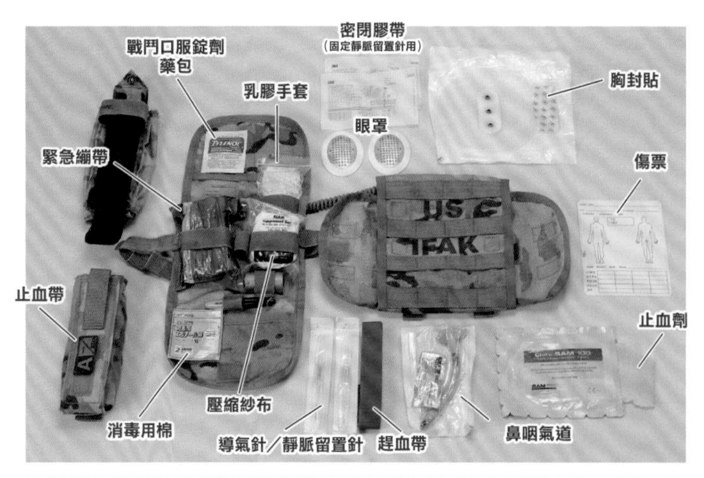

需使用脫氣針/留置針才能進行的治療(將針頭刺入體內的行為)應由醫護兵或CLS來執行,但基於「個人使用的物品應由個人攜帶」的原則,個人急救包中也會配備。

海軍陸戰隊外傷急救包

◆海軍陸戰隊IFAK-A1外傷急救包

與陸軍相同，美國海軍陸戰隊也配發了先進的外傷急救包，並將所有物品（包括止血帶）都收納在一個固定於大腿上的整合式收納袋中。採用整合式收納袋似乎與IFAK2提倡的分散式攜帶原則相違背，但這其實是為了便於防水處理。由於海軍陸戰隊的任務特性是海上機動和登陸作戰，因此必須考慮到防水的問題。登陸時，將整合式收納袋放入防水袋中，登陸後再固定在大腿上。對於這種使用方式，整合式收納袋更為適合。

不過，最近海軍陸戰隊似乎也開始另外配發一條止血帶（SOFT-TW），並將其放置在40㎜榴彈袋等可以輕鬆取用的位置。

接下來讓我們一起來看看IFAK-A1的內容物。IFAK-A1並沒有配備CAT止血帶，而是使用了2個橡皮筋式止血帶TK4-L。CAT止血帶在泡過水後，纖維會膨脹導致鬆脫，而橡皮筋式止血帶則沒有這個問題（此外，TK4-L也比CAT便宜，這也是海軍陸戰隊選擇TK4-L的原因之一）。由於TK4-L的緊縛力不如CAT，因此有些隊員會自行購買RATS止血帶（詳見115頁）。

IFAK-A1配備的戰鬥紗布（繃帶式止血劑）尺寸為7.5×375㎝，面積是陸上自衛隊配發的止血紗布（20 x20㎝）的7倍，且更容易使用。

IFAK-A1使用的是H型繃帶。H型繃帶的紗布墊面積為20×20㎝，大約是IFAK2中的緊急繃帶（4英吋寬）的2倍，可以覆蓋更大的面積。此外，如果需要增加壓在傷口上的壓力，也可以將紗布墊摺疊，用途非常廣泛。H型的加壓條可以從左右兩側施加均勻的壓力，而且很容易調整繃帶的纏繞方向。H型繃帶的彈性也比緊急繃帶好，可用於身體的各個部位。由於H型繃帶的通用性極高，在預算有限的軍隊中很受歡迎。然而，H型繃帶沒有設計加壓塊，因此士兵們需要自行想辦法解決這個問題。為此，海軍陸戰隊所配發的加壓紗布繃帶其數量是陸軍的2倍。

海軍陸戰隊非常重視傷患報告。他們需要將傷患的緊急程度迅速通知海上的艦艇，並利用運送人員和物資到登陸點的小艇或飛機在返航時，將傷患安全、有序地送回艦艇。為此，海軍陸戰隊配發了一種名為「9Line / MIST報告卡」的卡片，上面列出了所有的報告格式。

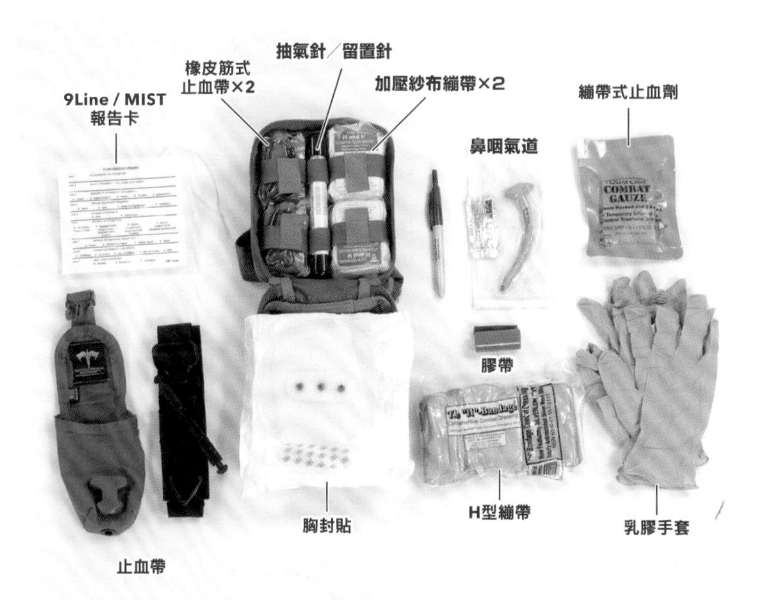
抽氣針／留置針
橡皮筋式
止血帶×2
加壓紗布繃帶×2
9Line / MIST
報告卡
繃帶式止血劑
鼻咽氣道
COMBAT
GAUZE
膠帶
胸封貼
H型繃帶
乳膠手套
止血帶

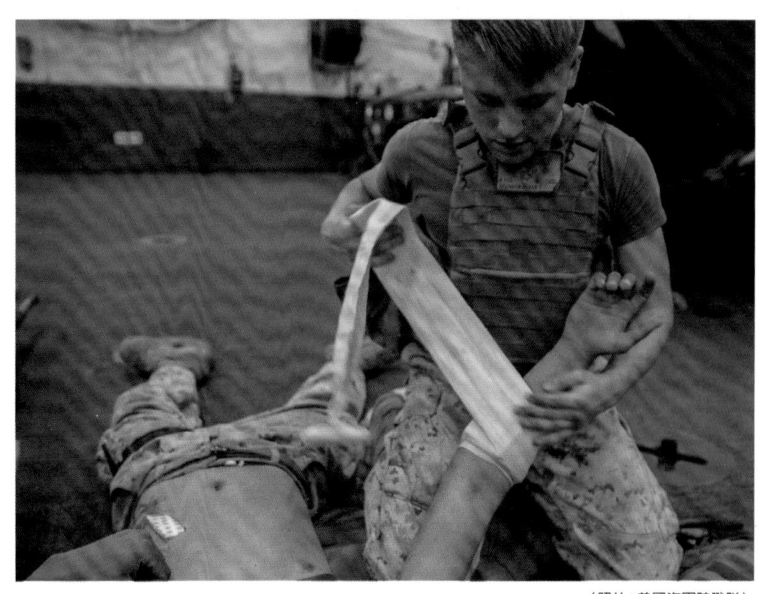

（照片：美國海軍陸戰隊）

步兵排中的醫護兵和CLS

● 步兵排的編制概念

右圖顯示了美國陸軍步兵排的基本編制（這不是目前的實際編制，而是未來規劃的概念圖）。美軍的編制非常簡單，最小的單位是由2名士兵組成的「雙人小組」。組合2個雙人小組就形成一個「步槍小組」，這是最小的戰鬥單位。再將2個步槍小組組合起來，並加上1名指揮官，就形成一個9人編制的「步兵班」。如果加上一輛軍車（3名車組人員：車長、駕駛和射手），則步兵班的人數會增加到12人。

步兵排由3個步兵班，和包含排長和醫護兵的排部，以及作為支援火力的機槍小組組成，總人數約為30～40人。

● 協助醫護兵的CLS

美軍的急救措施由士兵個人攜帶的個人急救包 (IFAK)、步兵班急救包 (TFAK, Team First Aid Kit) 和車載急救包 (VFAK, Vehicle First Aid Kit) 組成。許多國家的軍隊也採用類似的配置。

美軍的步兵班急救包稱為CLSK（Combat Life Saver Kit，戰鬥救護員急救包），每個步槍小組至少要有一名受過訓練的戰鬥救護員 (CLS) 使用CLSK（因此，每個步槍小組也配備一個CLSK）。CLS並不是像醫護兵那樣的專業醫務人員，而是由接受過訓練的普通士兵擔任。例如，步兵經過訓練後，就可以獲得CLS的資格，但並不會像醫護兵那樣專職負責救護和治療。當有傷患出現時，CLS會根據需要，協助傷患進行自救或互助，並將傷患轉交給醫護兵。正如本書開頭的插畫所示，現代的醫護兵通常不會出現在前線，而是在後方的傷患集結點 (CCP) 進行專業的急救處理。CLS的主要任務是提升前線的救護能力，並將傷患轉送給醫護兵。

由於CLS並非不是專業的醫務人員，因此普通士兵和CLS的急救技能差異不大，但CLS訓練的重點不在於學習技能。CLS課程目標是讓所有的士兵都能學習到最新的急救知識和技能，並確保這些知識和技能的標準化（士兵需要多次參加CLS課程，部隊也會進行相關的訓練）。透過這種方式，可以大幅提升部隊的整體救護能力。

由於美軍非常重視CLS的培訓，目前有超過一半的戰鬥人員都已經完成CLS課程，有些部隊的CLS比例甚至高達90%以上。接受過急救訓練的士兵比例更高，因此美軍的整體急救能力相當出色。本書中所介紹的急救技能均符合 CLS課程的標準。

美國陸軍機械化步兵排的編制（概念圖）

3個步兵班加上排部及機槍組編成一個排。醫務兵（軍醫兵科）每排編制1員，最多可以負責10名傷患的急救。戰鬥急救員CLS，按4員中最少有1員（本表是以2員中有1員）的比率設置，可以增加前線的救護能力。CLS是步兵（戰鬥兵科），傷患出現時可以提供必要的救護。

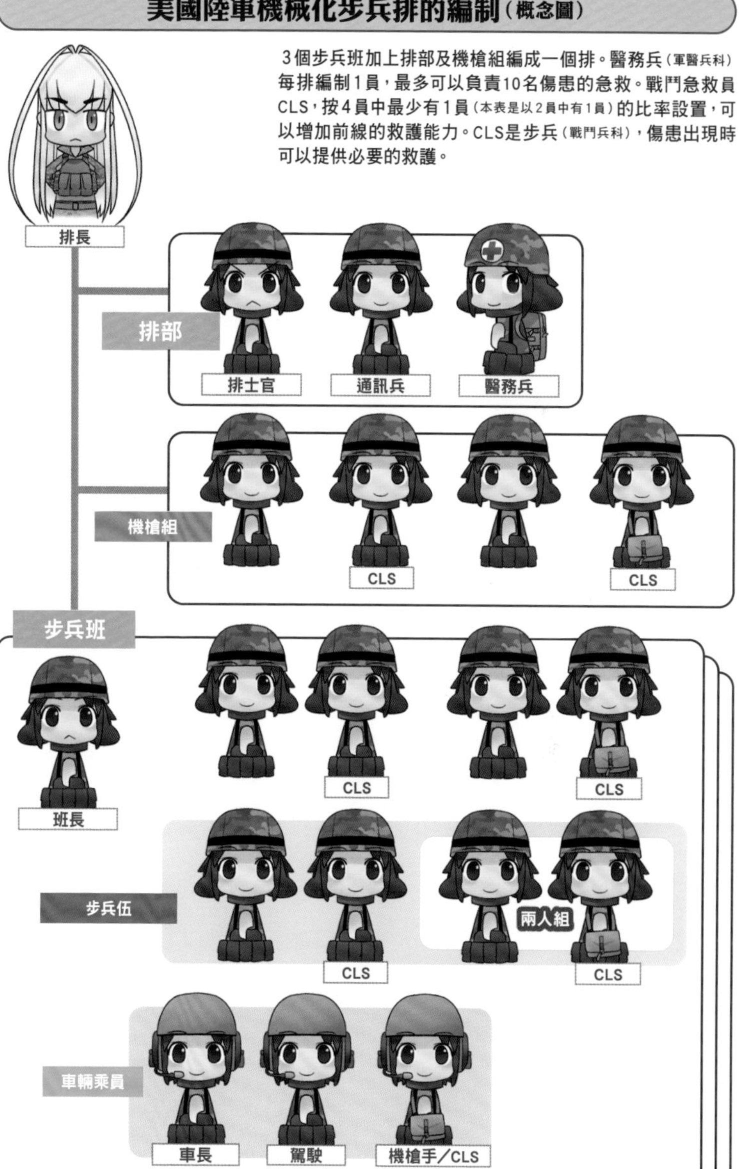

● 成為高級醫療專業人員的醫護兵

每個步兵排（約30到～40名步兵）會配備一名醫護兵。現代的醫護兵需要具備執行複雜專業急救的能力，他們不太可能像電影或電視劇中那樣，在槍林彈雨中衝鋒陷陣拯救傷患。

立志成為醫護兵的人必須先在醫院工作過一段時間，取得相當於護理師的資格，通過嚴格的審查和考試，證明自己能夠承受戰場壓力、了解作戰行動、能在戰場上生存，並在沒有醫生指示的情況下做出判斷，才會被允許隨部隊行動。對於醫護兵來說，能夠穿上軍服，隨部隊行動這本身就是一種榮譽。

醫護兵必須熟悉每個小隊成員的頭髮顏色、刺青、過敏史和病史等資訊，甚至會透過超音波檢查等方式來了解隊員的身體狀況。這樣做的目的是想在平時就做好健康管理，掌握隊員的健康基準值，以便在隊員受傷時，更容易察覺到身體的變化（考慮到需要記憶的基準值數量，一個小隊可能是醫護兵能夠負荷的上限）。醫護兵不是萬能的，他們必須透過平時的努力，並在戰時獲得CLS的協助，才能盡可能地拯救更多的生命。

順帶一提，在醫療後送系統不如美軍完善的國家（據我所知，德國、南非、約旦等國都是如此），所有的士兵都需要接受CLS訓練，且每15名士兵就會配備一名醫護兵。

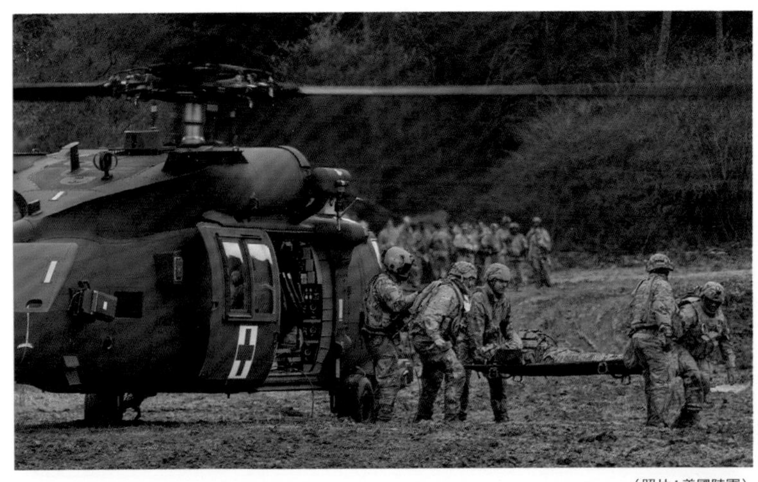

（照片：美國陸軍）

傷患救治的三種方法

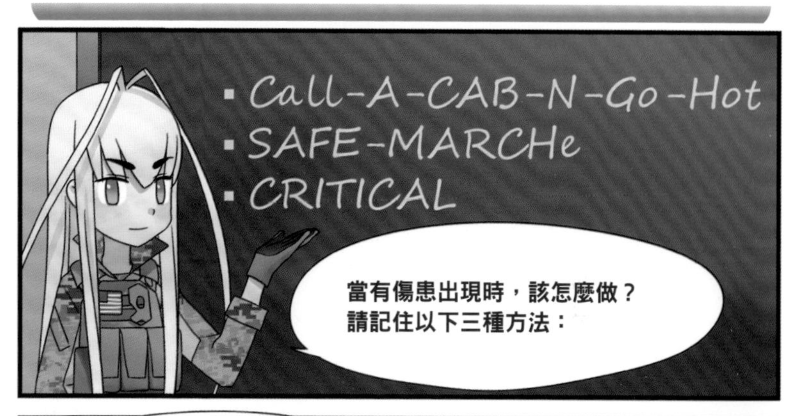
▪ Call-A-CAB-N-Go-Hot
▪ SAFE-MARCHe
▪ CRITICAL
當有傷患出現時，該怎麼做？
請記住以下三種方法：

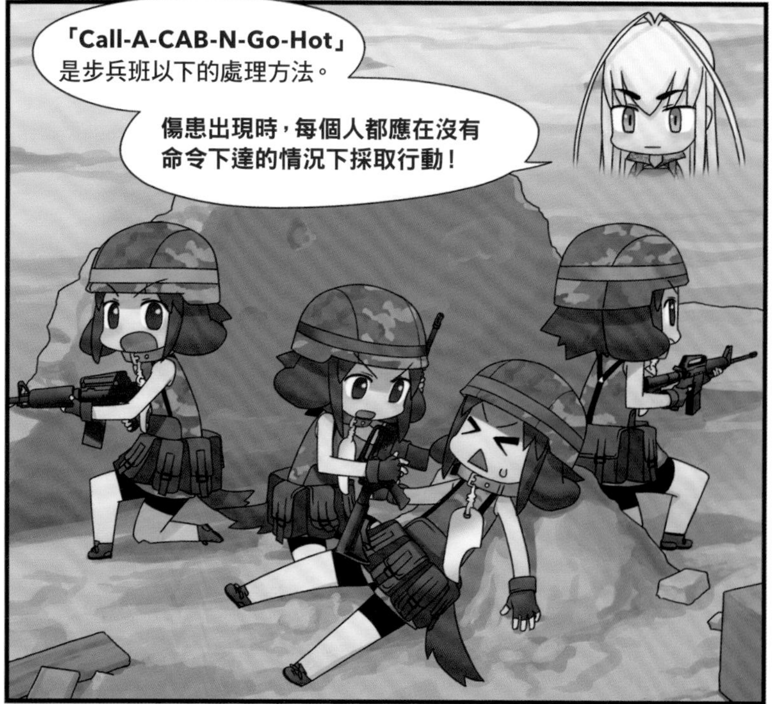
「Call-A-CAB-N-Go-Hot」
是步兵班以下的處理方法。
傷患出現時，每個人都應在沒有
命令下達的情況下採取行動！

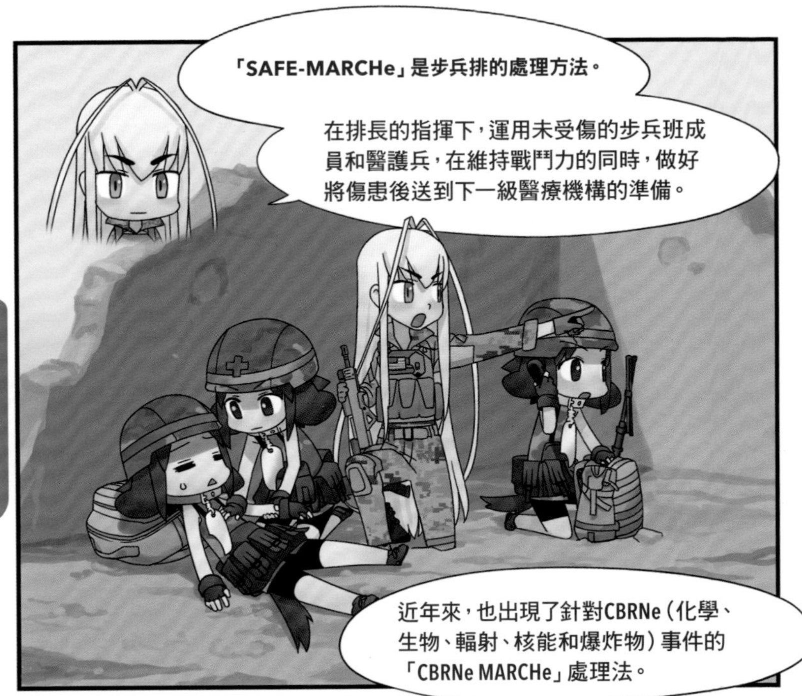
「SAFE-MARCHe」是步兵排的處理方法。
在排長的指揮下，運用未受傷的步兵班成員和醫護兵，在維持戰鬥力的同時，做好將傷患後送到下一級醫療機構的準備。
近年來，也出現了針對CBRNe（化學、生物、輻射、核能和爆炸物）事件的「CBRNe MARCHe」處理法。

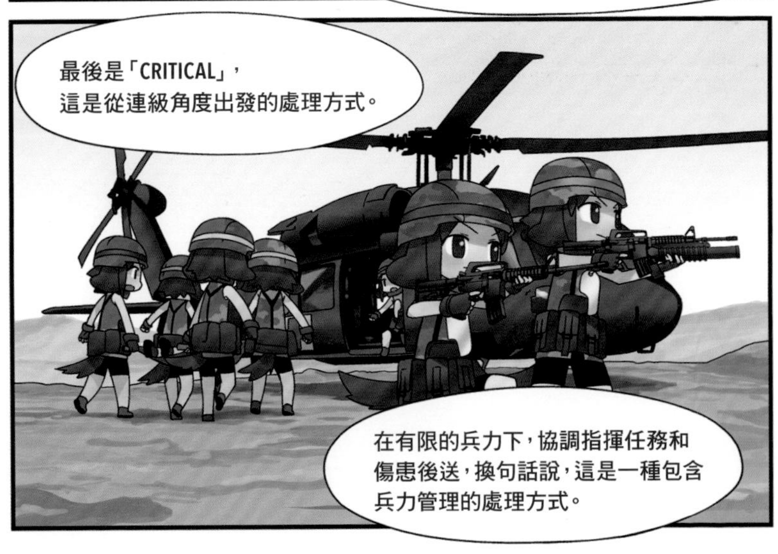
最後是「CRITICAL」，這是從連級角度出發的處理方式。
在有限的兵力下，協調指揮任務和傷患後送，換句話說，這是一種包含兵力管理的處理方式。

Call-A-CAB-N-Go-Hot

「Call-A-CAB-N-Go-Hot」是一個易於記憶的口訣，用於提醒士兵在危險環境中遇到危及生命的傷患時，應該在沒有接到命令的情況下，按照哪些步驟、以什麼順序、以及哪些步驟比較重要，迅速做出反應。這個口訣對於東方人來說可能有點難懂，但在英語中，「Call」（呼叫）、「a Cabin」（一間小屋）和「Go」（去）剛好可以湊成一個雙關語（剛開始時，這個口訣並沒有最後的「Hot」）。

這個方法最初是為了警察、消防隊、醫療機構和民眾之間的協調溝通而設計的，現在也應用於軍中的步兵排。這個方法可以應對從致命外傷到非外傷性心臟驟停的各種情況，適用範圍非常廣泛。以下將逐步說明整個流程：

●Call：公告周知

將傷患發生的情況通知其他人。利用手勢、語音或是無線電等方式，讓所有隊員都知道發生了什麼事，以及威脅來自何方。之所以將「Call」放在第一位，是因為在戰鬥中，人們很難注意到傷患的發生。傷勢越重，越不容易發現，時間拖得越久，傷患就越有可能死亡。如果資訊無法傳達出去，就可能會有更多的人員傷亡。

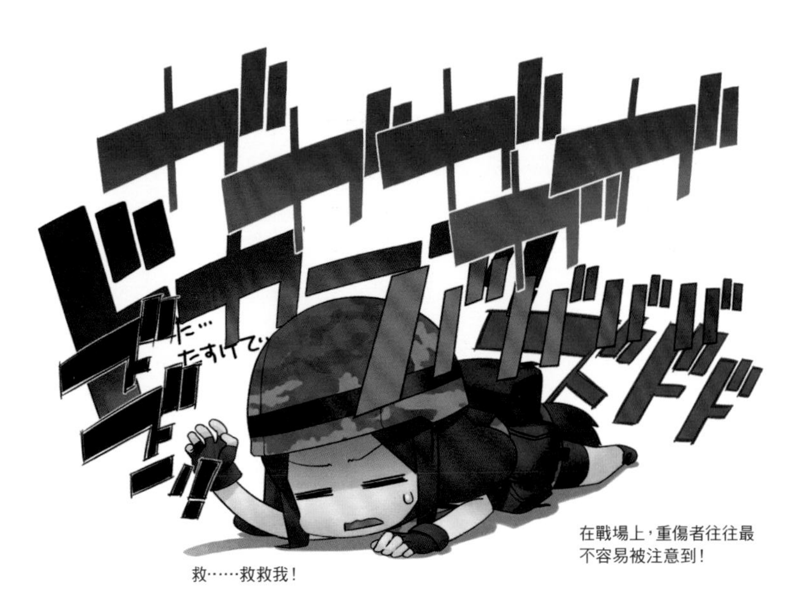

在戰場上，重傷者往往最不容易被注意到！

●A（Abolish threats before giving medical care）：排除所有威脅

在進行救援和救護前，必須先排除以下的威脅，以預防二次傷害的出現：

槍擊威脅 利用掩體隱蔽自己，避免暴露在敵人的火力之下。

不必要的救援行動帶來的威脅 傷患的發生，意味著該區域存在著威脅。應該先從遠處評估傷患的情況，並制定救援計畫。貿然行動或不必要的救援行動（例如，多人各自行動）只會徒增傷亡的數量。

引發更多槍擊的威脅 如果為了救援傷患而提供的掩護火力或掩體無法抵擋住敵人的攻擊，那就不要冒險靠近傷患。

二次爆炸的威脅 如果遭到爆炸攻擊，就必須考慮到出現二次爆炸的可能性。應該仔細檢查周圍是否有任何可疑的箱子、公事包或車輛。

傷患身上可能帶來的感染威脅 為了防止感染，必須正確穿戴護目鏡、口罩和手套等個人防護裝備。

危險物質的威脅 必須做好防護措施，避免受到生物、化學或放射性物質的污染。

來自無辜民眾的威脅 不要在沒有確認安全的情況下，對平民提供醫療援助。即使是捲入事件的平民，在確認完全無害前，也必須將其視為潛在的威脅。如果平民出現暴力行為或不聽從指示時，可以使用手銬將其拘束。

武器的威脅 仔細觀察是否有任何可能因撞擊而走火的槍械或爆炸物，以及刀具等的危險物品。

來自傷患的武器威脅 如果傷患處於休克狀態或可能進入休克狀態，在進行急救前，必須先解除傷患的所有武裝。處於昏迷狀態的傷患可能會誤傷友軍（這是出於求生本能的攻擊行為）。

已繳獲武器的威脅 無論是從傷者繳獲的武器，還是從敵人或罪犯手中繳獲的武器，在移交給管理人員前，都必須確保這些武器無法擊發。

搜查不確實的威脅 如果沒有親眼確認傷患是否攜帶凶器時，就必須將傷患視為潛在的威脅。在完成搜身之前，不要進行急救。

搜身困難的威脅 即使已經制服敵人或罪犯，也要注意他們可能藏匿武器，尤其要小心女性的胸部和鼠蹊部等難以搜查的部位，並使用金屬探

Call-A-CAB-N-Go-Hot

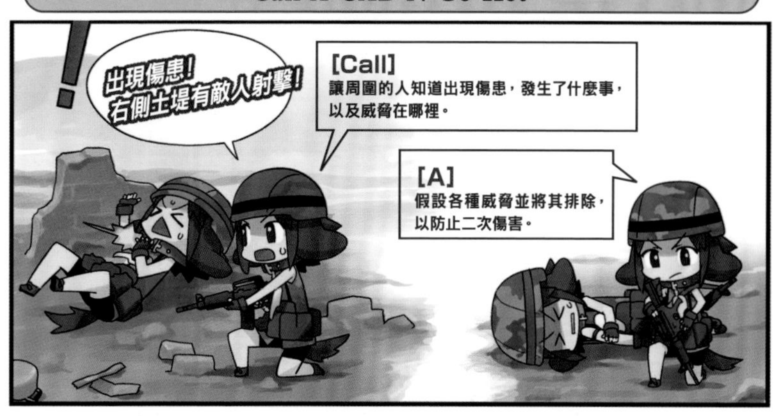

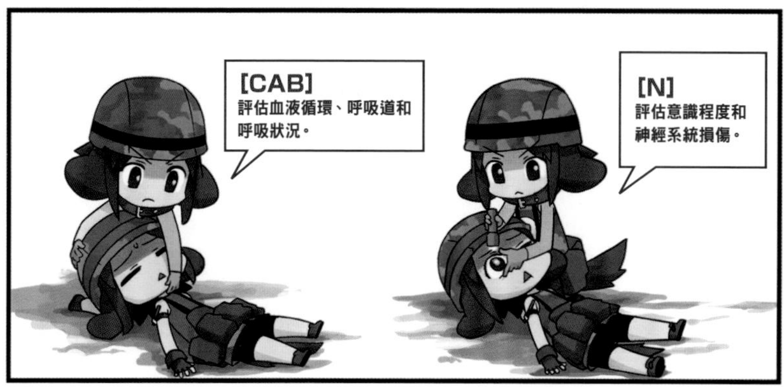

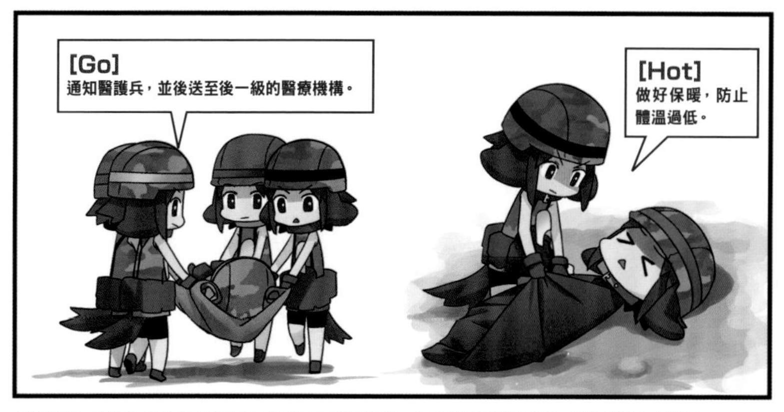

插圖說明 [A]正在移除傷患槍枝中的子彈，以確保安全。[CAB]指觸摸頸動脈，評估循環（C）狀況。[Hot]是指保暖毯等的物品。

戰鬥出現損耗時的戰力分配（其中一例）

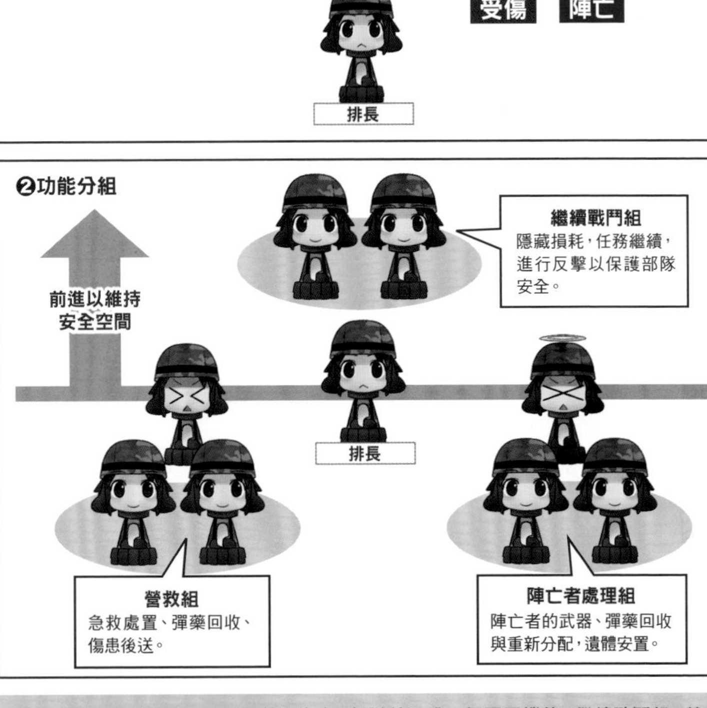

Call（公告周知）之後，若無其他命令，部隊就分成三個不同機能：繼續戰鬥組、營救組，與陣亡者處理組。

敵方如果知道有傷患產生，攻擊就會變得更加強烈，因此繼續戰鬥組必須馬上反擊以壓制敵人，並隱藏出現傷患的消息，還要繼續前進，以維持安全的空間。營救組將傷患交給後續支援的擔架班後，就繼續回到戰場。陣亡者處理組將陣亡者的防彈背心與頭盔卸除（如此很容易就能判別是陣亡者，可說是死者的標記）。武器與彈藥也予以回收，安置好遺體後再回到戰場。

另外，卸除的防彈背心可以放在傷患身上以提高防禦。從陣亡者與傷患處回收的彈藥可在分隊內重新分配。

測器進行徹底的搜查。

落跑的威脅　恐怖分子或是罪犯可能會混入人群中試圖逃跑，也可能進行變裝。如果發現周圍有可疑人士，必須保持警惕，並向上級報告。

詭雷和暗藏武器的威脅　無法移動或說話的傷患或遺體上，可能會裝有爆炸物。此外，恐怖分子或罪犯也可能偽裝成傷患，並攜帶針頭、刀片、鑰匙或是筆等的尖銳物品或爆炸物靠近。

●CAB（Circulation, followed by Airway and Breathing）：血液循環、呼吸道、呼吸

透過脈搏、皮膚的顏色和呼吸來評估傷患的血液循環狀況。仔細聆聽傷患的說話和呼吸聲，以判斷呼吸道是否暢通。如果傷患可以說話，就表示呼吸道暢通。如果意識清醒但無法說話，則很有可能是呼吸道嚴重阻塞。如果傷患失去意識，且呼吸時發出咕嚕聲、喘鳴聲或冒泡聲，則表示呼吸道可能受阻。這時應立即暢通呼吸道。如果沒了呼吸或是呼吸微弱，應立即進行人工呼吸。

● N（Neurologic status check）：神經系統檢查

快速評估傷患的神經系統功能。如果傷患意識清醒，則評估其意識水平，並檢查四肢的感覺和運動功能，以排除脊髓損傷的可能性。如果傷患失去意識，則觀察其瞳孔反應。

● Go（Go to the appropriate advanced medical facility）：後送至適當的醫療機構

現場能夠提供的醫療協助有限，而且隨著時間的推移，傷患的存活率會逐漸降低。因此，現場急救的重點是進行必要的評估和穩定傷勢，並盡快將傷患轉送至適當的醫療機構。

●Hot：保暖

低溫會降低血小板的功能。血小板在止血過程中扮演著重要的角色。根據統計，約有80%的外傷死亡案例其體溫都低於34° C。失血會導致體溫快速下降，一旦體溫過低，就需要耗費相當大的力氣才能讓身體回溫。因此，從傷患受傷的那一刻起，就應該盡力做好保暖措施，以避免體溫下降。

「Call-A-CAB-N-Go-Hot」這個口訣源自於警察和民眾的急救流程。接下來要介紹的是專為軍隊設計，強調**救命**和**維持戰力**這兩個面向，並且從更全面的角度出發。

SAFE-MARCHe

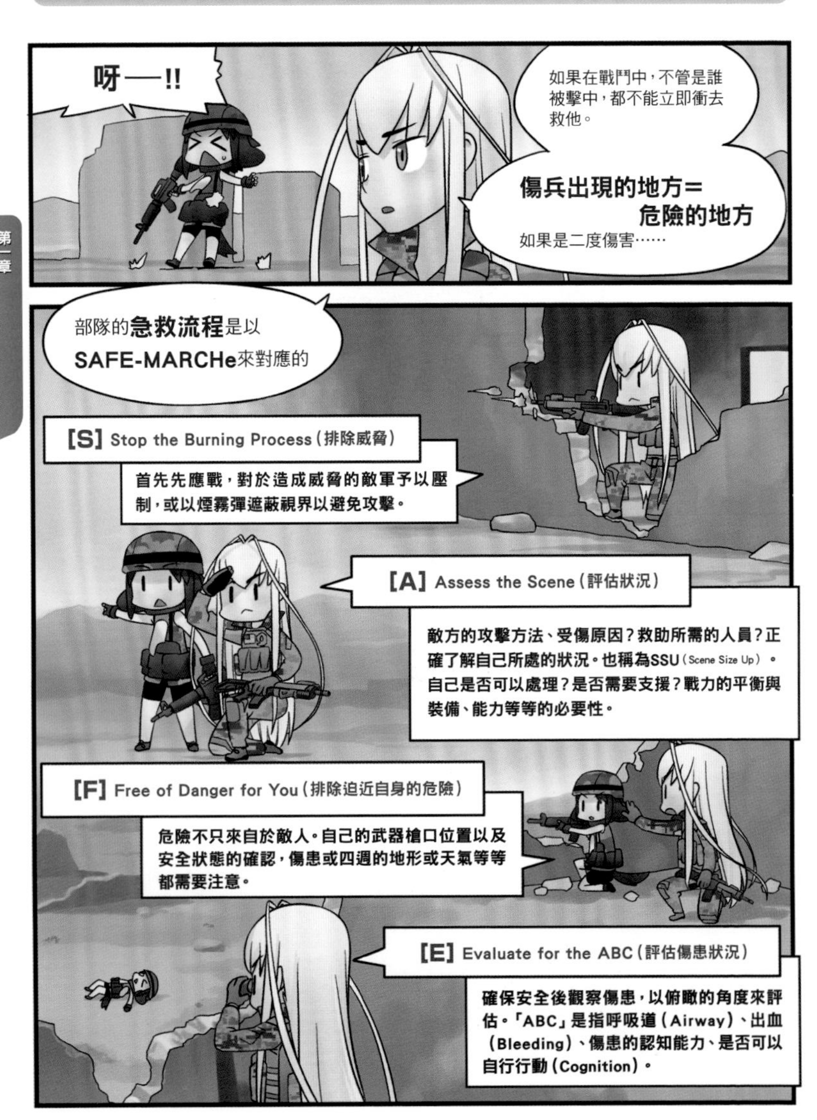

呀——!!
如果在戰鬥中，不管是誰被擊中，都不能立即衝去救他。
傷兵出現的地方=危險的地方
如果是二度傷害……
部隊的急救流程是以SAFE-MARCHe來對應的
[S] Stop the Burning Process（排除威脅）
首先先應戰，對於造成威脅的敵軍予以壓制，或以煙霧彈遮蔽視界以避免攻擊。
[A] Assess the Scene（評估狀況）
敵方的攻擊方法、受傷原因？救助所需的人員？正確了解自己所處的狀況。也稱為SSU（Scene Size Up）。自己是否可以處理？是否需要支援？戰力的平衡與裝備、能力等等的必要性。
[F] Free of Danger for You（排除迫近自身的危險）
危險不只來自於敵人。自己的武器槍口位置以及安全狀態的確認，傷患或四週的地形或天氣等等都需要注意。
[E] Evaluate for the ABC（評估傷患狀況）
確保安全後觀察傷患，以俯瞰的角度來評估。「ABC」是指呼吸道（Airway）、出血（Bleeding）、傷患的認知能力、是否可以自行行動（Cognition）。

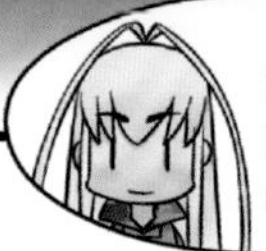

完成**SAFE**的話就開始進行**MARCHe**吧！

[M] Massive Bleeding Control（大出血的控制）

如果有大量出血，止血是最優先的步驟。

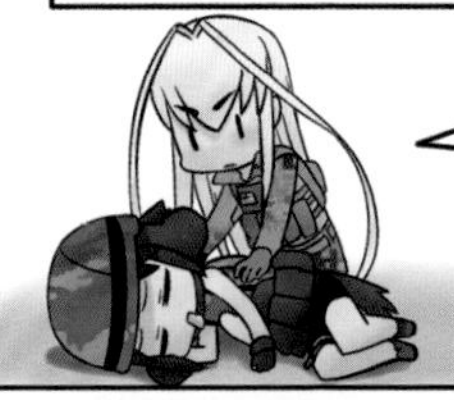

[A] Airway（再評估與確保呼吸道）

評估呼吸道狀況，檢查有無異常。如果喪失意識，則要防止舌頭下墜至喉內深處造成呼吸道阻塞。圖中表示使用哨子來維持呼吸道通暢。

[R] Respiration（呼吸管理）

評估呼吸的速度與深度是否異常。身體表面即使沒有外傷，多處骨折或內臟損傷等內出血也會造成呼吸淺快。

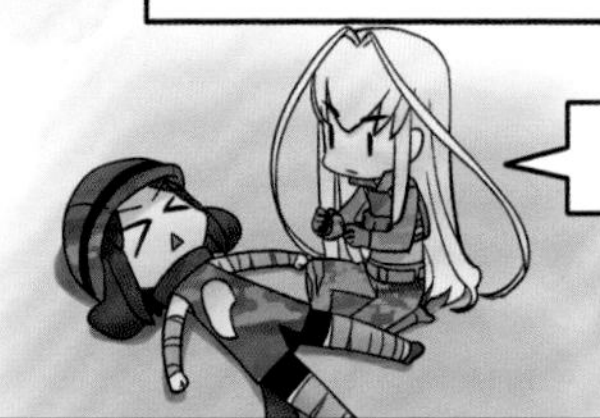

[C] Circulation（循環管理）

評估血液循環狀態，給予必要的處置。圖中人物纏緊四肢，可使血液集中於軀幹，是增加血液循環量的「自我輸血法」。

[H] Hypotension（低血壓的預防與治療）
Hypoxia（低血氧的預防與治療）
Head injury（防止頭部外傷惡化）
Hypothermia（低體溫的預防與治療）

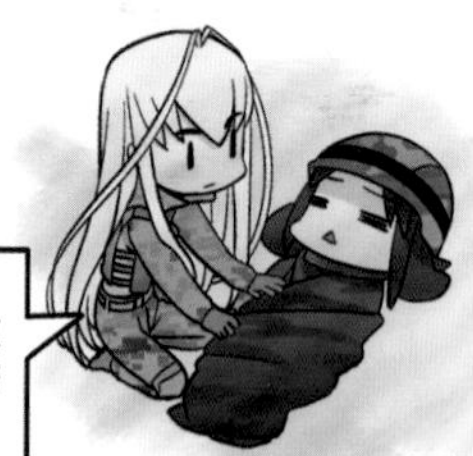

為了預防低體溫，而用軍毯包裹傷患。一旦體溫降低，想要恢復體溫會很困難。因此在身體變冷前要進行保溫。可以幫忙醫務兵做些其他的應急處置，以達到最有效的急救。

[e] Evacuation & Everything（後送與完全處理）

圖中的拖行方式可以空出雙手來進行反擊。

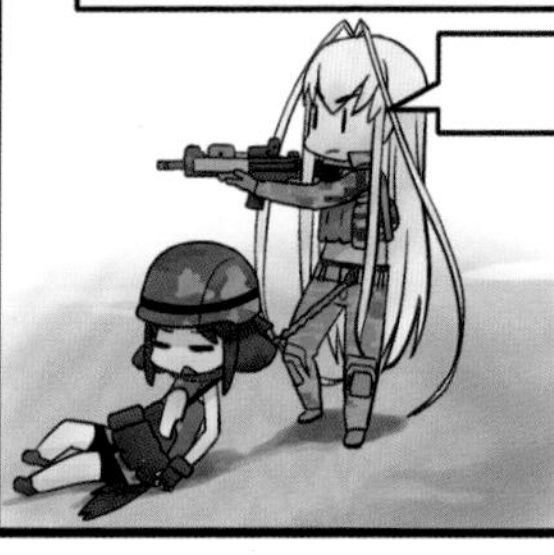

最後的〔e〕是小寫，
代表**Everything（能做的事情已經都做完了）**，
這就是SAFE-MARCH的全部了。
也表示「再考慮一下還能做什麼事情」。

SAFE-MARCHe 的執行步驟

如同前面所敘述的，「SAFE-MARCHe」是針對小隊級別設計的處理方法，需要在小隊長的指揮下，由整個小隊共同執行。除了插畫的說明外，以下將針對SAFE-MARCHe的每個步驟進行補充說明。

S（Stop the Burning Process，制敵方火力）

與「Call-A-CAB-N-Go-Hot」中的「A」相同，但規模更大。這一步驟包括請求其他小隊提供火力掩護、呼叫砲兵支援，以及請求空中支援。

A（Assess the Scene）：評估現場狀況

為了同時達成「執行任務」和「拯救生命」這兩個目標，必須先評估現場狀況，判斷是否需要請求上級的支援、是否需要立即採取行動，以及現場是否存在污染等因素。

F（Free of Danger for You）：排除自身面臨的危險

與「Call-A-CAB-N-Go-Hot」中的「A」相同，這一步驟的重點在於確保部隊和士兵的安全，以及武器的安全操作。

E（Evaluate for the CAB）：開始評估傷患的生理狀況

與「Call-A-CAB-N-Go-Hot」中的「CAB」不同，「SAFE-MARCHe」中的「CAB」代表的是意識（Cognition）、呼吸道（Airway）和出血（Bleeding）。在執行「SAFE-MARCHe」時，小隊長或醫護兵應在距離傷患100公尺以上的安全距離外進行評估。如果距離更遠，則可以請狙擊手或觀測手協助評估。

意識 判斷傷患是否具有自我意識和判斷能力，以及是否可以自行行動。簡單來說，就是呼叫傷患時，傷患是否有反應。這一點也是後續使用 AVPU 評估法（詳見221頁）對傷患進行分類的依據。

呼吸道 從遠處觀察傷患的胸部起伏和嘴巴周圍的狀況，評估呼吸道是否暢通。

出血 從遠處觀察傷患是否佩戴了止血帶，以及衣服上的血跡，以評估出血狀況。

如果完成了「SAFE」的步驟，就可以接著執行「MARCHe」的步驟。這些內容與「Call-A-CAB-N-Go-Hot」有很多的重疊處，但在這個階段，與班級的處置方式不同，這裡的急救將根據需要由醫護兵來進行。

●M（Massive Bleeding Control）：控制大量出血

●A（Airway）：再次評估和確保呼吸道暢通

●R（Respiration）：管理呼吸

●C（Circulation）：管理血液循環

●H（Hypotension）：預防和治療低血壓
（Hypoxia）：預防和治療低氧血症
（Head injury）：預防頭部外傷惡化
（Hypothermia）：預防和治療低體溫

●e（Evacuation & Everything）：後送和所有可以做的事情

近年來，也有人將「Eyesight（視力）」加入「MARCHe」中，變成「評估和處理眼部損傷、後送，以及所有可以做的事情」。

●不單只是急救，還包含兵力管理

從「Call-A-CAB-N-Go-Hot」和「SAFE-MARCHe」中可以看出，戰場急救並非只是單純的急救，還包含了「兵力管理」的思維。戰場急救不僅僅是要救治傷患，還要設法完成原定的戰鬥任務。這兩個方法都體現了這樣的思維。

事實上，美軍在2010年代初期，曾經將急救訓練稱為**生存與維持戰鬥力**（Survival and Sustain）。在2015年之後雖然又改回「急救」，但「該後送哪些傷患」、「由誰來決定」卻始終是個難題。解決這個難題的方法，就是讓所有士兵都能熟悉戰場外傷的知識，並接受完整的急救訓練。只要了解戰場外傷的處理知識，就能判斷各種傷勢的嚴重程度和處理的急迫性，在戰場上做出正確的判斷，是要繼續戰鬥，還是先撤退以利後續行動。

此外，提升士兵個人的急救技能，也有助於維持戰鬥力。如果士兵們都能夠進行基本的救命術，就可以減少後送的人數，並將後送所需的人力降到最低。因此，所有的士兵都必須學習急救知識。

下一頁將介紹如何將「SAFE-MARCHe」應用於CBRNe（化學、生物、輻射、核能和爆炸物）事件，也就是「CBRNe MARCHe」。

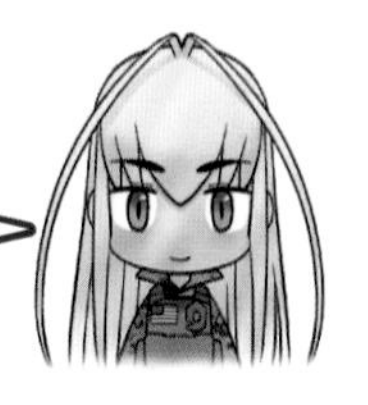

CBRNe MARCHe

●如何應對化學、生物、輻射、核能和爆炸物的威脅

在2018年11月於美國密蘇里州聖路易斯舉行的國際外傷救治研討會上，有人提議將CBRNe事件的應變措施，與現有的「MARCHe」整合在一起，以便於記憶和提高效率。目前，這兩種方法被稱為**外傷 MARCHe**（Trauma MARCHe）和**CBRNe MARCHe**。

以下將詳細說明CBRNe MARCHe的步驟。請搭配插圖一起閱讀。

●M（Mask）：戴上防護面具、保護呼吸道、覆蓋污染物

「Mask」有兩個重要含義：

1. **保護自身，避免受到污染**　應佩戴可以遮蔽眼睛、口鼻的防護面具，避免吸入或接觸到污染物。如果沒有防護面具，可以使用沾濕的手帕摀住口鼻，並盡量減小呼吸的深度。
2. **覆蓋污染源，避免污染擴散**　使用塑膠布等不透氣的材質覆蓋污染源（以及疑似遭到污染的物品），防止污染擴散。由於接近污染源非常危險，因此建議穿著防護衣進行這項工作（如圖所示）。

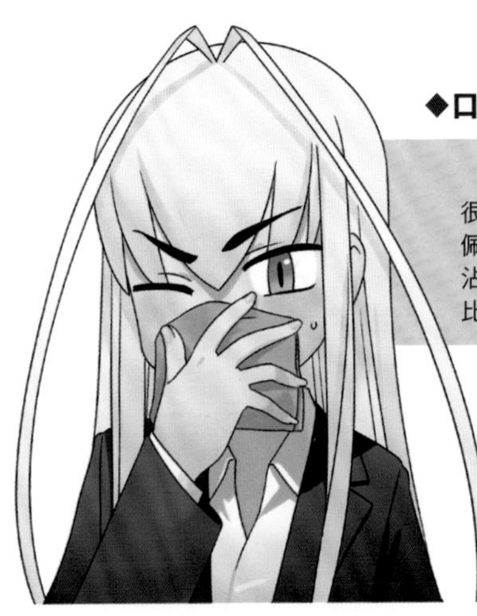

◆口罩──防止體內污染

如果污染物進入人體，將難以救治，而且很容易留下後遺症。因此，最理想的方式是佩戴防護面具。如果沒有防護面具，可以使用沾濕的手帕摀住口鼻，雖然效果有限，但總比什麼都不做來得好（沙林毒氣可以溶於水）。

CBRN-MARCHe

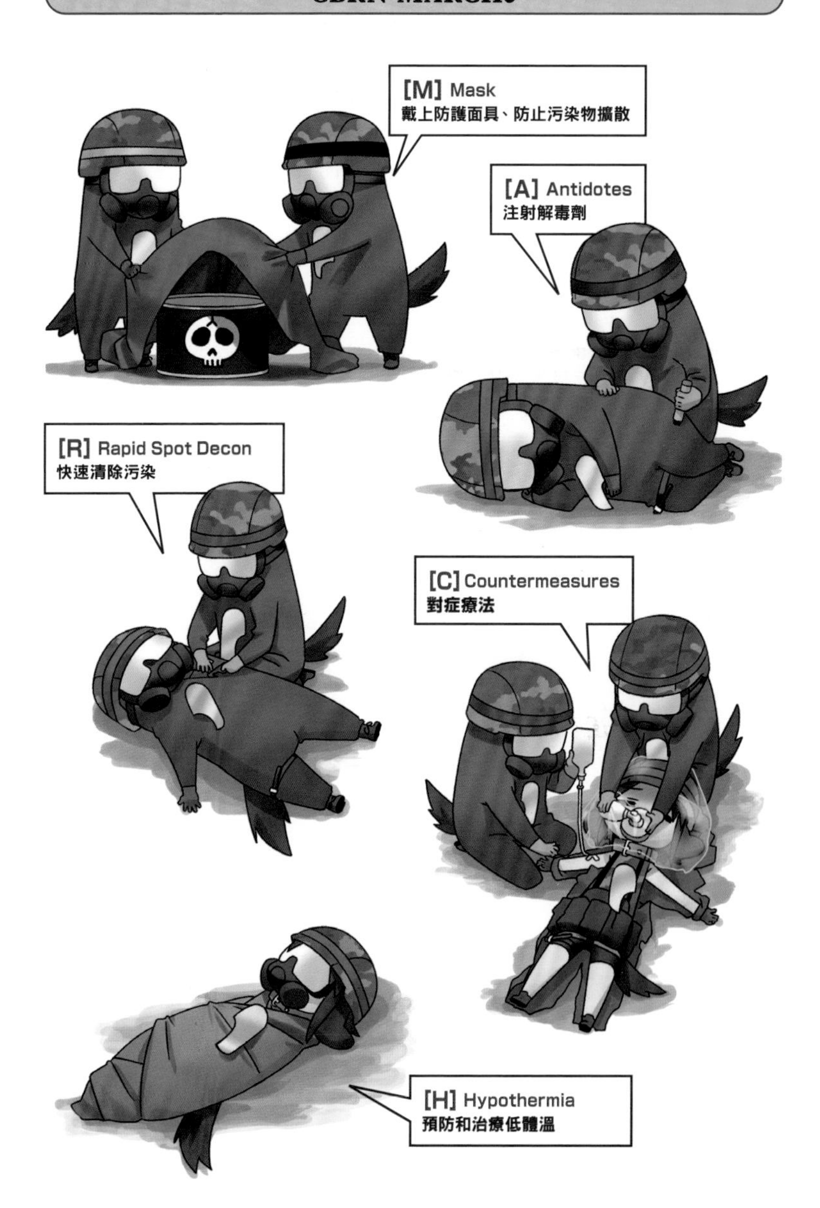
[M] Mask
戴上防護面具、防止污染物擴散
[A] Antidotes
注射解毒劑
[R] Rapid Spot Decon
快速清除污染
[C] Countermeasures
對症療法
[H] Hypothermia
預防和治療低體溫

●A（Antidotes）：注射解毒劑

注射解毒劑時，通常會使用自動注射器。自動注射器是透過肌肉注射的方式，將解毒劑緩慢注入肌肉中，再透過肌肉中的血管進入血液循環，最後才會分佈到全身。因此，注射時必須持續按壓注射器至少10秒鐘。此外，也要注意解毒劑需要一段時間才會生效。

若將解毒劑直接注射到大血管中，可能會導致藥效過快；因此，絕對不能注射到大腿內側等血管密集的部位。建議應注射在大腿外側、肩膀外側或臀部兩側（臀大肌）等肌肉豐厚的部位。此外，若傷者的四肢已經綁止血帶，則不能注射到這些部位，因為止血帶會阻斷血液的循環，導致藥效無法發揮。注射前請務必仔細確認。

◆切勿使用水或熱水清洗污染物！

原則上應脫掉衣物，如果無法脫掉，則應剪開。
用水或熱水沖洗會導致污染物滲透到衣服內層。
污染物
上衣
襯衫
內衣
身體
污染物
上衣
襯衫
內衣
身體

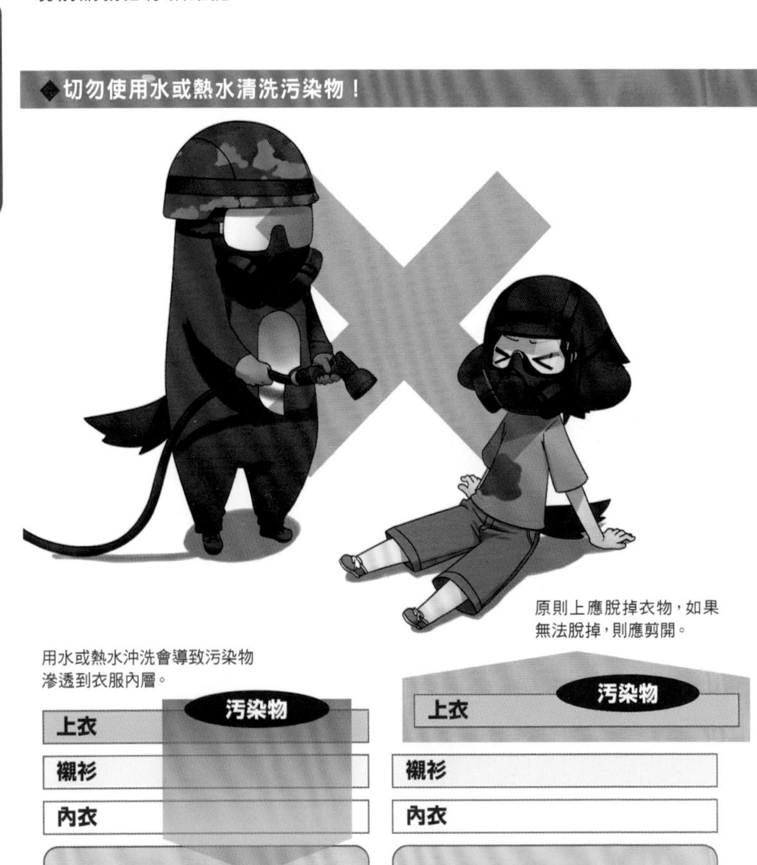

●R（Rapid Spot Decon）：快速清除污染

只要做到「剪掉、擦掉、吸附」，就可以去除90%的污染程度了。清除污染時，最忌諱的就是使用熱水來沖洗。因為熱水會導致毛孔擴張，使污染物更容易從皮膚滲入體內。此外，也不要用水清洗沾染到污染物的衣物，因為污染物可能會滲入衣服的纖維中，導致污染擴大。更糟的是，沖洗後的水也會變成新的污染源。

如果衣物沾染到污染物，應立即脫掉。如果無法脫掉，則應將衣物剪開。如果污染物沾染到皮膚上，則應使用乾式除污方式清除污染物，例如：擦拭或使用吸附劑（如前所述，這樣做可以去除90%的污染程度）。在清除大部分的污染物後，再使用清水進行濕式除污。這樣便可以將用水量和除污時間縮減到最低程度。但需要注意的是，VX神經毒劑只能以強酸或強鹼分解，因此濕式除污可能會對人體造成傷害。

脫下的衣物應將污染面（外側）朝內摺疊，再放入塑膠袋中密封。無法脫掉時，則應將衣物剪開，但剪裁時應盡量保持衣物的完整性，不要將衣物剪成碎片（詳見78頁的插圖。請注意，這一點與一般急診室的處理方式不同）。

由於地面也可能遭到污染，傷患的處理應在剪下的衣物上進行，並保持清潔。如果將衣物剪成碎片，就難以保持清潔了（這一點不僅適用於CBRNe事件，在戶外環境下進行急救時都應該要注意。土壤中也存在著大量的細菌，因此也算是一種污染源）。

●C（Countermeasures）：對症療法

對症療法是指針對CAB-N（血液循環、呼吸道、呼吸、中樞神經系統）的各項生理危機所進行的治療措施。例如，如果傷患呼吸困難，應先取下防護面具，再使用BVM（甦醒球）輔助呼吸（詳見75頁的插圖）。為了避免污染物從傷患的眼睛或BVM 的縫隙進入傷患體內，插圖中使用了透明塑膠布來覆蓋傷患的頭部。所有士兵都應該熟悉CAB-N的各項生理危機，以及如何觀察傷患狀況，以便在必要時向醫護兵報告。

●H（Hypothermia）：預防和治療低體溫

基本上與「Call-A-CAB-N-Go-Hot」中的Hot，和SAFE-MARCHe中的H（Hypothermia）相同。

◆Rapid Spot Decon—防護衣的剪裁方式

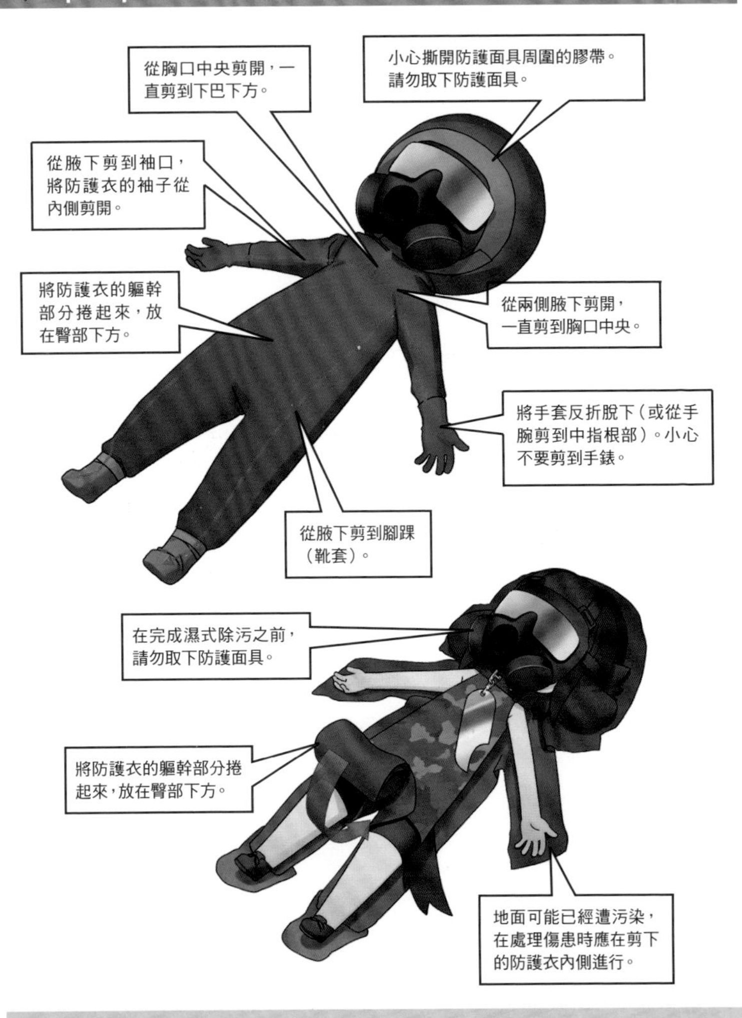

從胸部中央剪開，一直剪到兩側腋下，然後再從腋下剪到腳踝，將防護衣的軀幹部分剪開。手臂部分則從腋下剪到袖口，將防護衣的袖子從內側剪開。手套可以直接剪掉，也可以將手套反折脫下。如果袖口有使用膠帶封住（為了防止污染物滲入），則可以直接將袖口剪開。從胸部中央往上剪開，剪到下巴下方，將防護衣的頭部部分剪開。剪開時，請小心撕開防護面具周圍的膠帶，避免污染物滲入。在完成濕式除污之前，請勿取下防護面具，以免吸入污染物或除污時使用的強酸或強鹼。

The 8「CRITICAL」RFR Tasks

CRITICAL（包含後送和兵力管理的概念）

如本章開頭的插畫所示，「CRITICAL」是一個涵蓋排級以上層級的概念，與「Call-A-CAB-N-Go-Hot」（步兵班）和「SAFE-MARCHe」（排級）不同，「CRITICAL」將戰鬥狀況分為三種類型，並著重於戰場管理，包括決定是否要將傷患後送。

〈在與敵人交戰中需要做的事情〉

在絕對危險區域的救護（Care Under Fire）

在面對敵人的槍火，或是附近存在著可能引發爆炸的爆炸物等的直接威脅情況下，所應採取的行動。

●C（Contain Scene and Assess Casualties）：控制現場和評估傷患

「Contain Scene」除了「控制現場」之外，還帶有「掌握全局」的含義。在處理外傷時，人們很容易只注意到傷口的細節，而忽略了整體的狀況。因此，必須先觀察周遭環境，例如：自身位置、天氣變化、敵我兵力對比、武器狀況等。「C」的步驟有以下5點：

1. 反擊敵人，確保自身安全。
2. 指示傷患躲到掩體後方。
3. 評估危及生命的傷勢。
4. 判斷傷患的急救順序，迅速將其分類為：是否緊急、是否可以等待、是否只需最小的處理，或是無法施救。
5. 呼叫醫護兵等專業醫療人員。必要時協助醫護兵進行急救。

●R（Rapidly Identify and Control Massive Hemorrhage）：快速識別和控制大量出血

「R」的步驟包括：

1. 使用直接加壓止血或指壓止血法控制出血。
2. 判別是否要使用止血帶時，不要猶豫。
3. 使用止血繃帶控制出血。

致命性外傷出血必須透過手術才能完全止住。為了強調必須盡快進行手術，「R」的步驟使用了「控制」（Control）這個詞，表示這些方法只是暫時性的措施。

〈在暫時安全的環境中需要做的事情〉

在相對安全的環境下進行的急救（Tactical Field Care）

指在戰術區域（旅級以下的作戰區域）內進行的急救，例如：在擊退敵人或躲到掩體後方後進行的急救。雖然環境相對安全，但威脅仍然存在。

●I（Inspect and Ensure Patient Airway）：**檢查和確保呼吸道暢通**

1. 清除呼吸道異物，並保持呼吸道暢通。
2. 考慮使用鼻咽氣道（預防傷者失去意識後造成呼吸道阻塞）。

●T（Treat Life Threatening Torso Injuries）：**處理危及生命的軀幹處外傷**

1. 使用胸腔密封貼片封住胸部的穿刺傷。
2. 如果懷疑是壓力性氣胸，應進行減壓。
3. 處理軀幹的其他外傷（例如，評估和觀察致命性外傷）。

●I（Inspect for Bleeding, Gain IV/IO Access, Manage Shock）：**檢查出血狀況、建立靜脈或骨髓通路、處理休克**

1. （如有必要）仔細檢查傷患的全身，確認所有的出血點。
2. 建立靜脈通路，並預先連接好生理食鹽水（將靜脈留置針插入靜脈，並注入生理食鹽水，避免血液倒流阻塞針頭）。若無法進行靜脈注射，則於胸骨確保骨髓輸液途徑。
3. 若判斷傷者處於休克狀態，則進行輸液。
4. 預防低體溫。

這裡所說的出血，不僅包含外傷出血，還包含皮下出血、內臟損傷出血等所有的出血類型。另外，第2、3項應由醫護兵執行。

●C（Control Pain and Prevent Infection）：**疼痛控制與感染預防**

給予戰鬥外傷口服藥包。戰鬥外傷口服藥包是指由止痛藥、止血劑、抗生素等藥物所組成的錠劑套組（稱為戰鬥藥包），美軍會將其配發給所有士兵。

〈戰鬥區域內的後送流程〉

將傷者後送至作戰區外（Tactical Evacuation）

在戰術區域內，不會進行最終的治療。而是由傷患自行（或互相）進行急救處置，醫護兵進行緊急處理，或由前方外科小組（FST，Forward Surgical Teams）等單位進行應急治療，以接力方式完成初步的處置與治療，並將傷患後送至旅級作戰區域外，具備最終治療能力的醫療機構。

●A（Aid and Litter Team）：進一步處置與擔架搬運

1. 對傷者進行包裝，並做好運輸準備。
2. 使用擔架、徒手搬運等方式進行後送。

擔架等的搬運準備完成後，便可以進行後送。此時必須注意搬運過程會「劇烈搖晃」。因此，必須做好骨折部位的固定、輸液留置針與插管的固定等抗震準備。

●L（Leader Coordinated Evacuation）：部隊後送指揮

作戰中的部隊，能分配給後送的資源，像是人員、車輛、飛機等相當有限。此外，部隊也必須完成戰鬥任務。因此，必須有效利用有限的運輸能力，才能同時兼顧戰鬥與傷患後送，因此採用「協調」（Coordinated）一詞來表達。

1. 指揮統籌，協調部隊戰鬥任務與傷患後送作業。
2. 妥善運用後送能量，協調後送請求。若以直升機進行後送，則必須確保傷患登機點的安全。
3. 建立傷患後送順序，判斷是屬於緊急後送（危及生命）、優先後送、定期後送，或是CASEVAC（無須醫療照護的後送）或MEDEVAC（醫療照護下的後送）。

所需的判斷與通報標準，最廣為人知的就是「9Line MEDEVAC REQUEST」（9段式傷患後送申請）。

CRITICAL 和戰力管理

接下來，我們將以戰力管理的角度，透過實際戰鬥案例，來看看CLITICAL的流程。
假設狀況：偵察行動中出現死傷者

一支步槍分隊（9人編制）正在執行巡邏任務，前方出現敵軍……
分隊長

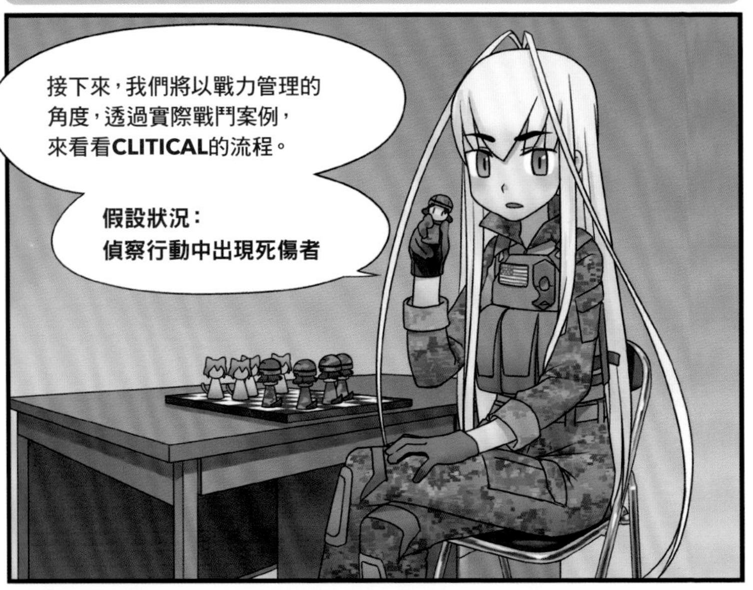

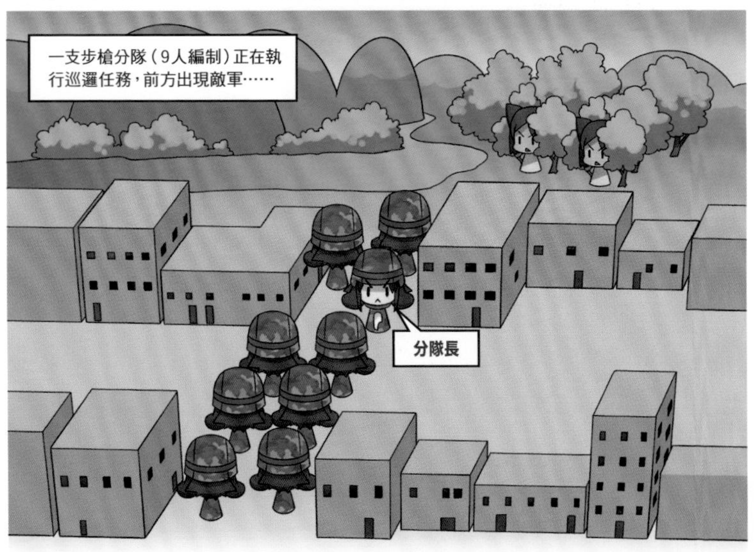

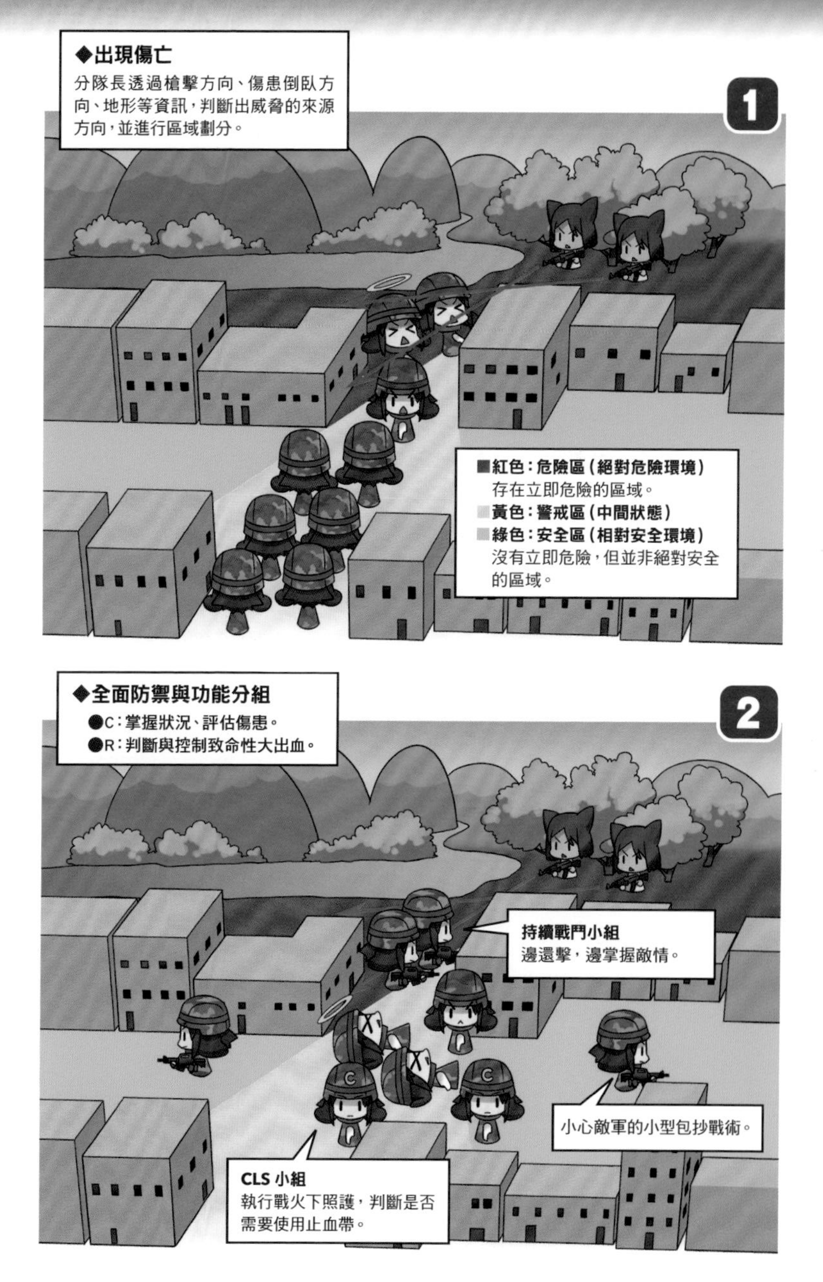
◆出現傷亡
分隊長透過槍擊方向、傷患倒臥方向、地形等資訊，判斷出威脅的來源方向，並進行區域劃分。
1
■紅色：危險區（絕對危險環境）
存在立即危險的區域。
■黃色：警戒區（中間狀態）
■綠色：安全區（相對安全環境）
沒有立即危險，但並非絕對安全的區域。
◆全面防禦與功能分組
●C：掌握狀況、評估傷患。
●R：判斷與控制致命性大出血。
2
持續戰鬥小組
邊還擊，邊掌握敵情。
小心敵軍的小型包抄戰術。
CLS 小組
執行戰火下照護，判斷是否需要使用止血帶。

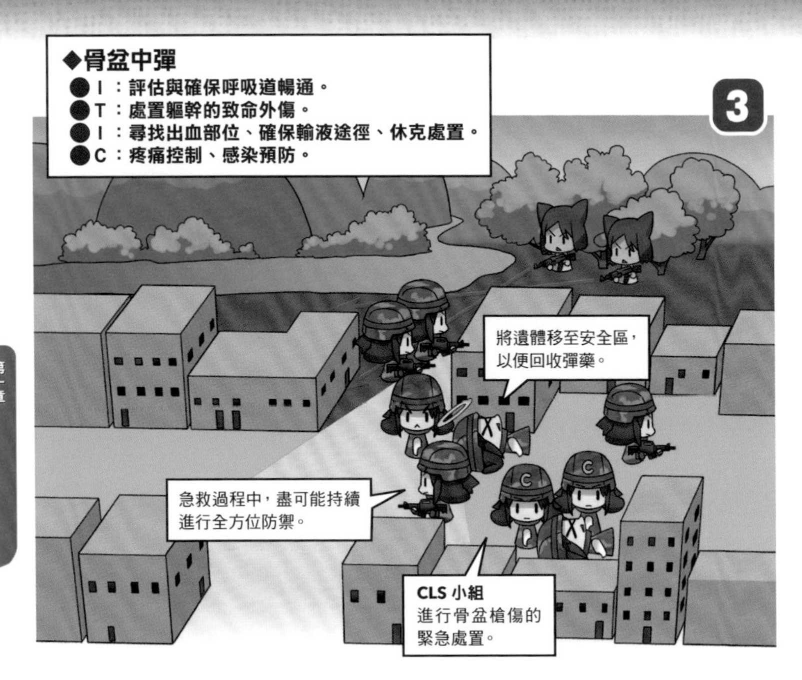
◆骨盆中彈
●I：評估與確保呼吸道暢通。
●T：處置軀幹的致命外傷。
●I：尋找出血部位、確保輸液途徑、休克處置。
●C：疼痛控制、感染預防。
3
將遺體移至安全區，以便回收彈藥。
急救過程中，盡可能持續進行全方位防禦。
CLS 小組
進行骨盆槍傷的緊急處置。

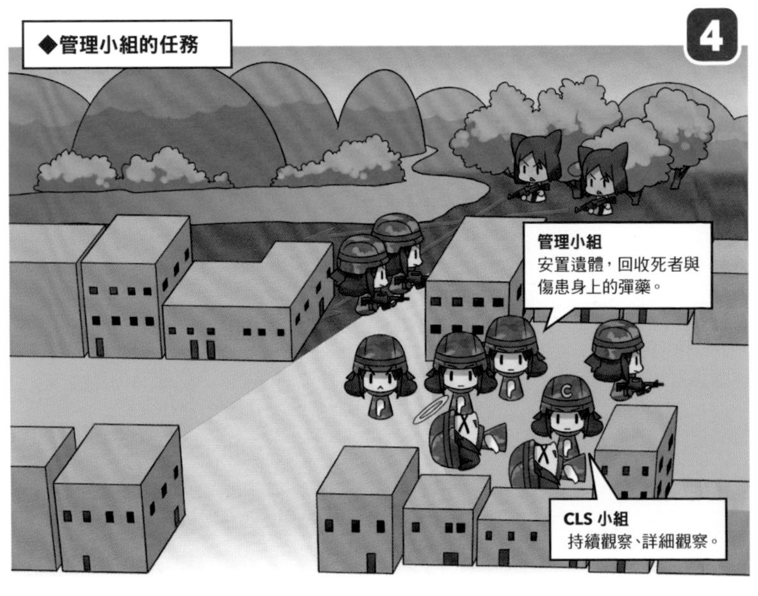
◆管理小組的任務
4
管理小組
安置遺體，回收死者與傷患身上的彈藥。
CLS 小組
持續觀察、詳細觀察。

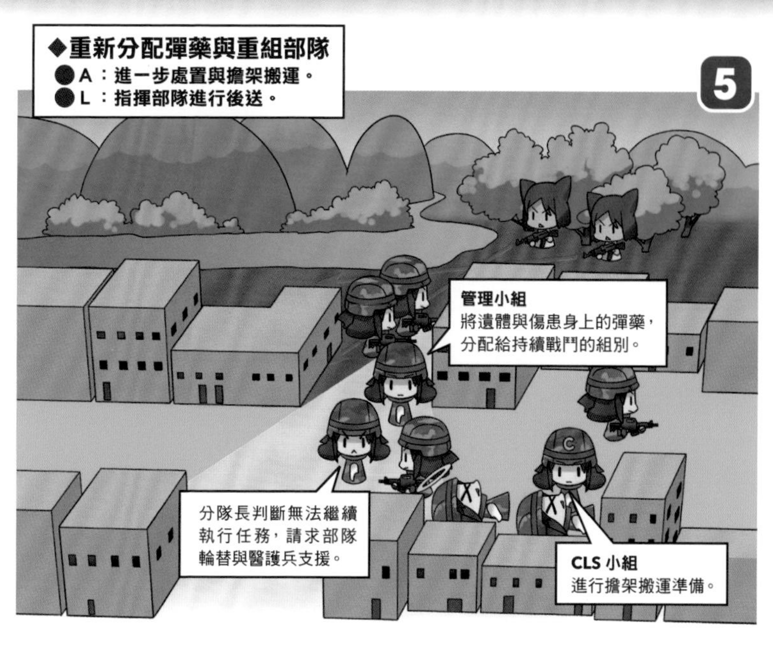
◆重新分配彈藥與重組部隊
●A：進一步處置與擔架搬運。
●L：指揮部隊進行後送。
5
管理小組
將遺體與傷患身上的彈藥，分配給持續戰鬥的組別。
分隊長判斷無法繼續執行任務，請求部隊輪替與醫護兵支援。
CLS 小組
進行擔架搬運準備。

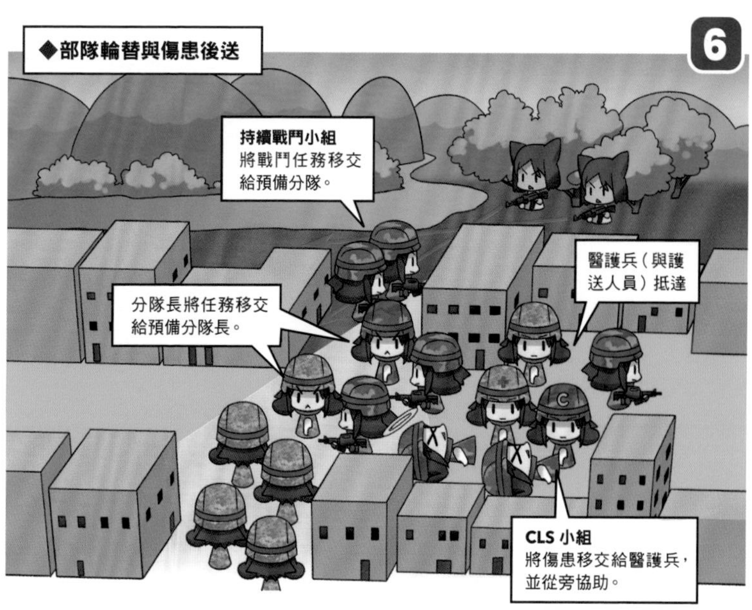
◆部隊輪替與傷患後送
6
持續戰鬥小組
將戰鬥任務移交給預備分隊。
分隊長將任務移交給預備分隊長。
醫護兵（與護送人員）抵達
CLS 小組
將傷患移交給醫護兵，並從旁協助。

氣爆傷

● 氣爆傷

爆炸造成的損傷稱為「氣爆傷」。需要注意的是，在醫學的專業術語中，所謂的「創傷」指的是皮膚出現破裂的損傷；而「傷」指的是皮膚沒有破裂的損傷（也就是說，「傷」沒有傷口）。爆炸造成的損傷之所以稱為「氣爆傷」，是因為有時候會同時出現「創傷」（有傷口）和「傷」（沒有傷口）。此時，即使身體表面沒有大量出血，也要特別注意體內產生的「傷」，那可能更加致命，且更容易被忽視。「氣爆傷」的類型，如下一頁的表格所示，共有五類。

● 爆轟與爆燃

爆炸（explosion）是指炸藥或火藥（液體或固體）燃燒並急劇膨脹，產生強烈的氣壓和釋放巨大能量的化學反應。根據膨脹速度（火焰傳播速度）的不同，燃燒產生的爆炸可分為「爆轟」（detonation）和「爆燃」（deflagration）。兩者對人體的影響差異很大，請務必充分理解。

「爆轟」是由炸藥（High explosives）產生，溫度極高（超過3000℃），爆速為3000～9000m/s，遠遠超過音速（340m/s）。爆轟會產生衝擊波，對數百公尺到數公里範圍內造成嚴重破壞。

「爆燃」是由火藥（Low explosives）產生，反應速度（與空氣的燃燒速度）比爆轟慢很多；即使超過音速也不會產生衝擊波。由於沒有衝擊波，造成的損害相對的也比較輕，範圍也較小。當然，與爆燃相比，爆轟對人體造成的損傷更為嚴重，也更為深遠。另外，爆燃有時也會轉變為爆轟（這種現象稱為「DDT：爆燃轉爆轟，Deflagration to Detonation Transition」）。

如果爆炸發生在遠處，但附近的窗戶玻璃卻被震碎了，則表示發生了「爆轟」！這意味著爆炸產生了強大的衝擊波，造成的損害將會非常嚴重，特別需要注意難以從外觀判斷的一類氣爆傷。

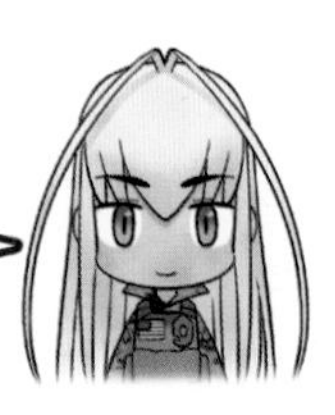

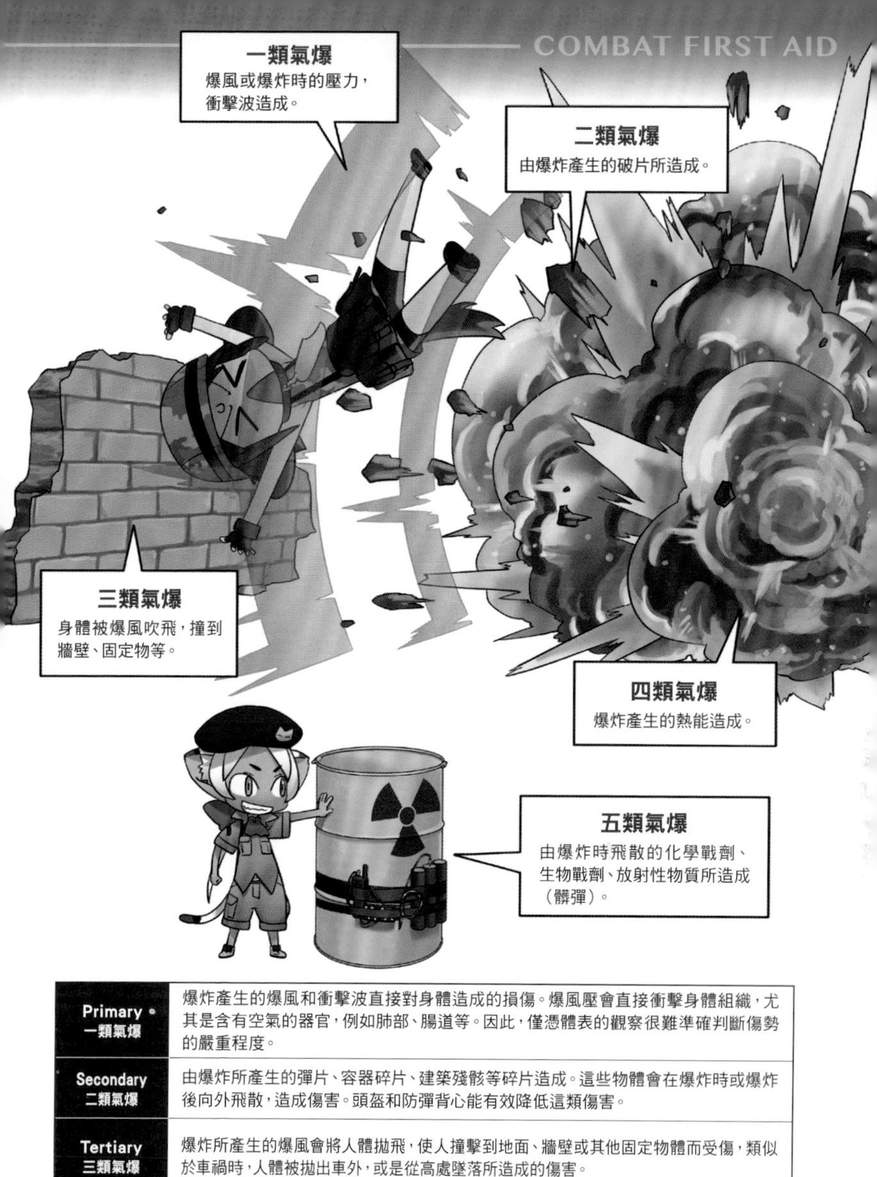

Primary 一類氣爆	爆炸產生的爆風和衝擊波直接對身體造成的損傷。爆風壓會直接衝擊身體組織，尤其是含有空氣的器官，例如肺部、腸道等。因此，僅憑體表的觀察很難準確判斷傷勢的嚴重程度。
Secondary 二類氣爆	由爆炸所產生的彈片、容器碎片、建築殘骸等碎片造成。這些物體會在爆炸時或爆炸後向外飛散，造成傷害。頭盔和防彈背心能有效降低這類傷害。
Tertiary 三類氣爆	爆炸所產生的爆風會將人體拋飛，使人撞擊到地面、牆壁或其他固定物體而受傷，類似於車禍時，人體被拋出車外，或是從高處墜落所造成的傷害。
Quaternary 四類氣爆	由爆炸產生的高溫（3000～7000℃）、火球、高溫蒸汽，或有毒粉塵和煙霧造成。燒傷如果處理不及時，很容易併發感染，必須特別注意。
Quinary 五類氣爆	爆炸可能會散播化學物質、生物製劑或放射性物質，造成人員污染（俗稱髒彈）。近年來，這類恐怖攻擊事件日益受到重視，其中也包含自殺炸彈客自身就是污染源的情況。

氣爆的分類

氣爆的類型有五種，通常在中文中稱為「一類氣爆、二類氣爆……」或是「一級、二級……」，在英文中則以「Primary, Secondary……」來稱呼；因此，與中文翻譯間會存有些許的差異。

氣爆主要分為下五種：

◆一類氣爆：由爆風、爆炸時的壓力、衝擊波等直接能量造成。

這是伴隨爆轟必然產生的損傷，其特點是很難從外觀上確認嚴重程度（爆燃則不會產生）。身體中會受到爆風壓和衝擊波影響的器官主要是含有空氣的器官，像是肺部、消化器官和耳朵。

特別是肺部損傷致死率很高，遇到氣爆傷時必須考慮這種可能性。常見的損傷包括氣胸（參見180頁）、肺出血、肺泡破裂、肺水腫等。肺泡破裂會導致氧氣無法輸送到腦部，即使傷患還有呼吸，但也會因為腦部缺氧無法正常運作，而出現意識不清的狀況。肺水腫嚴重時會導致呼吸衰竭。

其次，有關消化道的損傷則從胃部、腸道的輕微挫傷到破裂都有可能發生。聽覺方面，則容易出現鼓膜破裂。過去認為鼓膜損傷與器官損傷之間存在著關聯性（會同時發生），因此會檢查鼓膜來確認是否有器官損傷，但現在已經證實兩者之間並沒有關聯性。

頭盔和防護背心幾乎無法阻擋爆風和衝擊波。甚至有研究結果顯示，穿戴這些裝備反而會加重傷勢。

如前面所述，僅憑肉眼觀察身體表面是無法正確判斷緊急程度和嚴重程度的，因此必須特別注意。此外，有些症狀會延遲出現，因此需要持續觀察48小時。這些都不是戰鬥人員能夠處理的。即使傷患看起來並沒有明顯的外傷，也必須盡快將其送往設備齊全的醫療機構，交由專業醫療人員進行X光檢查。

氣爆傷致死的主要原因（不包括立即死亡）是肺部損傷，可透過胸部X光檢查發現。肺水腫也可以透過超音波檢查發現，因此，傷者應盡快接受醫護兵的檢查。如果傷者抱怨腹痛，也要特別注意（可能是小腸、大腸、膀胱大量出血）。

◆二類氣爆：由爆炸產生的碎片，以及爆炸時飛散的各種物體造成。

砲彈碎片、爆炸物碎片、被爆風捲起的各種物體等所造成的，也就是一般人所認知的「被炸彈炸傷」的情況，屬於典型的碎片效應造成的損傷（破片傷）。不用說，頭盔和防護背心可以有效地防護這類傷害。

在2013年的波士頓馬拉松爆炸案中，恐怖分子使用的是從市售煙火中所收集到的1,440公克黑火藥，雖然沒有發生爆轟，但壓力鍋卻將火藥的反應放大到極限，恐怖分子還在鍋中裝滿了鋼珠，大大提高了二類氣爆的破壞力（造成3人死亡、264人受傷，其中有14人下肢截肢）。

二類氣爆會造成穿透傷（身體被割裂）和鈍傷（物體撞擊造成的損傷）。爆炸產生的碎片其速度可達4,000m/s，是步槍彈的4倍以上。假設質量相同，動能則放大了16倍。因此，二類氣爆造成的損傷也必須視為是嚴重傷害。

◆三類氣爆：由於爆風導致身體被炸飛，撞擊地面、牆壁或其他固定物體造成。

這種衝擊與車禍導致人體被拋出車外，或從高處墜落造成的傷害幾乎相同，會造成肌肉、骨骼和器官的損傷。損傷程度當然取決於撞擊點的環境。

在建築物或車輛等密閉空間中，由於結構物倒塌和遭受破壞，致死率會比戶外更高（在30人以上傷亡的案例中，有四分之一的人是因建築物倒塌等原因當場死亡的。戶外死亡率為25人中有1人，而室內死亡率則高達12人中有1人）。

此外，除了主要來源（爆風壓、衝擊波）、二類氣爆（飛散物）和四類氣爆（熱能）造成的四肢斷裂、穿刺傷和挫傷外，其他原因造成的類似傷害也屬於三類氣爆。

◆四類氣爆：由爆炸產生的熱能（3000～7000℃）、火球、高溫蒸汽，或有毒粉塵、煙霧造成。

會造成體表燒傷、吸入性呼吸道燒傷和呼吸系統損傷。如果爆炸時身處密閉空間，或是本身具有氣喘、肺氣腫等的肺部疾病史，傷勢會更加嚴重。此外，燒傷治療延誤所導致的感染也屬於四類氣爆。

人體的體表如果有超過30% 的面積出現燒傷，死亡風險就會急劇上升。測量燒傷部位（變色、焦黑或起水泡的部位）的面積，有助於醫療人員進行處置。一個簡單的判斷方法是用傷患本人的手掌（包括手指）面積來估算，一個手掌的大小約等於1%的體表面積。

◆五類氣爆：由爆炸散播化學物質、生物製劑、放射性物質造成的污染（髒彈）。

吸入飛散的污染物會導致發燒、異常出汗、血壓下降、體液失衡等症狀。近年來，恐怖攻擊事件經常會出現使用生化武器的炸彈，因此，五類氣爆也成為反恐應變的重點。此外，感染HIV或B型肝炎等疾病的自殺炸彈客，也會造成傳染病的擴散，也屬於五類氣爆。

爆炸物的安全距離

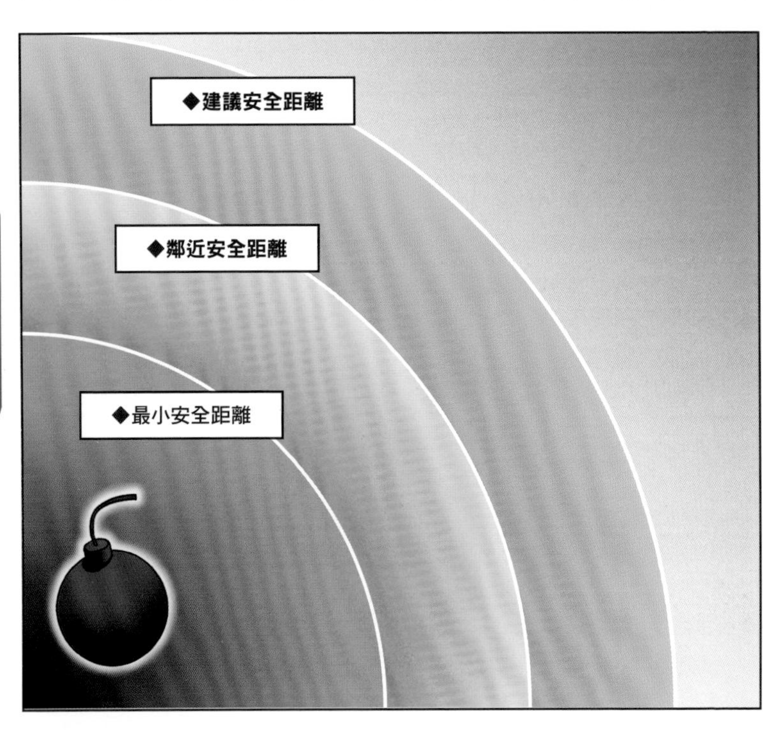

面對爆炸物時

- 無論身處建築物內或外，都應盡量確保與爆炸物之間的安全距離。
- 如果無法確保安全距離，請尋找堅固的建築物躲藏，並遠離窗戶和外牆。
- 即使位於最小安全距離，爆炸衝擊波仍有可能會對身體造成傷害，因此爆炸後應立即就醫檢查。
- 如果連最小安全距離都無法確保，那就應以雙腳朝向爆炸物方向趴下，雙腳交叉，張開嘴巴。爆炸後，保持趴姿直到爆炸威力消散。

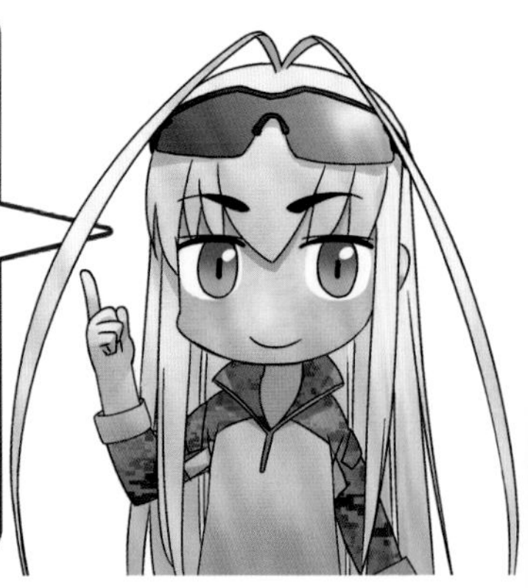

爆炸物的安全距離	概略的TNT炸藥重量	最小安全距離	鄰近安全距離	建議安全距離
鐵管炸彈	2.3kg	21m	21～360m	360m以上
自殺炸彈	9kg	33m	33～510m	510m以上
公事包	23kg	45m	45～560m	560m以上
汽車	230kg	100m	100～570m	570m以上
SUV／廂型車	450kg	120m	120～720m	720m以上
小型貨車	1800kg	200m	200～1140m	1140m以上
大型貨車／油罐車	4500kg	260m	260～1530m	1530m以上
半掛車	27000kg	480m	480～2800m	2800m以上

出處：美國司法部「Bomb Threat Stand-Off Card」。

●飛機恐怖攻擊與五要因素

五類氣爆離我們的日常生活其實並不遠。比起炸毀飛機使其墜毀，現今針對客機的恐怖攻擊，更常出現利用污染機艙，並將污染擴散至目的地或途經國家的攻擊手法。

在機場接受安檢時，會要求乘客將筆記型電腦從包包中取出，這是為了讓X光更容易穿透筆記型電腦。例如，將光碟機拆下改裝入炸藥，這時X光影像中就會出現明顯的異常。如果只是為了污染機艙，那麼只需要少量炸藥就夠了，完全可以藏在筆記型電腦中。

●二類氣爆＋五類氣爆 由於人體殘留破片造成的體內污染

殘留在人體內的細小碎片，因為太過細微而無法取出。爆炸所產生的碎片大多含有重金屬，雖然不會立即對健康造成危害，但會隨著時間逐漸溶解並被人體吸收，透過血液循環累積在主要器官中。

自1990年波斯灣戰爭後，已經證實劣化的鈾彈殘留物會造成腎臟損傷。美軍規定士兵每五年必須接受一次定期檢查，確認重金屬的溶解情況，如果數值異常，則會評估取出或是保留碎片哪一種風險比較高。

●在日本也可能發生

日本是全世界少數對槍枝管制極為嚴格的國家，也很難在不被發現的情況下製造步槍等具有強大殺傷力的槍枝，因此，發生槍擊事件的可能性遠低於其他國家。但另一方面，只要具備國中程度的化學知識，就足以製造出爆裂物。我們不應該忘記，過去日本也曾經發生過利用農藥製造出相當於700根炸藥的爆裂物，並發動震驚世界的恐怖攻擊事件。

氣爆造成的傷害

◆一類氣爆造成的損傷

我們已經了解氣爆的五種分類，接下來將從機轉的角度來說明四種典型的氣爆傷害。

當人體受到爆炸（爆轟）波及時，衝擊波會在體內產生類似岩石破碎的「層裂現象」（spalling），導致體內組織遭到破壞。人體內的層裂現象，是指衝擊波通過組織與液體、組織與氣體等密度不同的部位時所產生的現象，會形成細微但卻嚴重的創傷，其中最具代表性的就是肺部損傷和腸道損傷。

◆肺部損傷(Blast Lung)

肺臟是僅次於心臟的重要器官，因此氣爆造成肺部損傷的死亡率非常高。在所有氣爆造成的死亡中，扣除當場死亡的，肺部損傷高居榜首。以色列在2000年9月～2001年12月期間，發生多起炸彈攻擊，其中31%的傷者都出現了氣爆造成的肺部損傷。

所謂的氣爆傷肺部損傷指的是衝擊波通過氧氣、肺泡和血液之間的介面時會導致毛細血管剝離、細胞損傷和空氣栓塞。傷患即使沒有明顯的外傷，也會出現呼吸困難、咳血(肺出血)、咳嗽、胸痛等症狀。臨床上的三大特徵是呼吸停止、徐脈(脈搏變慢)和血壓下降。

在密閉空間中，死亡率會更高。戶外為7%，車內或室內則高達42%，相差了6倍。如前所述，戰鬥人員無法處理這種情況，必須盡快將傷患送往設備齊全的醫療機構接受檢查和治療。

◆中樞神經損傷

爆炸對腦部的影響也相當大。即使沒有直接衝擊，爆炸所產生的震波也可能導致腦震盪，造成輕度的外傷性腦損傷(MTBI)。傷者可能會出現頭痛、疲勞、注意力不集中、倦怠、憂鬱、焦慮、失眠和全身症狀，這些症狀有時很難與創傷後壓力症候群(PTSD)啜出區分。爆炸剛發生時的傷勢可能不太明顯，因而容易被忽視，但這類傷害卻有可能造成認知障礙、性格改變等嚴重的後遺症。

◆四肢損傷

氣爆傷的共同特徵是：爆炸所產生的熱能會沿著骨骼迅速傳遞到軀幹，因此，身體內部的損傷往往比外表看起來的更為嚴重。在某些情況下，為了進行治療，醫生可能會從受傷關節的上一關節進行截肢。例如，踩到地雷時，除了被炸飛的部位(通常是中足部或腳踝附近)之外，爆炸的熱能還會造成膝蓋以上的骨骼和組織嚴重剝離。

◆眼睛損傷

爆炸倖存者中，有高達10% 的人會有眼睛損傷。即使是不到1立方毫米的微小碎片也可能穿透眼瞼並進入眼球內部。皮膚上的傷口看起來可能很小，而且即使是角膜穿孔，初期也可能只會感到輕微的不適，因此很容易會被忽視。

雖然耐衝擊的聚碳酸酯太陽眼鏡和護目鏡可以提供一定程度的保護，但近年來也有碎片穿透這些防護裝備的案例。如果感覺到眼睛有灼熱感，則可能是玻璃體(填充眼球的凝膠狀組織)流出，應立即就醫。

燒傷

● 燒傷的分類

燒傷的嚴重程度分為三級，從一度到三度。燒傷的深度取決於「溫度×熱作用時間」。即使溫度不高，長時間接觸熱源也會造成燒傷，也就是所謂的「低溫燙傷」。在戰場上，由於爆轟（參見86頁）產生的高溫（3,000～7,000℃）會讓衣物瞬間蒸發，暴露在外的部位會立即受到三度燒傷。由於臉部通常沒有任何防護，因此更容易受到燒傷。特別需要注意的是，裝甲車內的臉部燒傷可能伴隨著呼吸道燒傷（呼吸道燒傷將在後文說明）。

◆燒傷深度與傷口顏色和狀態

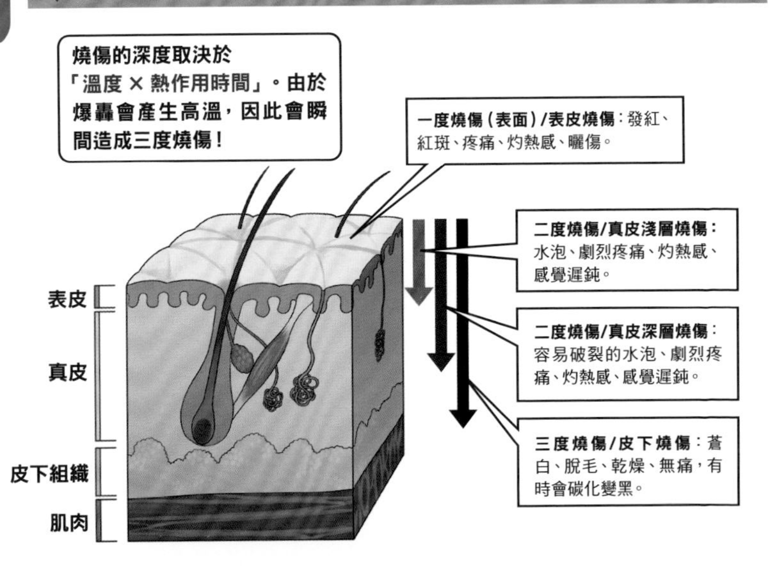

成人的皮膚表面積，男性約為1.62平方公尺，女性為1.43平方公尺。去除皮下組織後，皮膚的厚度會因部位而異，大約為2mm（男性略厚於女性），其中表皮約為0.2mm。

戰場上，爆轟造成的燒傷尤其常見，沒有任何保護的臉部風險更高。在室內等容易積聚高溫的場所，穿著防火頭套非常有效（裝甲車乘員也基於同樣的原因穿著）。

●燒傷嚴重程度判斷與急救措施

燒傷的嚴重程度取決於燒傷面積佔體表面積的百分比。計算燒傷面積時，我們關注的是二度和三度燒傷，簡單來說就是「起水泡或變色的部位」。人的手掌面積大約是1%的體表面積。我們可以以傷者的手掌為基準，快速估算出燒傷面積。要注意的是，在男性這種估算法的誤差約為20%，女性約為30%。但在現場狀況下，速度比精準度更為重要。請牢記現場環境可能很危險，也可能還有其他傷者需要救治。三度燒傷會導致皮膚變成白色或棕色，某些情況下甚至會像碳一樣焦黑。值得注意的是，三度燒傷會損壞痛覺神經，傷患本身可能感覺不到疼痛。

●燒傷面積10%（相當於10個手掌的大小）

屬於重度燒傷，需考慮後送。急救時，最理想的情況是使用自來水、泉水等乾淨的流動水源。燒傷後應立即使用流動的水源沖洗傷口至少30分鐘，或直到疼痛減輕（流動水源也有清潔傷口的作用）。應避免使用河水，因為傷口可能會受到感染，導致敗血症。同樣的，為了預防感染，也不要弄破水泡。

如果沒有乾淨的流動水源，則可以使用水瓶、水袋等飲用水來清潔傷口，並用乾淨的紗布擦乾水分，再用乾淨的塑膠袋（例如急救繃帶內袋、保溫急救毯等）覆蓋傷口，再蓋上濕毛巾，利用蒸發散熱來持續冷卻傷口。

急救繃帶內袋和繃帶包裝袋的內層是乾淨的，可以防止傷口乾燥，還可以根據身體的形狀進行塑形。此外，它們不具黏性，不會黏在傷口上，可以作為臨時的傷口敷料。最理想的敷料是含有預防感染和保護傷口成分的燒傷專用敷料。敷料中的凝膠可以吸收傷口的熱量將其釋放到空氣中，有助於避免體溫過低，並減輕燒傷疼痛。

●燒傷面積20%（相當於20個手掌的大小）

屬於致命傷勢，冷卻傷口時需特別注意低體溫和感染風險。如果現場有乾淨的流動水源，應將冷卻時間控制在2分鐘以內，並注意全身保暖。覆蓋傷口後，使用乾淨的床單包裹傷患，並用毛毯、急救毯等進行保暖。只在傷患可以坐著喝水的情況下，才提供溫熱的飲品。如果需要進行輸液，應將輸液加溫。

手掌的面積大約是1%的體表面積。雖然有些誤差，但在現場狀況下，速度是首要考量！請以手掌來測量燒傷面積。

1%

◆燒傷急救措施

❶如果衣服下方有燒傷，請勿立即脫掉衣物，應先用水冷卻燒傷部位，再脫掉或剪開衣物。如果衣服黏在皮膚上，請勿撕開，應保持原樣。
❷原則上，不要在燒傷部位塗抹藥膏或消毒劑，應盡快就醫。使用這些藥物可能會導致燒傷部位變色，影響醫生判斷燒傷程度。
❸應盡快取下戒指、手錶、皮帶和裝備背帶等物品。

◆燒傷面積10%：屬於重度燒傷，需考慮後送。

使用飲用水等乾淨的水源清潔傷口，並用乾淨的紗布擦乾水分。
使用乾淨的塑膠袋覆蓋傷口，再用濕毛巾覆蓋在塑膠袋上進行冷卻。
覆蓋傷口後，用乾淨的床單包裹傷患，並用毛毯、急救毯等物品進行保暖。如果傷患可以坐著喝水，可以提供溫熱的飲品。可以考慮使用加溫過的口服電解質溶液，以補充燒傷造成的體液流失。如果需要進行輸液，應將輸液加溫。

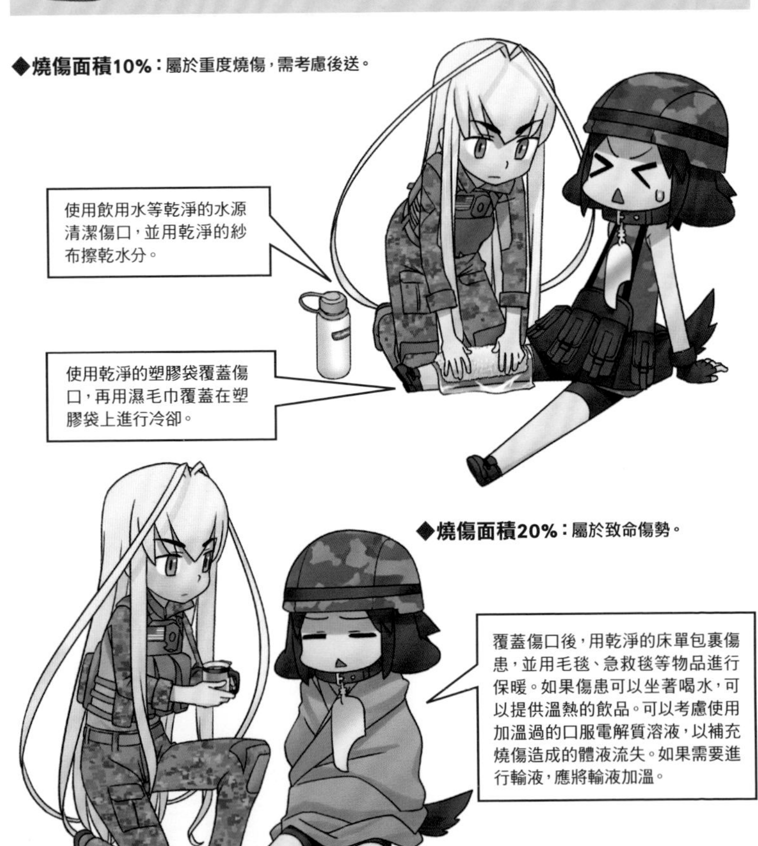

◆燒傷面積20%：屬於致命傷勢。

● Artz（燒傷程度評估標準）

應盡快將病情較嚴重的傷患轉交給醫護人員，並安排後送。根據「Artz」燒傷程度評估標準，符合以下情況的傷患屬於緊急情況：

- 二度燒傷面積超過20%
- 三度燒傷面積超過10%
- 電擊傷：電流通過體表或體內造成的燒傷。即使體表的燒傷面積很小，也需要注意可能出現的致命性心律不整，以及深層組織損傷擴大的風險。
- 深度酸性灼傷（化學燒傷）：化學物質對皮膚或黏膜造成的損傷。與一般燒傷不同的是，酸性灼傷會隨著時間推移而逐漸深入皮膚內層。
- 輻射燒傷
- 臉部或下顎燒傷可能伴隨呼吸道燒傷
- 手部、腳部或會陰部燒傷：可能導致行動不便，或留下排尿、排便困難等後遺症。
- 出現併發症：例如呼吸道燒傷、軟組織（中樞神經、器官、肌肉、周邊神經組織等）嚴重損傷、骨折等。

嚴重燒傷的傷患需要補充因燒傷而流失的體液。每小時的補充量可通過下列方式求得（USAISR 10法則）：

三度燒傷面積（%）×10= 輸液量（毫升）。

例如：燒傷面積20% ×10=200毫升的輸液量。

●三度燒傷20～25%

如果傷患可以坐著喝水，可以讓其飲用口服電解質溶液。在燒傷面積在25%以下，靜脈輸液和口服電解質溶液的效果沒有差別。如果傷患無法自行補充水分，應由醫護人員進行靜脈輸液。

●三度燒傷25～55%

無法由戰鬥人員處理，應由醫護人員進行靜脈輸液。

●三度燒傷55% 以上

現場輸液已無效，應盡快後送治療。如果無法後送，則視為預期存活率低，不需耗費資源進行救治。

●呼吸道燒傷

裝甲車內的臉部燒傷可能伴隨呼吸道燒傷。如果鼻子、嘴巴周圍或內部有燒傷，請務必注意。應密切觀察血氧飽和度的變化（使用脈搏血氧儀測量血氧飽和度，其正常值請參見230頁）。如果傷患聲音沙啞，或呼吸時發出「咻咻」的高音，則表示情況危急，需立即確保呼吸道暢通。請立即通知醫護人員，並考慮進行外科手術以確保呼吸道暢通。

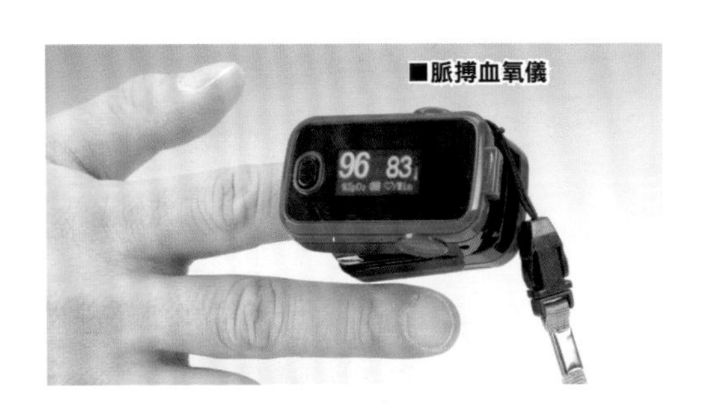

■脈搏血氧儀

●戰場或恐怖攻擊事件中的火災滅火

衣服著火且無法立即撲滅時，請立刻躺在地上滾動以撲滅火焰。站立的姿勢會導致火勢因上升氣流而變得更加旺盛，吸入高溫空氣也可能造成呼吸道燒傷。許多燒傷患者並非死於燒傷，而是死於周圍環境缺氧或是呼吸道燒傷導致的窒息。

在戰場上可能會遇到難以撲滅的火災。例如，煙霧彈中使用的黃磷會與水發生劇烈反應；凝固汽油彈產生的火焰無法用水撲滅，反而會導致燃燒劑飛濺，擴大火勢。

關於滅火，我們需要了解「燃燒三要素：熱能、可燃物、氧氣」。只要消除其中任何一個要素，火就會熄滅。戰場上常用的滅火方法是隔絕「氧氣」。對於凝固汽油彈引起的火災，可使用浸水的布來覆蓋火源以隔絕空氣，達到滅火的目的。請注意，必須持續從上方澆水，以避免布料燒乾後再次引起燃燒。大型的燒傷凝膠敷料也可以用於滅火。將著火的部位直接包裹起來，可以同時完成滅火、冷卻和保護傷口的效果。

瓦斯罐發生氣體洩漏並引起大火，切勿撲滅燃燒的火焰。因為這樣會無法察覺到洩漏的氣體（洩漏的氣體可能會積聚，並在遇到其他火源時發生爆炸）。應設法用水來冷卻瓦斯罐，以避免爆炸。

第2章

急救的技術

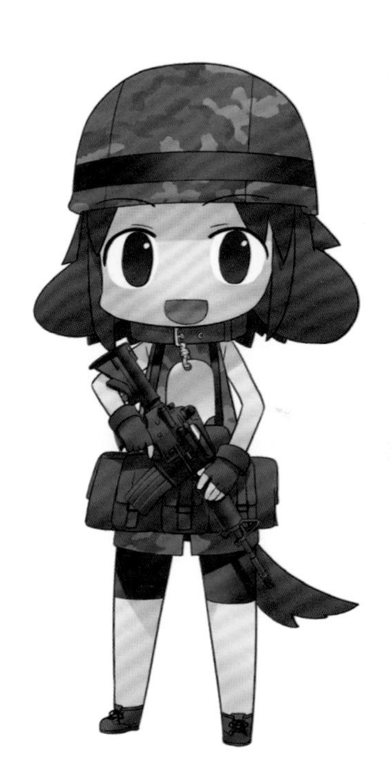

什麼是出血？

成人血量：約4～5公升（體重的8%左右）		
動脈	20%	動脈出血： 呈搏動性，流出鮮紅色的血液。無法自然止血。
靜脈	75%	靜脈出血： 相對穩定地流出暗紅色的血液。用力按壓出血部位即可輕鬆止血，但粗大的靜脈止血較為困難。
微血管	5%	微血管出血： 從非常細小的血管滲出血液。按壓出血部位即可止血。

● 出血

在說明止血帶的使用方法之前，首先要先解釋一下出血和止血的機制。本節內容參考並引用自日本消防廳的《提升應對恐怖攻擊等災害能力之止血教育教材（指導者用）〔草案〕》。成人的血液量約為4～5公升，如果失去三分之一就會致命。大部分的血液（95%）都在動脈和靜脈中，要止住這些血管的出血非常困難。此外，有些治療腦梗塞和心臟病的藥物會讓血液難以凝固，服用這些藥物可能會導致出血不止，造成大量出血。止痛藥也有擴張血管的作用，需要注意，但經痛止痛藥不會加重出血，因此如果要預防外傷，最好使用經痛止痛藥。

外傷會造成血管破裂、實質器官出血、骨折伴隨出血。即使個別出血量不多，但如果有多處出血，出血量就會增加，必須注意。

● 止血機制

人體具有止血的功能。人體的止血機制分為兩種：血小板作用（一次性血栓）和血液凝固形成的血栓（二次性血栓），輕微的出血會自然止血。

血管破裂時，血管會自行收縮以減緩血流，並試圖縮小傷口。同時，血小板會迅速反應，附著在傷口上並凝固，形成血小板血栓（一次性血栓，凝血時間約1～3分鐘）。然而，血小板血栓很脆弱且不穩定，因此需要更堅固、持久性的二次性血栓來覆蓋血小板血栓，才能完成止血（二次性血栓形成約需5～10分鐘）。

然而，如果大血管受損，出血量會很大，在一次性血栓形成到二次性血栓形成的過程中，血栓可能會被沖走，導致止血機制無法充分發揮作用。也就是說，為了止住大血管的出血，必須在血栓形成的10分鐘內抑制血流。

● 止血法的種類

美軍在戰鬥救護的最基本訓練中，會教導「Call CAB」（請參閱22頁）。分別是「Call（通知有人受傷）」、「C（血液循環／出血控制）・A（確保呼吸道）・B（呼吸管理）」。控制出血的優先順序高於確保呼吸道和呼吸管理，應該在受傷現場進行，以下是三種止血方法。以下內容引用自《提升應對恐怖攻擊等災害能力之止血教育教材（指導者用）〔草案〕》。

◆直接加壓止血法

〔目的〕這是所有外出血都應該首先嘗試的方法。對於頭部、臉部、頸部、腰背部、四肢等體表受壓迫時，血管會被壓住的部位，以及深層有堅硬支撐組織（如骨骼）的部位，效果顯著。

〔方法〕

❶ 確定出血部位，並用乾淨的消毒紗布覆蓋。

❷ 如果可以明確指出出血點，則用手指按壓乾淨的消毒紗布上的出血點。

❸ 如果出血點有多處或不明確，則用乾淨的消毒紗布大面積覆蓋並用手掌按壓。（作者補充：戰鬥救護會使用緊急繃帶）如果凝血功能正常，這種方法可以止住大部分的細靜脈和毛細血管出血。

「直接加壓止血法」是透過按壓來抑制血液流向血管損壞的部位，幫助人體發揮止血機制。將在128頁進行說明。

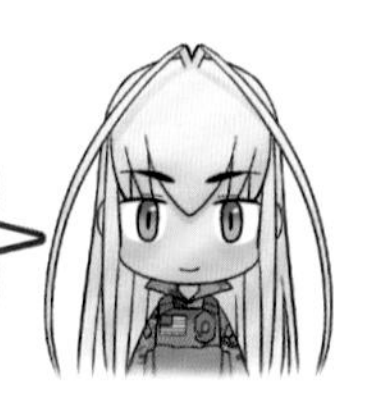

◆緊急止血點壓迫止血法

〔目的〕適用於四肢動脈出血，且直接加壓止血法無法止血的情況。對於大面積的挫傷、肢體斷裂、粗大血管損傷等情況有效。

〔方法〕用手指用力按壓出血動脈的近心端，減少血流量。

按壓近心端，也就是靠近心臟側的動脈來抑制血流，讓血栓更容易形成。在血栓形成10分鐘後重新評估，如果鬆開按壓後又開始出血，則使用緊急繃帶和敷料（用棉花或布料緊緊包裹）等物品代替手指按壓，繼續進行止血點壓迫。

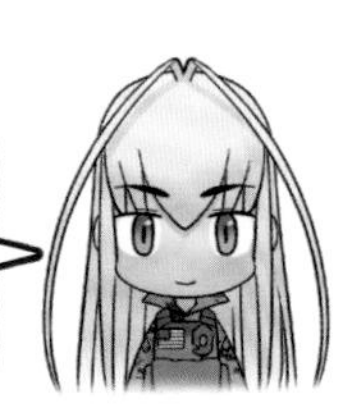

◆止血帶止血法

〔目的〕適用於直接加壓止血法和緊急止血點壓迫止血法都難以止血，且判斷出血可能危及生命，或適用於車禍等造成四肢出血的情況。

〔方法〕在出血部位的近心端，使用專用止血帶或毛巾、三角巾等物品纏繞並紮緊，阻斷血流以達到止血的目的。務必記錄開始綁紮的時間。

這是本節的主題：使用止血帶的止血法。在戰鬥救護中，由於緊急情況和緊迫性非常高，對於四肢大量出血，首先要使用止血帶止血法，爭取時間以進行下一步的處理。但要注意的是，使用止血帶止血時會因壓迫而造成劇痛，最多只能使用20分鐘，且長時間阻斷血流會導致止血部位以下的肢體缺血，有壞死的風險，因此必須記錄綁紮的時間。

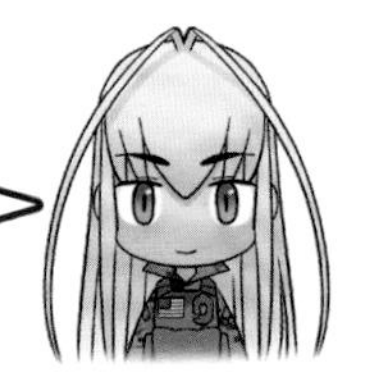

接下來，我們將在下頁說明止血帶止血法（綁紮止血法），並探討其在戰鬥救護現場的歷史和背景。

◆緊急止血點壓迫止血法

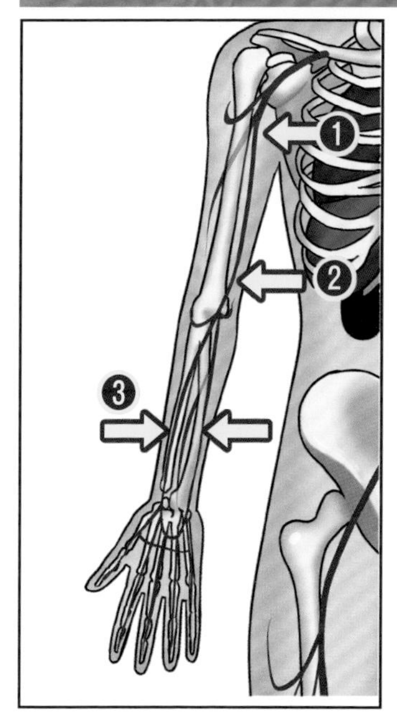

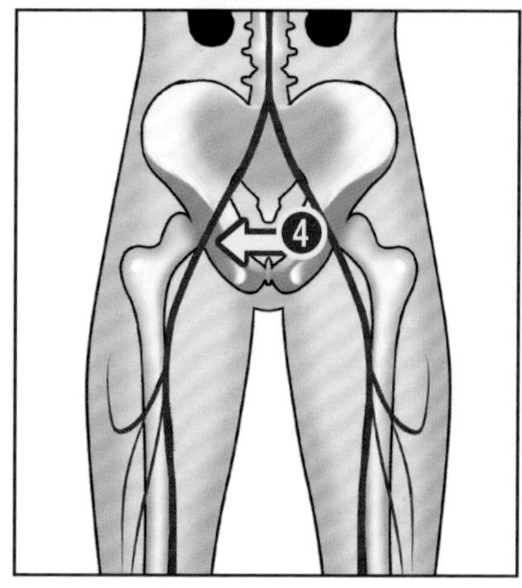

❶ 肱動脈(上臂內側)壓迫法

對於上臂下方的出血,壓迫上臂內側的肱動脈。將拇指放在止血點上,用其他手指和拇指一起按壓。

❷ 肱動脈(肘窩內側)壓迫法

對於前臂和手部的出血,壓迫肘部內側凹陷處(肘窩)的肱動脈。將拇指放在肘窩內側的壓迫點上,用其他手指和拇指一起按壓肘關節。

❸ 橈動脈·尺動脈壓迫法

對於手部的出血,同時壓迫手腕的橈動脈和尺動脈。將左右手的拇指分別放在橈骨和尺骨遠離心臟側的末端,用其他手指和拇指一起按壓。需要注意的是,如果是手指出血,可以將雙手的對應手指側面互相按壓,就能輕鬆止血。

❹ 股動脈壓迫法

對於大腿出血,壓迫腹股溝中央的股動脈。將手掌根部放在止血點上,伸直手肘,朝向股骨頭和恥骨的方向按壓。

(參考:《提升應對恐怖攻擊等災害能力之止血教育教材(指導者用)草案》)

止血帶止血法

槍傷和氣爆傷會造成大量出血，必須爭分奪秒。另一方面，在戰場或恐怖攻擊、槍擊事件現場，很難立即獲得醫療救治…
在這種情況下，止血帶作為「出血控制器材」，可以爭取時間進行下一步的處理，是非常有效的手段。

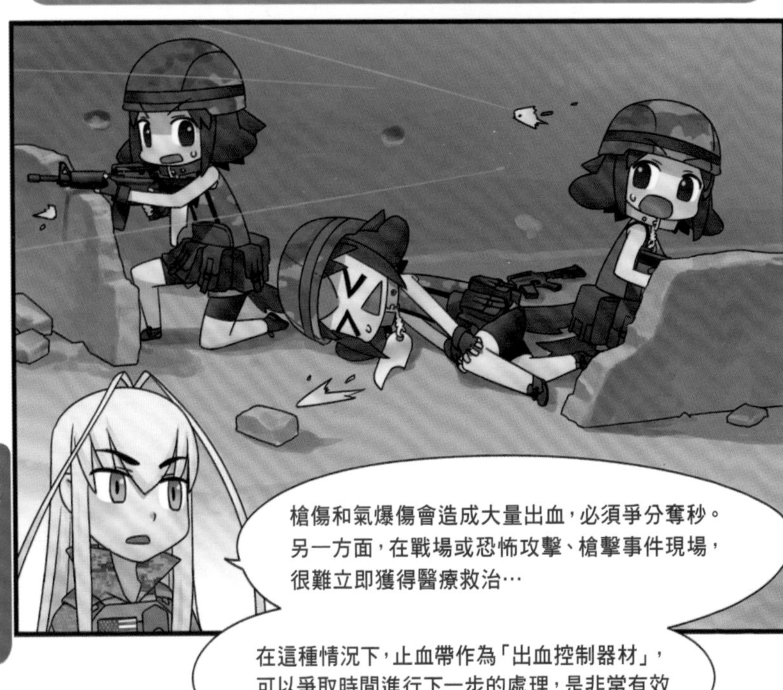

●對綁紮止血法的觀念變遷

根據越戰後現代戰爭傷亡的研究，戰場上的外傷死亡（可預防的創傷死亡，PTD）中，有60% 是由四肢（手腳）大量出血造成的。根據這項數據，人們開始研究可以快速單手使用的止血器材，並發明了止血帶（＝急救止血帶）。

過去，止血帶被稱為「惡魔的器具」，被認為是沒有其他止血方法時的最後手段。因為止血帶是「透過綁緊四肢來限制血流以達到止血目的」（稱為綁紮止血），雖然可以救命，但止血部位以下的肢體會因為缺血而有很高的截肢風險（為了避免缺血性截肢，過去的指導方式是在使用止血帶後，根據皮膚顏色等狀況，定期鬆開止血帶，讓血液稍微流通）。

此外，由於95% 的出血都可以透過直接加壓止血，因此人們認為，与其學習其他止血方法，不如熟練掌握直接加壓止血法更有效率。2005年發布的國際急救復甦共識（CoSTR-2005）也指出，沒有必要學習直接加壓止血法以外的止血方法。

然而，就在該共識發布的同一年，美軍採用了急救止血帶**CAT**（Combat Application Tourniquet），並開始配發給所有士兵。這是因為在伊拉克費盧杰戰役（2004年）等激烈戰鬥的經驗教訓中，人們發現僅靠直接加壓止血法無法挽救現代槍傷和氣爆傷的生命，而且傳統的三角巾和隨手可得的棍棒進行綁紮止血也無法充分發揮作用。從此，人們對綁紮止血法（止血帶止血法※）的觀念發生了重大改變。

一般民眾應該採取的救命措施

在反恐戰爭（2001～2011）期間，美軍的傷亡統計數據清楚地顯示了急救止血帶的效果。因四肢大量出血造成的死亡率，從2001～2006年的27% 下降到2006～2011年的10%，減少了一半以上。由於這一成果，急救止血帶開始被廣泛應用於急救現場，並在2013年成為美國救護車的標準配備（上述國際急救復甦共識「CoSTR」也在2010年修改方針，強烈建議使用「市售止血帶進行止血」）。

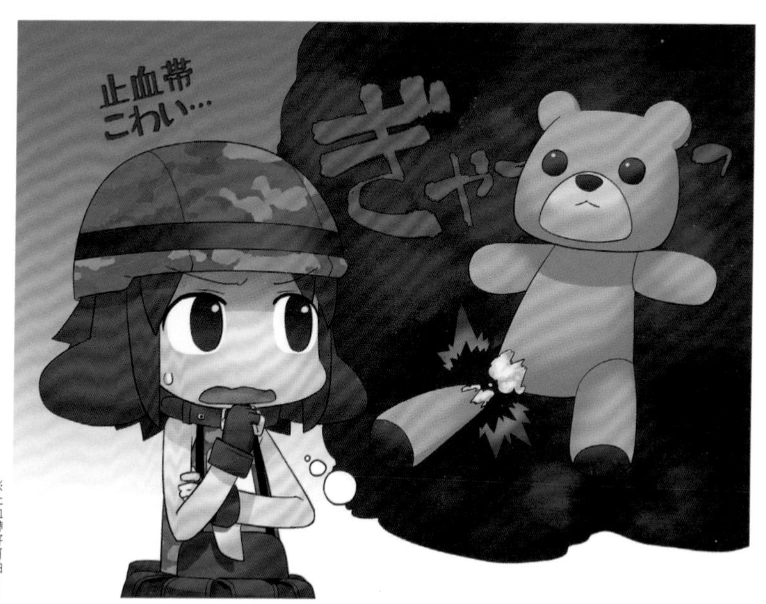

※止血帶好可怕……呀…

※ 建議使用經過認證的止血帶進行止血，而不是使用三角巾等應急物品，因此將「綁紮止血法」改為「止血帶止血法」。

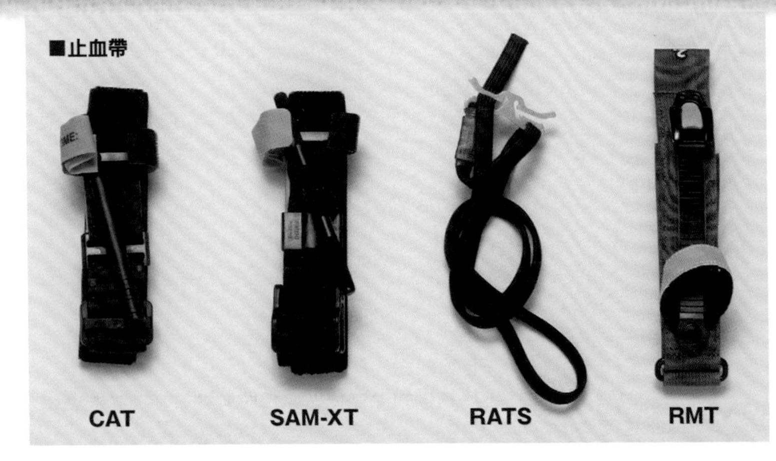

然而，隨著槍擊事件和恐怖攻擊事件的頻傳，人們逐漸發現，即使救護車配備了急救止血帶，也未必能發揮作用。例如，如果大腿被步槍子彈擊中，造成動脈和靜脈同時受損，大量出血會在短短3分鐘內導致死亡。傷者很可能在救護車抵達前就已經死亡。

另一方面，在2014年發生的波士頓馬拉松爆炸案中，臨時止血帶發揮了作用。在66例四肢受傷案例（29例危及生命的出血、17例截肢、12例主要血管損傷）中，有27例使用了臨時止血帶，其中三分之一是由在場的平民使用的。

因此，美國政府在2015年發起了「Stop the Bleed」（止血）運動，在街頭設置了止血包，裡面裝有急救止血帶、緊急加壓止血繃帶、防護手套等物品，放置在原本放置 AED 的旁邊。同時，也在學校教育中開始推廣止血知識。

此後，止血帶止血法作為一般民眾應該採取的救命措施，在全球範圍內得到普及。

●四肢大量出血會致命

接下來，我們將再次說明止血帶的目的和使用方法。如前所述，如果大腿被步槍子彈擊中，造成動脈和靜脈同時受損，出血會在短短3分鐘內導致死亡（考慮到步槍子彈的破壞力，動脈和靜脈很難不受損）。此外，在戰鬥中，一個人很可能不會只受一處槍傷，而且處理時間會更短。由於死亡率在大約1分鐘後就會達到50%，因此必須在受傷後30秒內採取應對措施。

爆炸（碎片）造成的傷害比槍傷更大。步槍子彈的槍口初速約為1000公尺/秒，但爆炸產生的碎片速度可達4000～8000公尺/秒。如30頁所述，動能與速度的平方成正比，因此爆炸碎片的破壞力是子彈的16～64倍，造成的損傷範圍也更大（但由於碎片的形狀，其穿透力不如子彈，因此頭盔和纖維材質的防彈衣仍然有效）。此外，現代砲彈會在空中爆炸，並在25平方公尺的範圍內散布2萬個碎片，因此一個人同時受到全身多處傷害，以及同時失去2～3個肢體的情況並不少見。

由此可見，對於四肢大量出血，傷者本人或在場的同伴（戰友）必須迅速採取止血措施，這一點非常重要。

●急救止血帶的使用方法

過去，對於大量出血的應對措施，通常是先嘗試對傷口進行直接加壓止血（用乾淨的紗布等物品堵住傷口，並在其上方按壓）或對動脈進行止血點壓迫止血（將傷口靠近心臟側的動脈壓迫到堅硬的骨骼上以阻塞血流），只有在這些方法都無法止血的情況下，才會選擇將止血帶綁紮止血法作為最後手段。

然而，正如我們反覆強調的，槍傷和氣爆傷的處理時間非常短。如果還在觀察傷口或嘗試直接加壓止血法和緊急止血點壓迫止血法，傷者很可能就會死亡。此外，在危險的戰鬥中，也很難進行觀察或執行複雜的止血方法。

因此，現在的訓練方式是，如果四肢受傷，首先毫不猶豫地在衣服外面，將止血帶綁在傷口靠近身體的一端，暫時阻斷血流以爭取時間。這種方法與傳統的綁紮止血法相同，但目的不同，因此被稱為「急救止血」。

「懷疑有必要就先止血。然後轉移到安全的地方，觀察傷口，嘗試直接加壓止血法，並選擇適當的止血方法」──這是本書開頭提到的「爭取時間」的第一步，目的是首先避免因失血過多而死亡，爭取時間選擇適當的止血方法。

本節將以止血帶進行「急救止血」為主，說明四肢大量出血的應對措施。市面上有各種各樣的急救止血帶產品和型號，但我們將以美軍採用的「CAT」為例進行說明，這款止血帶也是目前最普遍的產品。

●並非完全止血

必須了解的是，即使使用急救止血帶止血，也不會完全止住出血（正確的說法是「控制」出血）。

肱骨和大腿骨（統稱為長骨）內部也有血液流動。這是因為血液是在骨骼內部製造的。止血帶無法止住長骨內部的出血。即使止住了外部出血，內部仍然會繼續少量出血，必須透過手術才能完全止血，避免生命危險，這一點絕對不能忘記。

止血帶的使用方式
（範例：左臂受傷）

止血帶需要在骨骼完好的情況下才得以使用（透過將血管壓迫到堅硬的骨骼上來阻斷血流）。如前所述，槍傷會造成體內超過子彈直徑30倍範圍內的組織損傷。因為很難一眼就找到骨骼完好的地方，所以要先在受傷手臂或腿部的「根部」止血，以爭取時間。

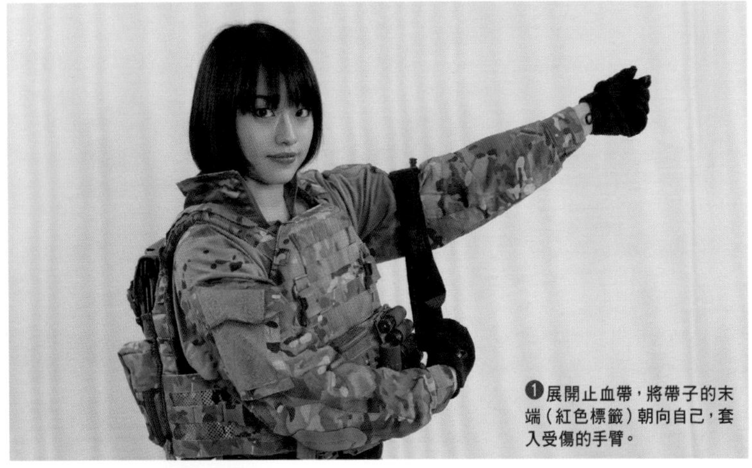

❶展開止血帶，將帶子的末端（紅色標籤）朝向自己，套入受傷的手臂。

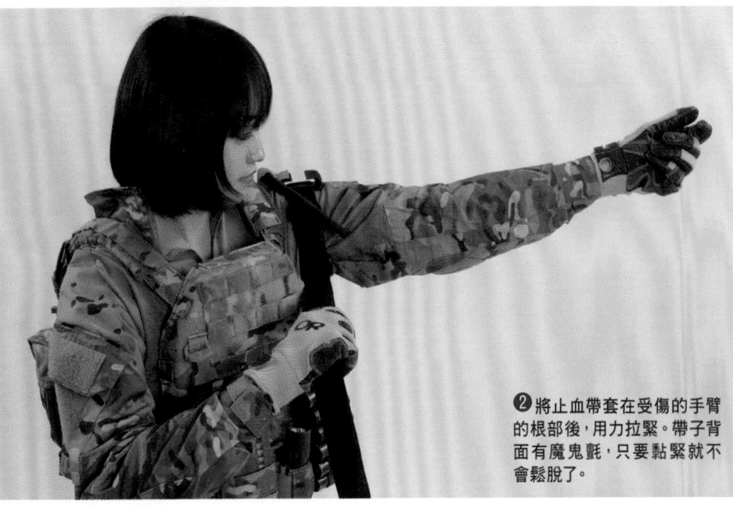

❷將止血帶套在受傷的手臂的根部後，用力拉緊。帶子背面有魔鬼氈，只要黏緊就不會鬆脫了。

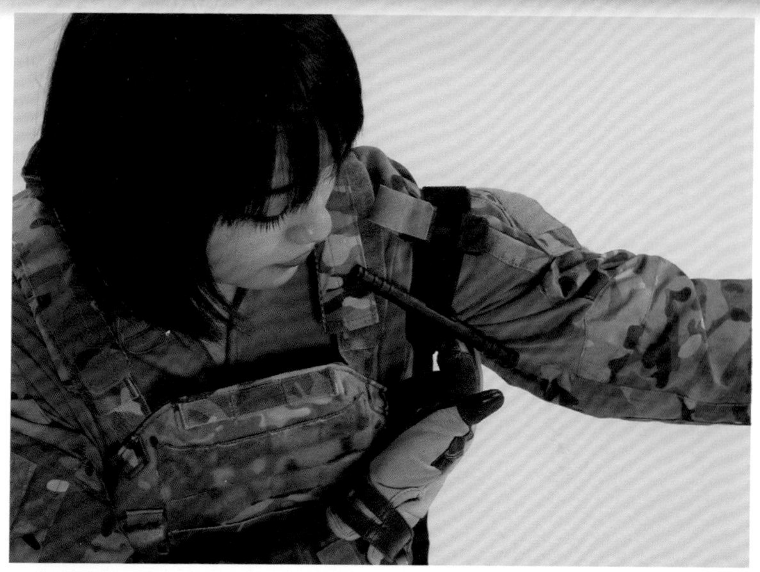

❸「三指檢查」。手臂和止血帶之間「不能」插入三根以上的手指※。如果能插入三根以上，就需要再拉緊一些。

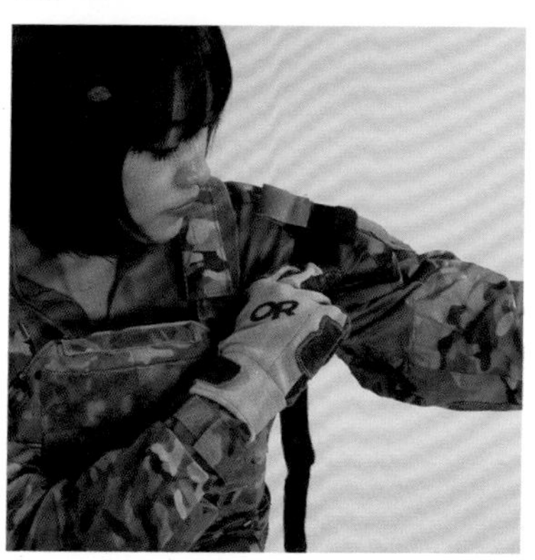

❹「三次觸碰」。轉動纏繞棒來收緊止血帶。轉動180度三次（纏繞棒三次觸碰到夾子），總共轉動540度。將纏繞棒固定在夾子上。

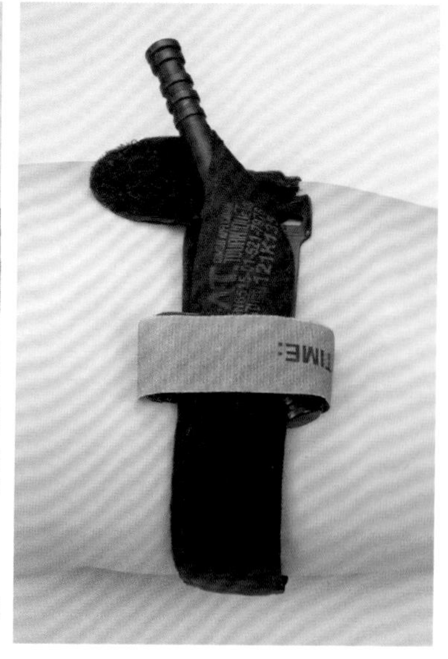

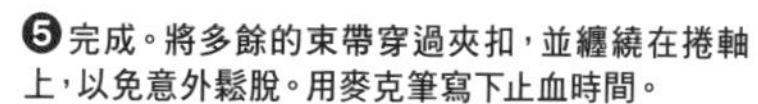

❺完成。將多餘的束帶穿過夾扣，並纏繞在捲軸上，以免意外鬆脫。用麥克筆寫下止血時間。

※ 像CAT這種使用纏繞棒的止血帶，調整的範圍只有三根手指左右，因此需要進行這樣的檢查。

戰友協助止血
（範例：左腿受傷）

纏繞止血帶需要相當大的力量。傷者在意識模糊的情況下，很難發出這麼大的力量。在許多情況下，都需要戰友的協助。

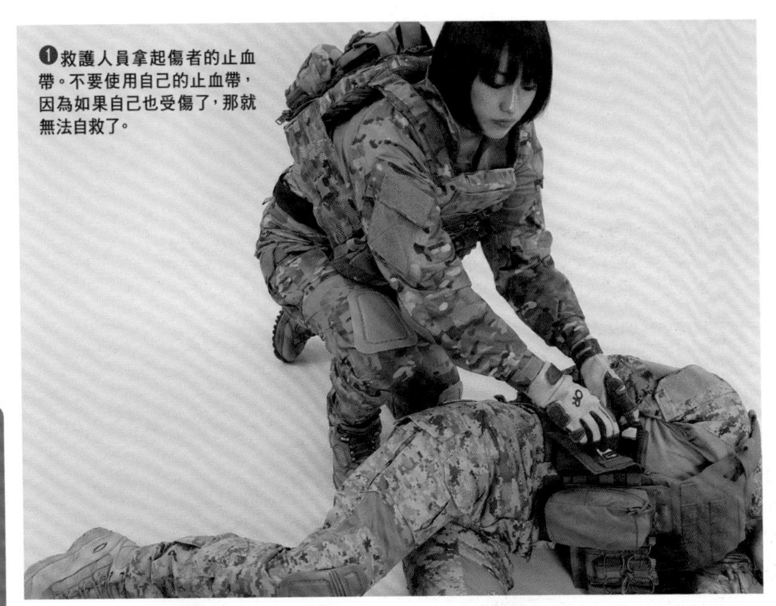

❶救護人員拿起傷者的止血帶。不要使用自己的止血帶，因為如果自己也受傷了，那就無法自救了。

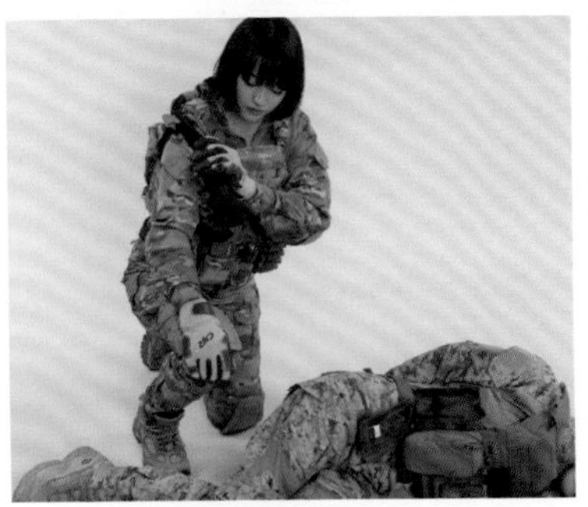

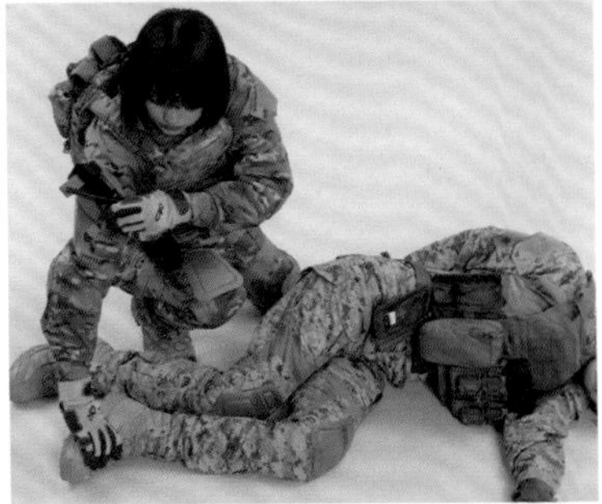

❷就像自己使用那樣，將止血帶穿過自己的手臂，紅色標籤朝向自己。替戰友繫上止血帶時，順序是①拿起止血帶，②確認受傷部位，③安裝止血帶。很多人可能會先確認傷口的位置，但這樣可能會在過程中找不到止血帶而導致動作重複，浪費寶貴的時間。

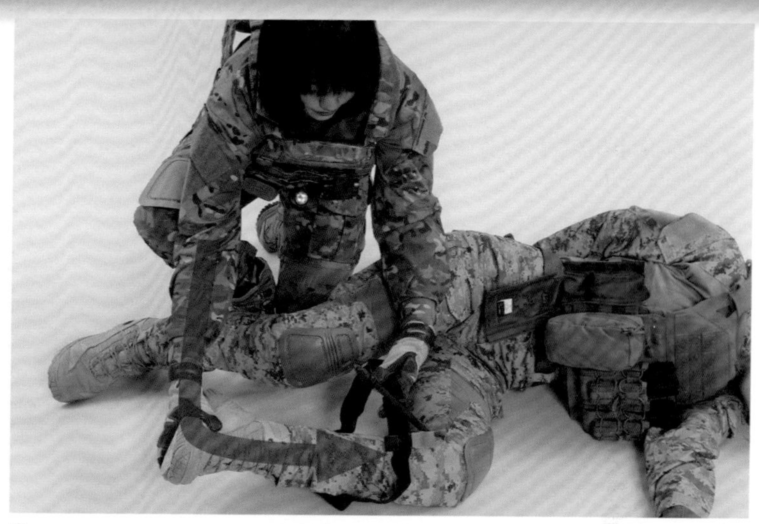

❸救護人員用穿過止血帶的手臂確認受傷部位，抓住受傷的左腿尖端，再用另一隻手將止血帶穿過傷者腿部根部。將自己的手臂當作導軌使用。

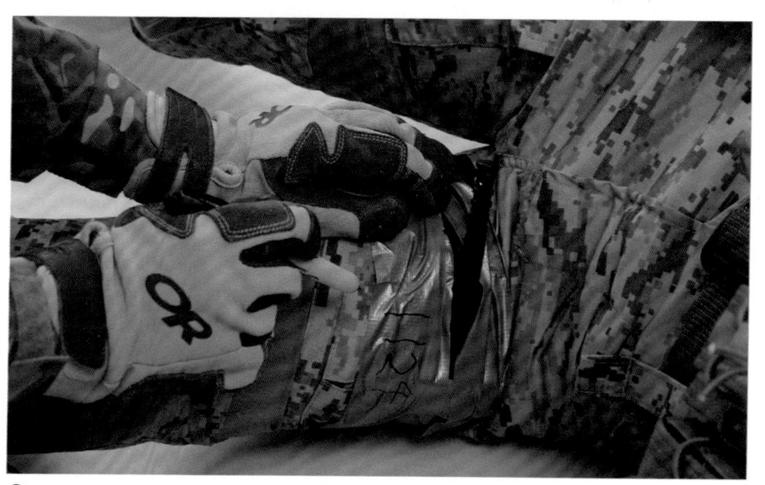

❹接下來就按照和自己使用時相同的步驟收緊止血帶。為了避免纏繞棒意外從夾子上脫落導致止血失敗，可以用膠帶進一步固定，並在膠帶上寫下止血時間。

以自己的手臂作為導軌，即使在視線不佳的黑暗環境也能順利裝上止血帶。這樣可以最大限度降低接觸到傷者的血液，因此即使戴著戰鬥手套也能有效預防感染。此外，還能防止血液沾到魔鬼氈上，避免黏著力下降。

止血帶的風險

使用不當可能導致嚴重傷害

止血帶可以挽救因大量出血而瀕臨死亡的生命，但如果使用不當，也可能導致嚴重的傷害。以下將說明使用止血帶的風險。

〔安裝期間〕

- 安裝錯誤（綁紮力道不足）導致出血或腔室症候群
- 壓迫造成的劇烈疼痛（止血帶疼痛）
- 末梢組織缺血

〔移除後〕

- 再灌注引起的心律不整或心臟驟停、神經損傷、在深處靜脈形成血栓、肌肉無力等。

止血帶安裝錯誤導致的出血　如果綁紮力道不足（綁得太鬆），只會壓迫到靜脈（將血液送回心臟的血管），而沒有壓迫到更深層的動脈（將血液從心臟輸送到末梢的血管），反而會加重出血，導致失血過多而死亡。

腔室症候群　手腳的肌肉、血管和神經被骨骼、筋膜和骨間膜包圍。這種結構稱為「腔室」。如果止血帶綁得太鬆，血液可能會流入這個腔室，或者血腫（血液積聚在一個地方並凝結成塊）可能會增大，導致腔室內的壓力升高，阻礙血液循環，使肌肉和神經組織壞死，造成嚴重的後遺症。

末梢組織缺血　由於止血帶會限制動脈和靜脈的血流，因此，位於止血帶以下的手腳組織將無法獲得能量和氧氣，導致細胞壞死。

再灌注引起的心律不整、心臟驟停　缺血會導致壞死的肌肉細胞釋放鉀離子到血液中。當鬆開止血帶恢復血流（再灌注）時，這些物質可能會進入體循環，就像**擠壓症候群**※一樣，可能會引發致命性的心律不整。如果止血帶的使用時間很長，就要特別注意。鬆開止血帶時，需要為患者安裝AED，並以鬆開$\frac{1}{4}$圈的方式逐步放鬆（鬆開急救止血時〔135頁〕，也需要每次鬆開$\frac{1}{4}$圈，但如果血流阻斷時間在2小時以內，則不需要安裝AED）。

※ 擠壓症候群：當重物或止血帶等外力，長時間阻斷手臂或腿部的血流時，肌肉組織會釋放鉀離子到血液中。長時間的血流阻斷解除時，這些物質可能會進入心臟，引發致命性的心律不整。常發生在災難時被瓦礫壓住的人身上，但主要原因是肌肉量多的部位的血流遭到阻斷，因此，即使沒有重物壓迫也可能發生，在使用止血帶時要特別注意。

止血帶安裝錯誤導致的出血

太緊了！
ぎゃわー！
忍著點……
綁得太鬆反而會
導致出血。

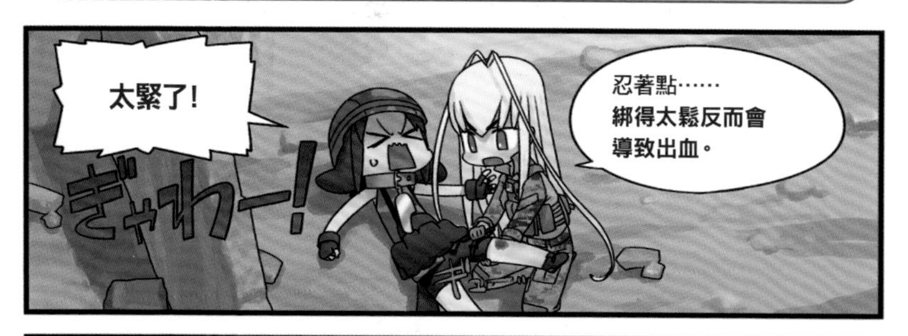

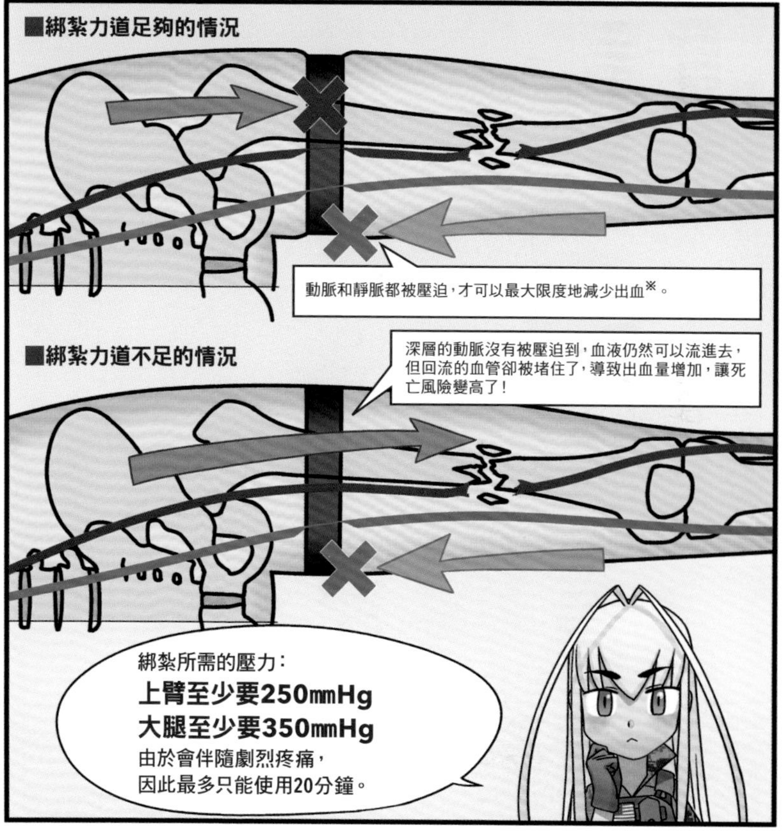

※ 無法限制住股骨內的血液流動，因此仍會繼續少量出血。

各種止血帶的使用方式

◆SAM-XT 如前所述，如果止血帶的綁紮方式不正確，可能會導致死亡。SAM-XT是世界上唯一一款解決了這個致命問題的止血帶。其基本結構和使用方法與CAT相似，但當帶子拉緊、達到適當的綁紮壓力100㎜Hg時，扣環上的爪子會自動彈出並固定。不需要進行「三指檢查」，而且可以機械式地施加適當的壓力，因此不會發生上述的致命問題。

◆RATS CAT和SAM-XT等使用寬帶和纏繞棒的止血帶，如果浸水的話，纖維可能會膨脹導致綁紮鬆脫。此外，旋轉纏繞棒需要相當大的力量才能操作，而且由於結構上的限制，至少需要直徑5㎝的粗度才能使用，這些都是其缺點。RATS沒有這些缺點，而且即使是力氣較小的女性也能輕鬆使用。

◆RMT 主要配備給排級急救包～醫護兵使用。用於急救止血後的第二條止血帶（請參閱120頁），可以使用超音波診斷儀，每次點擊一下，逐漸增加綁紮壓力，將對身體的負擔降到最低。

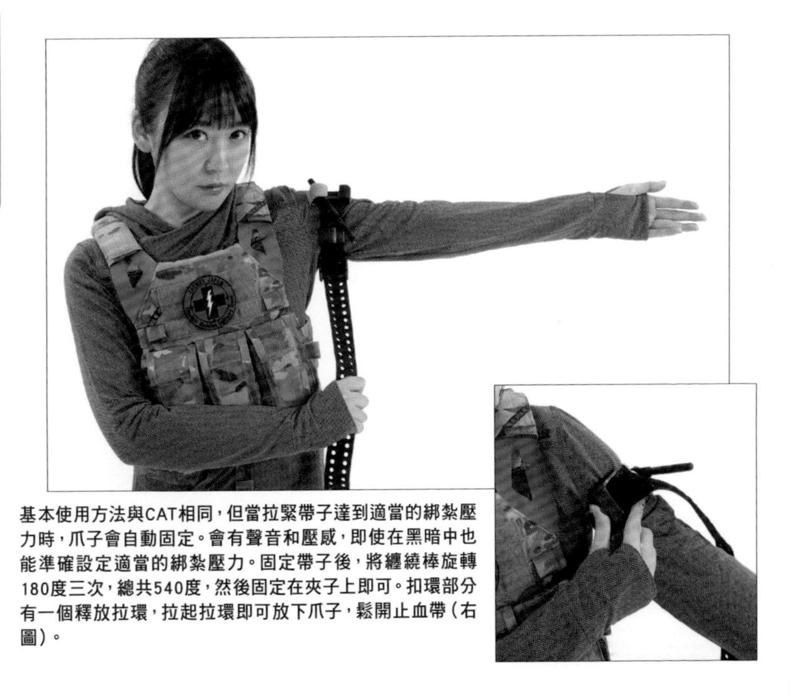

基本使用方法與CAT相同，但當拉緊帶子達到適當的綁紮壓力時，爪子會自動固定。會有聲音和壓感，即使在黑暗中也能準確設定適當的綁紮壓力。固定帶子後，將纏繞棒旋轉180度三次，總共540度，然後固定在夾子上即可。扣環部分有一個釋放拉環，拉起拉環即可放下爪子，鬆開止血帶（右圖）。

◆RATS

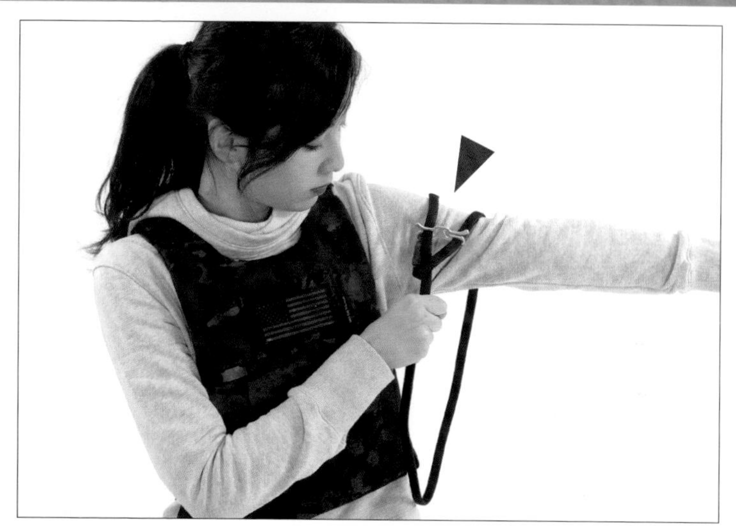

❶操作方式與CAT相同。將固定扣環朝向自己，穿過受傷的手臂。套住手臂根部後，抓住橡膠繩末端（紅色三角標示處）並從固定扣環上取下，然後拉緊。

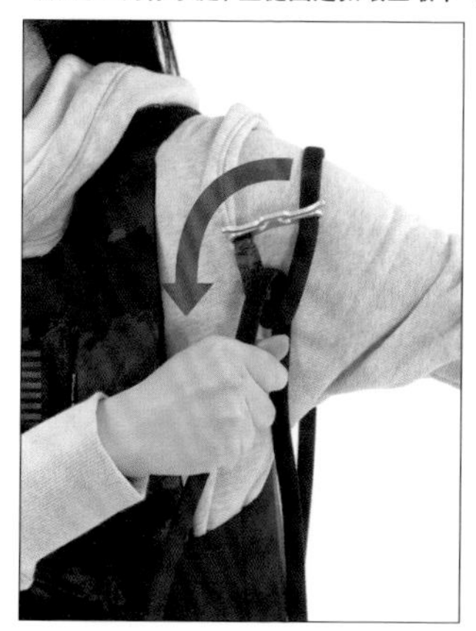

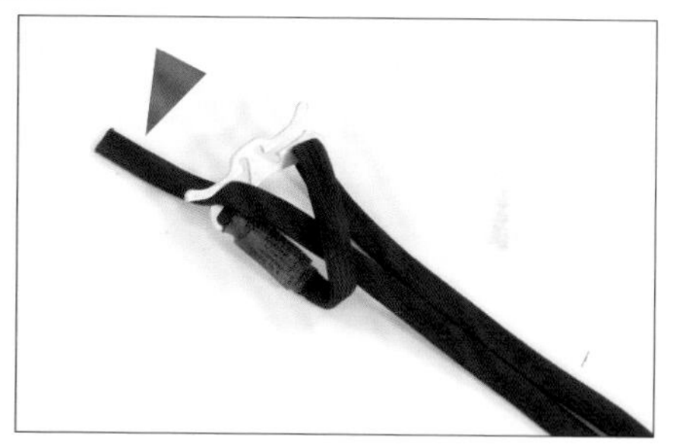

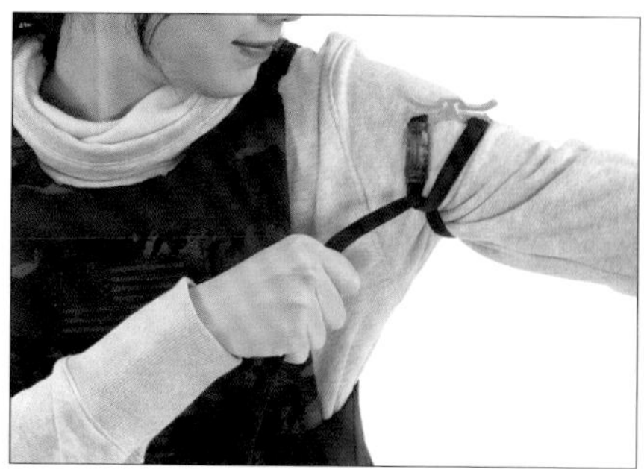

❷橡膠繩的一端連接到扣環上，另一端穿過扣環（如圖所示）。拉緊時，橡膠繩會透過摩擦力固定。

❸纏繞後，在靠近心臟側繞一圈後，再次拉緊。盡可能重複這個動作，最後將橡膠繩固定在扣環的夾子上。與纏繞棒式的止血帶相比，這種方式與皮膚的接觸面積較小，因此對組織的損傷會更大。綁紮後2小時就會開始出現神經損傷。

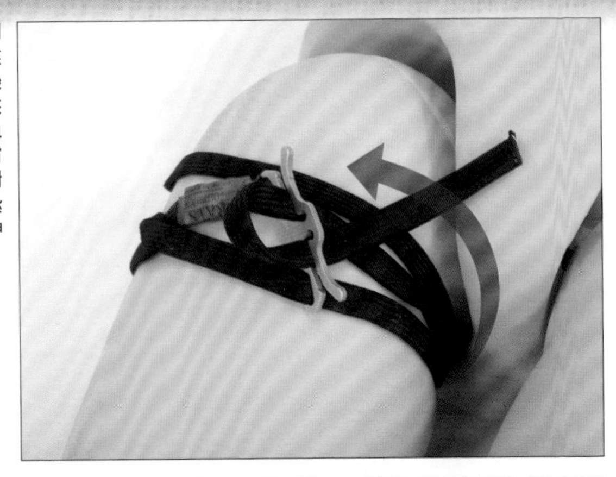

◆RATS（戰友協助）

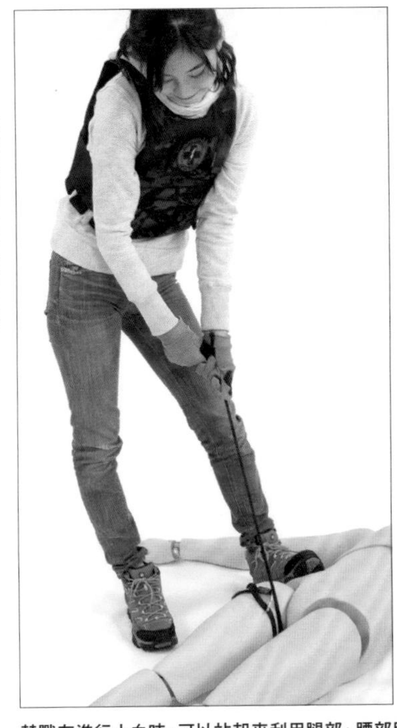

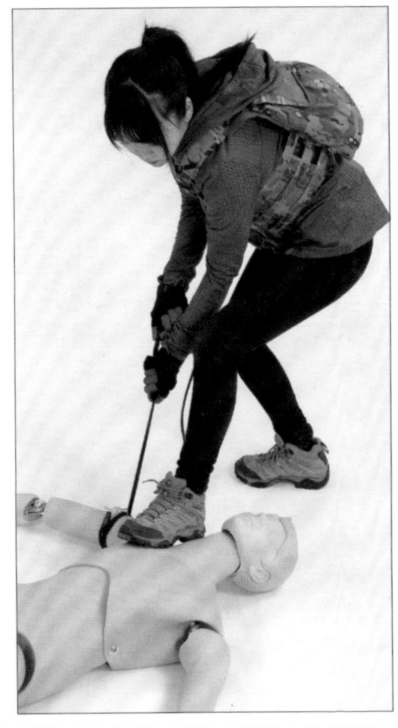

替戰友進行止血時，可以站起來利用腿部、腰部肌肉以及全身的重量來綁紮。即使是女性或兒童，也可以為成年男性進行止血帶止血。如果要為腿部止血，就踩住骨盆上；為手臂止血，就踩住肩胛骨，踩住靠近身體一側的大骨骼，然後再拉緊橡膠繩。

◆RMT

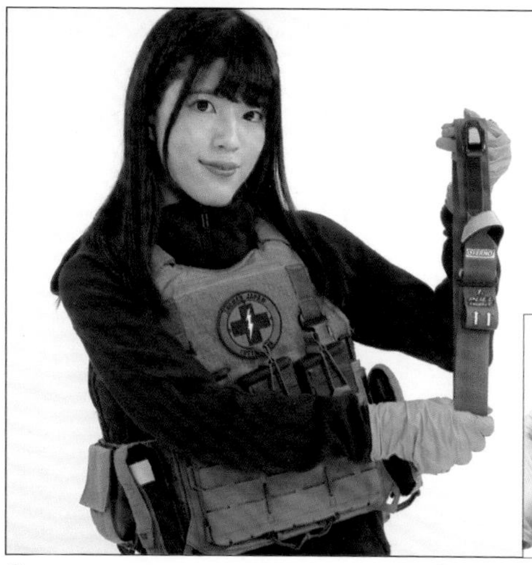

配備雙環扣。如圖所示，將帶子穿過雙環扣後，再次將帶子末端穿過（穿過綠色環），形成一個環狀的「山峰」。這樣，在緊急情況下，只要拉動帶子就可以立即鬆開止血帶了。

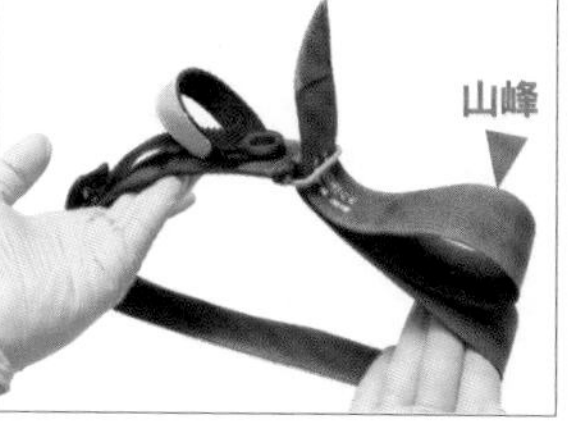

❶一手握住棕色手柄，一手抓住「山峰」下的帶子，拉緊。拉緊帶子後，要記得進行「三指檢查」。

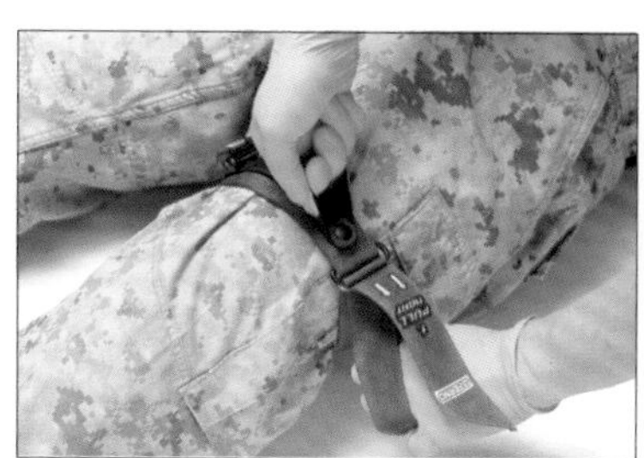

❷操作棘輪式機構來收緊止血帶。操作時不需要很大的力量。與CAT等使用纏繞棒的止血帶相比，可以更精細地調整壓力。纏繞棒式只能以180度為單位來調整綁紮壓力。

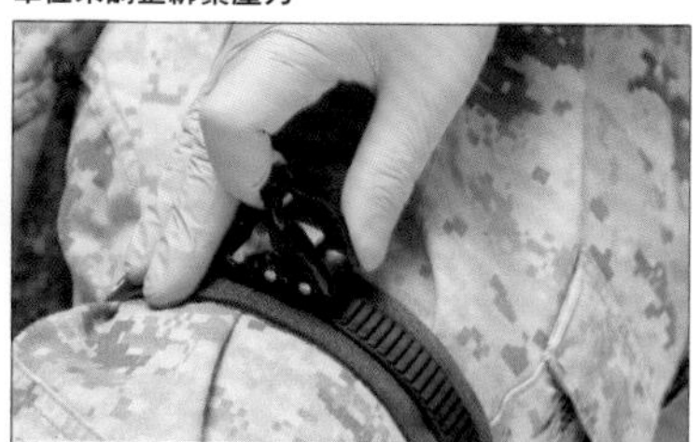

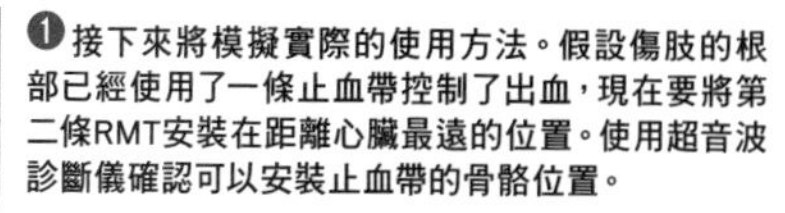

❶接下來將模擬實際的使用方法。假設傷肢的根部已經使用了一條止血帶控制了出血，現在要將第二條RMT安裝在距離心臟最遠的位置。使用超音波診斷儀確認可以安裝止血帶的骨骼位置。

❷將RMT安裝在距離心臟最遠的位置。邊用超音波診斷儀觀察動脈搏動，邊操作綁紮機構，逐漸增加壓力。使用這種方法可以避免施加過大的綁紮壓力，以減輕傷肢的負擔。

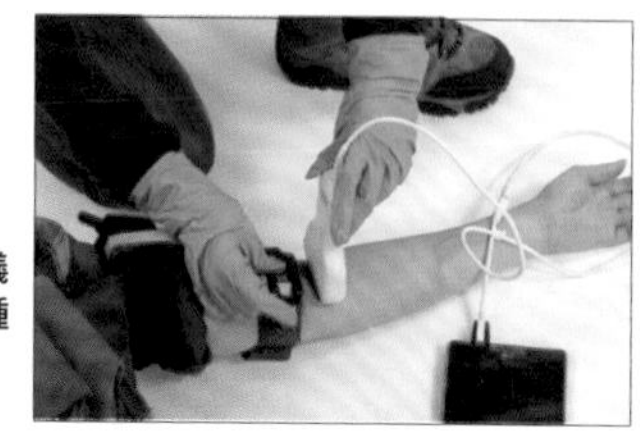

◆止血帶的攜帶方式

CAT、SAM-XT等使用魔鬼氈作為止血帶的產品，攜帶時應避免魔鬼氈面相互黏著，並將止血帶捲成環狀。由於塑膠材質容易受紫外線照射而劣化，建議將止血帶收納於收納袋中攜帶。應將纏繞棒朝外放置，以便在取出時，止血帶能順暢展開（考量到夜間或昏暗環境下的使用情況，即使閉著眼睛也要能順利展開止血帶）。做好這些事前準備，才能在關鍵時刻拯救生命（請注意，製造商建議的魔鬼氈相互接觸的折疊方式僅適用於存放）。

RATS止血帶採用抗紫外線布料製成，並以橡膠圈固定，可折疊後穿過裝備織帶攜帶。請注意，取出時應避免勾到其他裝備。

RMT並非用於自身四肢，也非緊急使用，因此可以像前頁說明那樣，將止血帶組裝後摺疊收納至CLS急救包中。使用橡皮筋可以有效縮小收納體積。

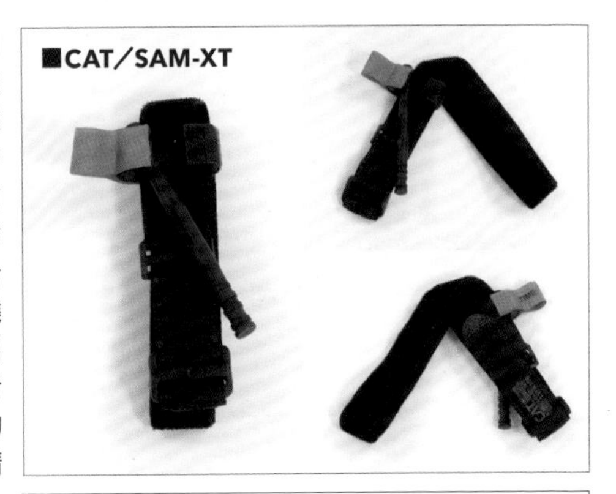
■CAT/SAM-XT

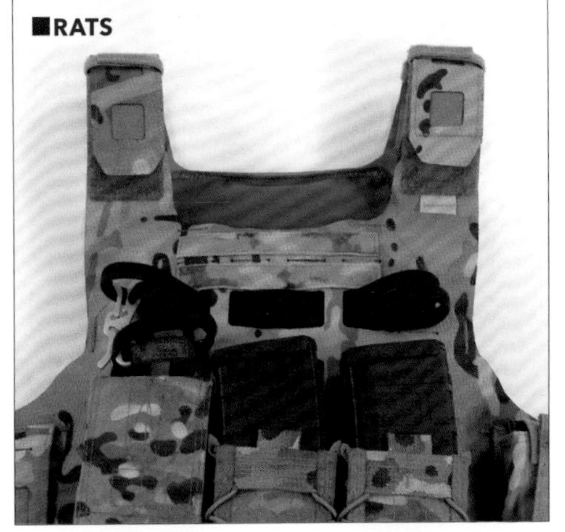
■RATS

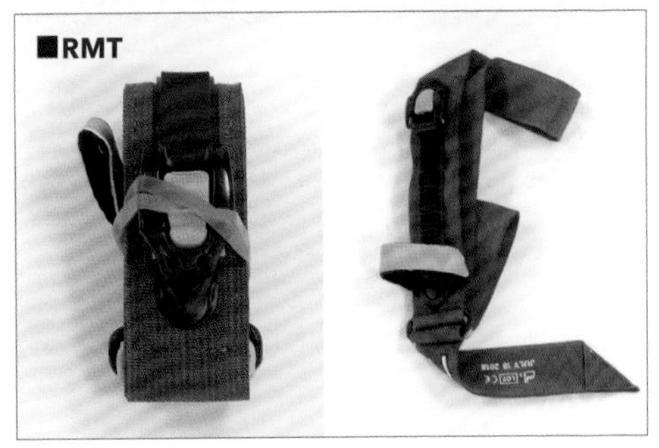
■RMT

非醫療專業人員可以使用止血帶嗎？
使用止血帶的相關法律問題

止血帶可以挽救因大量出血而瀕臨死亡的生命，但如果使用不當，也可能導致嚴重傷害。以下總結了使用止血帶的風險。

■止血帶的使用是否屬於醫療行為？

使用止血帶是否屬於醫療行為？換句話說，非醫療專業人員使用止血帶止血是否合法，這一直以來都存在著爭議。關於這一點，日本消防廳在2018年3月發布的《提升應對恐怖攻擊等災害能力之止血教育教材〔草案〕》中，公布了厚生勞動省的回覆。

為了提升應對恐怖攻擊等災害的能力，在發生大量傷患，且無法立即獲得醫療專業人員協助的情況下，非醫療專業人員的消防人員（不包括救護隊員和準救護隊員）對四肢嚴重出血使用止血帶進行壓迫止血，屬於緊急情況下的必要措施，在滿足以下兩個條件的情況下，不違反醫師法：

■使用止血帶的兩個條件

也就是說，在緊急情況下，非醫療專業人員使用止血帶被視為「必要措施」，但同時也提出了以下的條件：

❶ 在將傷患送往醫療機構或其他地點，或醫師等醫療專業人員抵達現場，傷患處於醫師等醫療專業人員的照護下之前，根據傷患的狀況和其他條件，如果沒有採取急救措施，傷患的生命將會受到威脅，或者症狀可能會惡化。

❷ 操作者接受了包含以下內容的培訓：
- 與出血相關的解剖學、生理學和病理生理學
- 止血法的種類和止血原理
- 止血帶的使用方法和可能發生的併發症

總結這兩個條件就是①緊急情況、②接受過有關止血帶的培訓，具備相關知識。2019年後，日本開始全面推廣止血帶使用法教育，日本紅十字會也從4月1日起開始對民眾進行相關教育。本書也在各章節中對②的內容進行說明。希望大家都能深入瞭解止血帶的相關知識，並學會如何有效地進行止血。

第2條止血帶

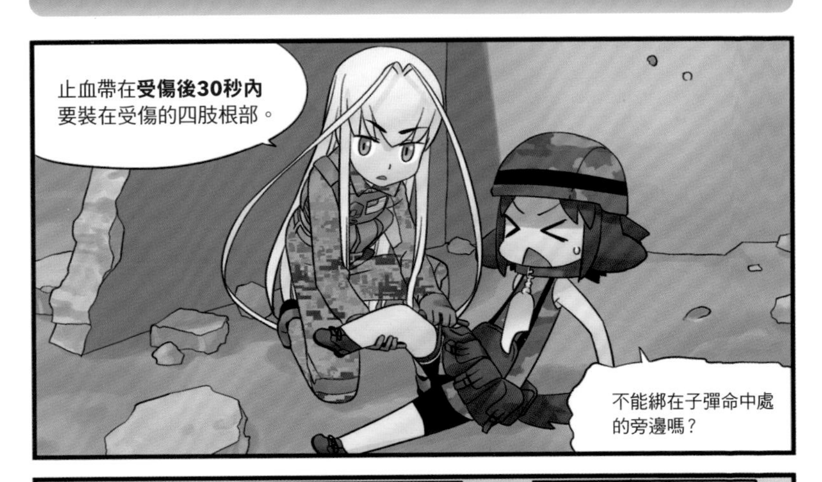

止血帶在**受傷後30秒內**要裝在受傷的四肢根部。
不能綁在子彈命中處的旁邊嗎？

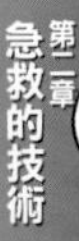

第二章 急救的技術

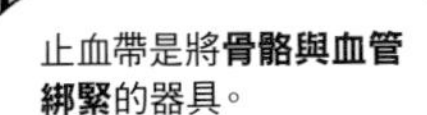

止血帶是將**骨骼與血管綁緊**的器具。

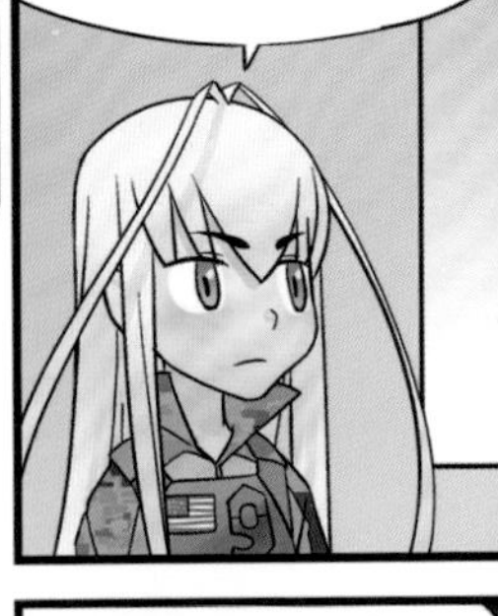

正

誤

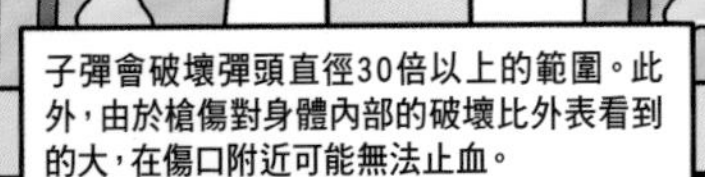

子彈會破壞彈頭直徑30倍以上的範圍。此外，由於槍傷對身體內部的破壞比外表看到的大，在傷口附近可能無法止血。

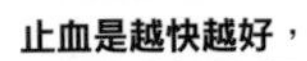

止血是越快越好，一分一秒都要爭取！

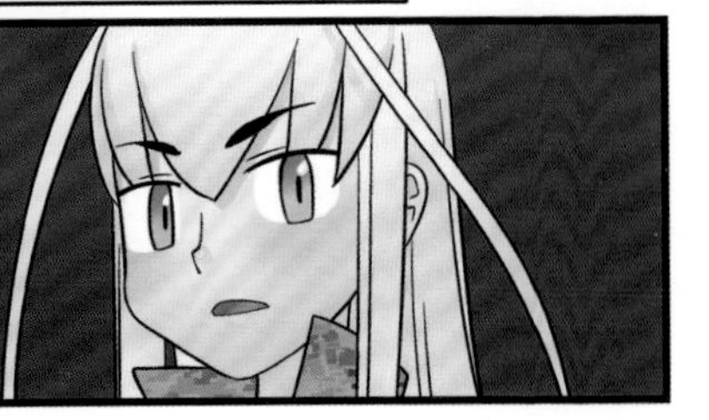

沒有時間確認骨頭是否完好了。想要**確實止血只有綁在根部**一途。

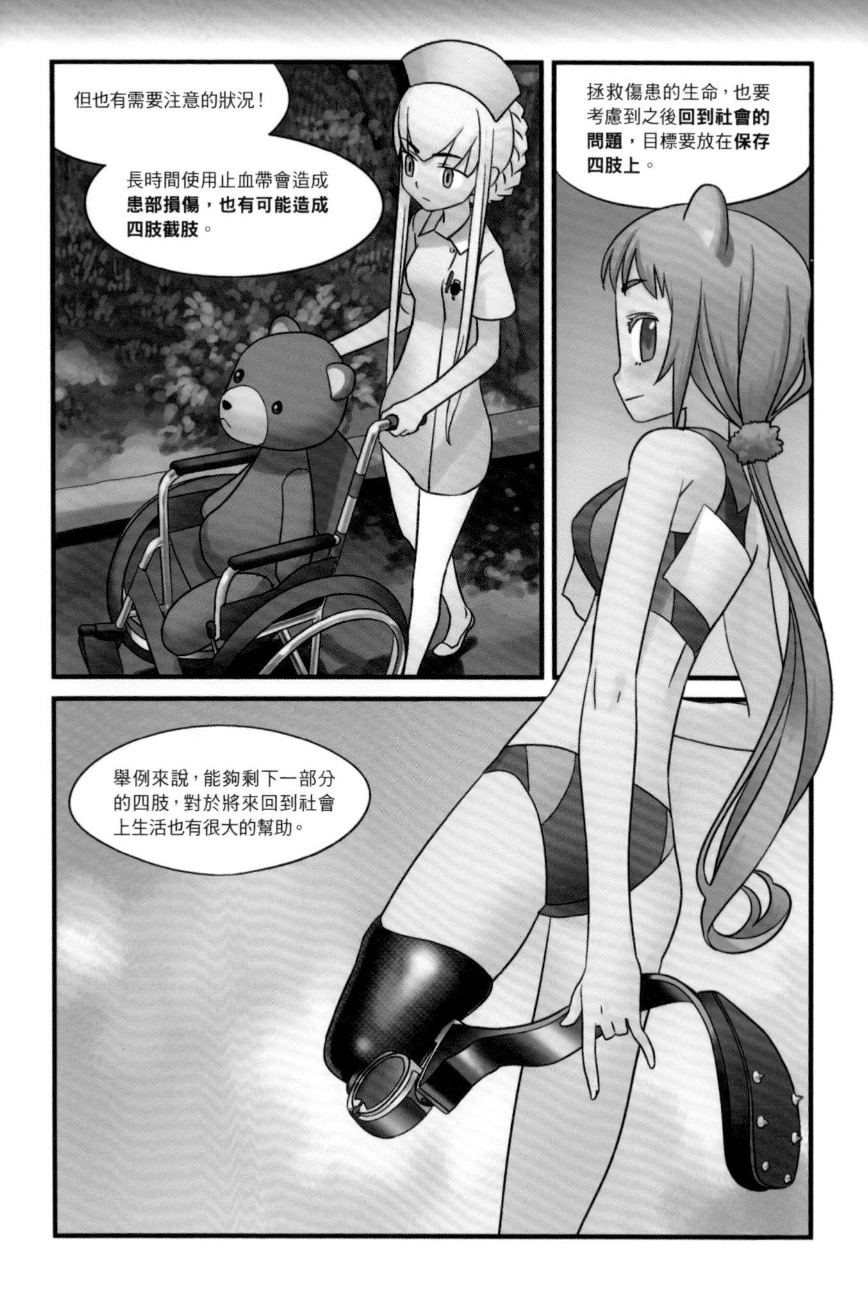
但也有需要注意的狀況！
長時間使用止血帶會造成患部損傷，也有可能造成四肢截肢。
拯救傷患的生命，也要考慮到之後回到社會的問題，目標要放在保存四肢上。
舉例來說，能夠剩下一部分的四肢，對於將來回到社會上生活也有很大的幫助。

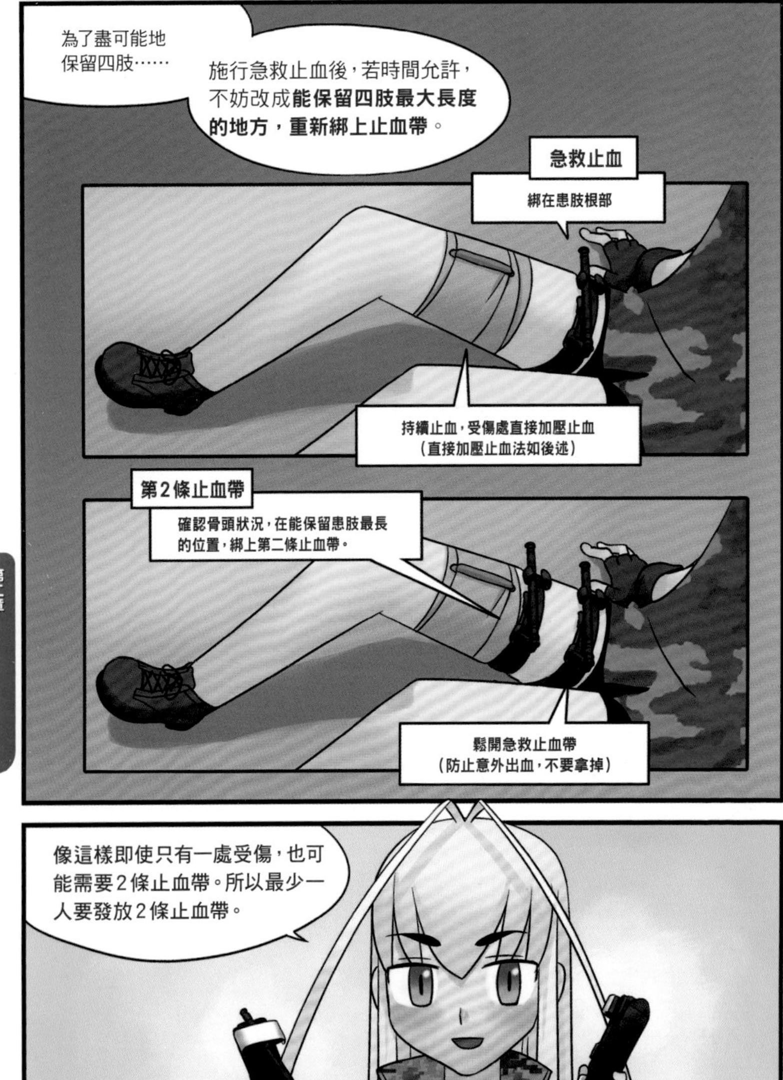
為了盡可能地
保留四肢……
施行急救止血後，若時間允許，
不妨改成**能保留四肢最大長度的地方，重新綁上止血帶**。
急救止血
綁在患肢根部
持續止血，受傷處直接加壓止血
（直接加壓止血法如後述）
第2條止血帶
確認骨頭狀況，在能保留患肢最長的位置，綁上第二條止血帶。
鬆開急救止血帶
（防止意外出血，不要拿掉）
像這樣即使只有一處受傷，也可能需要2條止血帶。所以最少一人要發放2條止血帶。

● 30秒內·在衣服外面

如前所述，如果手腳中彈，可能會在幾分鐘內因失血過多而死亡。此外，如果遭遇IED（簡易爆炸裝置）爆炸，同時失去多個肢體，就需要立即採取應變措施。因此，在國際標準的戰鬥創傷救護基礎教育（Tactical Medicine Essentials）中，教導「在受傷後30秒內進行處理」。

此外，正如前面槍傷說明中所描述的，槍傷很難從戰鬥服上判斷出血量。因此，如果四肢中彈，首先要在傷肢（受傷的四肢）根部以止血帶進行止血，避免因失血過多而死亡；再轉移到安全地方，剪開衣服，露出傷口，選擇下一步的止血方法：直接加壓止血、止血點壓迫止血、止血繃帶止血，或是安裝第二條止血帶。

● 時間限制「2·2·3」

關於使用止血帶處理四肢大量出血的時間限制，有個方便記憶的方法：「223」。「223」來自西方軍隊的標準彈藥5.56㎜子彈（.223口徑）。具體來說含義如下：

●「2」 從受傷到止血完成，必須在「2分鐘」內完成。

在美軍的訓練中，要求士兵從拿起止血帶到安裝到自己身上，要在15秒內完成，還會進行實際的操作測驗。這是因為考慮到受傷後撤退到安全的地方需要30秒，尋找並拿起止血帶需要60秒左右（在恐懼和慌亂的情況下，思考能力會下降）。

人體內約有4,000～5,000毫升的血液，如果失去三分之一，也就是1,500毫升，就會有生命危險。戰場急救的目是將出血量控制在1,000毫升以下。因為如果出血超過1,000毫升，就可能會失去意識。在戰場上，如果傷患在接受醫療照護（戰友的急救、醫護兵的緊急處理）之前就失去意識，就無法呼救，也很難被友軍發現，生存機率會大大降低。

●「2」 血流限制（止血）造成的缺血性疼痛，在安裝止血帶後「20分鐘」就會達到極限。在這之前，需要嘗試其他的止血法，如果其他方法都無法止血，那就需要進行疼痛管理。

止血帶會緊緊綁在安裝處，幾乎完全阻斷該部位以下的血流。這會造成劇烈疼痛（缺血性疼痛），安裝後20分鐘就會痛到無法忍受。在這之前，要嘗試使用止血繃帶等其他止血法來控制出血。如沒有其他適當的止血法可以止血的話，那就需要使用含有麻醉成分的芬太尼糖果，或進行神經阻斷麻醉※等來減輕疼痛。

麻醉導致意識喪失時，可能會出現舌根阻塞呼吸道的情況（當然會導致窒息死亡）。麻醉的同時，也需要使用鼻咽氣道（請參閱172頁）或恢復姿勢（請參閱170頁）來確保呼吸道暢通。

※ 將局部麻醉劑注射到神經或神經周圍以達到止痛的方法。麻醉劑作用於神經，阻斷疼痛的傳導途徑，達到止痛的目的。

●「3」 使用止血帶後，「3小時」後安裝部位就會開始出現神經損傷等的不良影響，在此之前必須改用其他的止血法。

長時間阻斷血流會導致擠壓症候群（請參閱112頁）或神經損傷等各種問題。止血帶只是暫時限制血流的器具，是應急的臨時措施，必須在情況允許時改用直接加壓止血，或由醫師決定的止血法。

●綁紮止血實施6小時後，要視為擠壓症候群患者來處理

（如果沒有人工透析等醫療設備，請勿鬆開止血帶）。

更具體的實際操作步驟，請參閱136頁的控制四肢出血流程圖。

確認止血帶的效果

確認止血帶效果的方法有三點：

❶ 出血是否已經止住。
❷ 觸摸手腕的橈動脈或腳背的足背動脈，確認是否有血流。
❸ 使用血氧機。血氧機是一種小型的夾式裝置，夾在指尖測量血氧飽和度。

進行止血帶安裝訓練時，可以使用❷或❸的方法來確認效果。特別推薦❸，因為血氧機也可用於呼吸管理和胸部外傷的狀態確認，有助於熟悉該裝置的使用方法。

●綁紮止血法與「LLE」

如120頁的插畫所示，如果除了止血帶以外無法控制住出血的話，則需要在急救止血後需用上第兩條止血帶。急救止血是指在2分鐘內，在傷肢根部安裝上止血帶來止血，而第二條止血帶則盡可能安裝在「遠離心臟」的位置（醫護兵會使用掌上型超音波來檢查骨骼以決定安裝位置。此外，還可以邊觀察動脈搏動邊調整綁紮的鬆緊度，以避免損傷伴行在動脈旁的神經）。

安裝第二條止血帶的目的之一是，即使最終必須截肢，也要盡可能保留傷肢的長度。雖然現在已經開發出高性能的義肢，但剩餘肢體的長度仍會大大影響義肢的安裝與功能。這是為了在戰場上盡可能地提高傷患未來的生活品質，基於「LLE」的救命方針。

L（Life）：拯救生命
L（Limb）：保留肢體
E（Eyesight）：保護視力

因此，即使只有一個傷肢，也常會用上兩條止血帶。這就可以理解為什麼統計數據顯示，平均每個傷患會用到2.55條止血帶了。

不要鬆開止血帶

過去，為了防止細胞壞死，在進行止血帶止血後每30分鐘左右會鬆開止血帶，讓血液流動。但現在的做法是，一旦使用止血帶止血，在進行手術等其他止血措施前，絕對不能鬆開。原因有兩個：

- 之所以使用止血帶止血，是因為即使結合直接加壓止血和止血繃帶也無法控制出血。如果鬆開止血帶，血壓可能會驟降，導致死亡。
- 槍傷和氣爆傷會造成直徑超過彈頭直徑30倍大的組織損傷，且讓長骨出現縱向的特殊性骨折。如果鬆開止血帶後再綁緊，可能會導致長骨的粉碎性骨折（失去骨骼的支撐後，止血帶就失效了）。

● 可以使用止血帶來控制出血的部位

止血帶是用於控制「四肢大量出血」、手腳受傷的情況。如下圖所示，其適用範圍其實是很小的（但戰鬥中，手腳很容易從掩體中露出，一旦中彈就會大量出血，所以絕對不能掉以輕心）。由於需要利用大骨骼（長骨）作為支撐來壓迫動脈和靜脈，因此只能用於上臂和大腿。

過去認為，由於前臂和小腿的動脈位於兩根骨頭之間，因此止血帶無法發揮作用。近年來，雖然有些研究顯示，止血帶對這些部位也有效果，但目前仍無法確定這是止血帶帶來的效果，還是因為血壓下降導致血流減弱造成的。

使用止血帶會伴隨劇烈疼痛（止血帶疼痛），對傷患來說是不小的負擔。對於血管較細的前臂和小腿，本書建議優先考慮傷患的生命安全和保留肢體的長度與功能，盡量使用緊急止血點壓迫止血法等其他的止血法，而不是執著於使用止血帶。

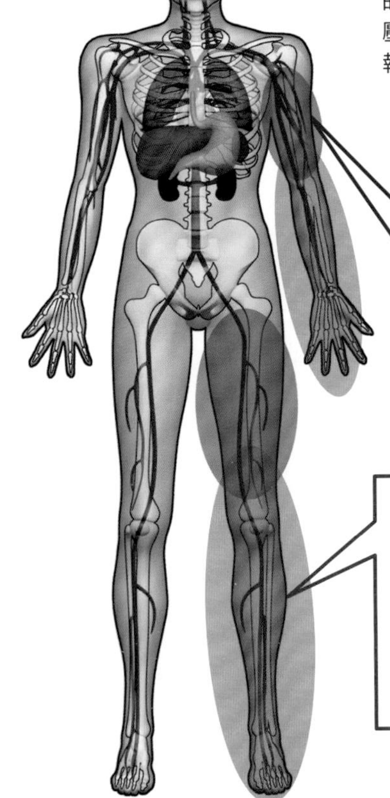

◆可以安裝止血帶的部位

藍色區域是可以發揮止血帶效力的部位。止血帶是透過從外部對單一骨頭（長骨，上臂骨或股骨）施加壓力，壓迫血管（動脈和靜脈）來控制血流的。因此，可以安裝止血帶的部位自然就是上臂和大腿了。

◆止血帶有效的受傷範圍

紅色區域是可以使用止血帶控制出血的受傷範圍。如上所述，止血帶是安裝在上臂或大腿上，因此，有效的範圍是上臂中部以下、大腿中部以下。如果在上臂或大腿中部以上中彈，長骨很可能從靠近身體的根部就被破壞，使止血帶無法發揮效力。這時需要使用止血點壓迫止血等的止血法來止血（詳情後述）。

感染預防

進行止血時，應採取標準的預防措施。所謂的標準預防措施是指「將血液、唾液、鼻涕、痰等體液、黏膜、受損皮膚等所有潮濕的生物材料視為具有感染性」，並採取空氣、飛沫和接觸傳播的預防措施。

為了預防感染，需要正確認識感染的風險，並採取口罩、手套、隔離衣、護目鏡等預防措施。

❶ **手套**：在處理傷患或可能接觸到血液、體液時，應佩戴醫用手套。醫用手套應選擇耐藥品和抗撕裂的丁腈材質，顏色應選擇容易辨識血液沾染的明亮顏色（在戰鬥中最不顯眼的是淺灰色）。

佩戴手套時的注意以下事項：① 每接觸一位傷患後都要更換手套。② 搶救傷患時，為了避免手部受傷，應戴兩層手套，或在外面再戴一層克維拉材質的耐用手套。③ 注意乳膠過敏等的問題。

❷ **口罩**：在接觸咳嗽、嘔吐物、咳血、嘔吐、出血等可能帶有血液或體液飛濺的傷患時，應佩戴口罩。通常使用不織布材質的拋棄式口罩即可。

❸ **隔離衣**：在接觸嘔吐物、咳血、嘔吐、出血等可能帶有血液或體液飛濺的傷患時，應穿著隔離衣。防止污染物直接飛濺到自己的衣物上。

❹ **護目鏡**：在接觸咳嗽、嘔吐物、咳血、嘔吐、出血等可能帶有血液或體液飛濺的傷患時，應佩戴護目鏡。

即使在戰場等緊急情況下，也務必至少要使用醫用手套！

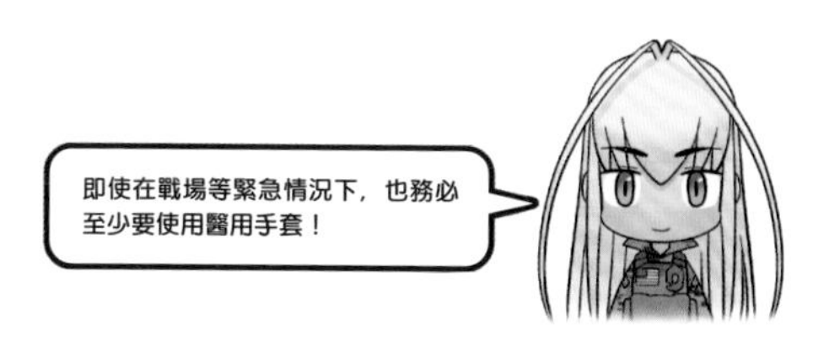

使用緊急繃帶進行直接加壓止血

● 在戰鬥中不斷改良的止血工具

止血帶是非常有效的止血方式，也可以說是「救命工具」，但適用範圍卻小得驚人。只能暫時阻斷四肢中「上臂中部以下/大腿中部以下」的血流，且由於疼痛難耐，在沒有麻醉的情況下，最多只能持續使用20分鐘左右。即使完全掌握止血帶的使用方法，也只能挽救大約4%的可預防死亡案例。對於止血帶無法控制的大量出血，可以使用緊急加壓止血繃帶。

緊急加壓止血繃帶（Hemorrhage Compression Control Bandage），簡稱緊急繃帶，是以色列在無數次戰爭中不斷改良、專用於直接加壓止血和止血點壓迫止血的繃帶（因此也被稱為「以色列繃帶」）。由於功能非常強大，因此以美軍為首的現代先進國家幾乎都有配備。近年來，就連小學生也開始學習如何使用它，由於其形狀特殊，也被稱為「米老鼠繃帶」。我們需要充分了解其特性，才能最大限度地發揮其性能。

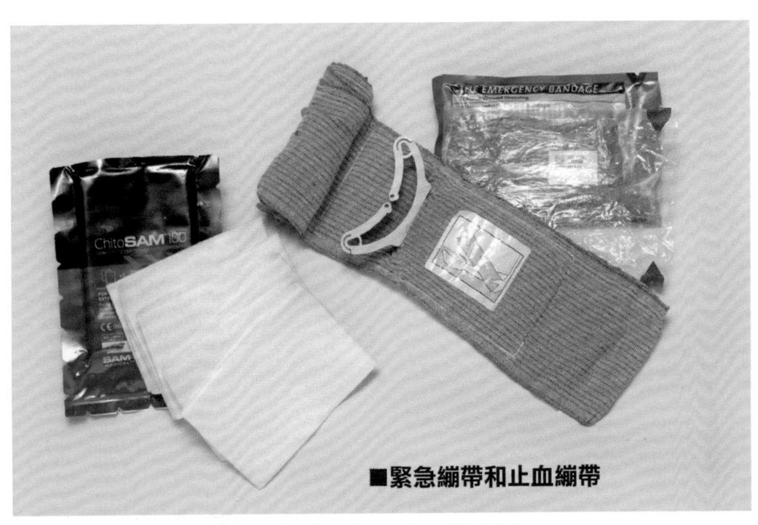

■緊急繃帶和止血繃帶

緊急繃帶採用透明塑膠袋包裝。這個塑膠袋是乾淨的，可以用於各種用途。

●什麼是直接加壓止血法？

首先，先來解釋一下什麼是直接加壓止血法。許多人都誤解了，嚴格來說，直接加壓止血並不是用力按壓來控制出血。

它是指透過讓出血的組織直接接觸異物（乾淨的紗布），來促進人體的生理性止血功能（「加壓」是指讓異物接觸傷口的壓力）。

近年來也開發出將凝血劑做成繃帶狀的止血繃帶，以提高直接加壓止血的效果。這是透過血液吸附和化學反應形成血塊（凝固的血液）來促進止血。與紗布相比，止血繃帶的止血效率更高，且紗布容易黏在傷口上，移除時很麻煩；而止血繃帶會變成凝膠狀，手術時只需用生理鹽水沖洗即可，非常方便。

●緊急繃帶的使用方法

接下來，讓我們來詳細說明緊急繃帶的使用方法。槍傷會造成最大直徑達子彈口徑30～40倍大的組織缺損（很大的傷口、洞）。將止血繃帶（或乾淨的紗布）均勻地覆蓋在傷口上。由於止血繃帶保存期限短且價格昂貴，因此可以使用乾淨的紗布或棉花來填充，以增加繃帶的壓力。

接著，將緊急繃帶的加壓條背面朝向自己，對準出血量最多的部位纏繞。纏繞一圈後，以加壓條為起點反折一次，讓加壓條嵌入傷口，施加壓力（詳情請參閱下一頁的圖片）。之後，以適當的力道繼續纏繞繃帶，確保加壓條能有效壓迫傷口。正確使用後加壓條的兩端會像耳朵一樣豎起來，看起來就像米老鼠（因此也被稱為「米老鼠繃帶」）。

緊急繃帶是止血帶失效時的「救命工具」，因此掌握這項技術非常重要。繃帶的用途有很多，例如：覆蓋（覆蓋傷口）、加壓（壓迫傷口）、支撐和固定（穩定受傷的肢體、扭傷、脫臼、骨折的部位）等，近年來，也開始關注利用彈性繃帶的壓力來減輕疼痛的效果。在戰場上，減輕疼痛是非常重要的。緊急繃帶除了直接加壓止血、止血點壓迫止血外，還具備所有這些功能。另外，如果傷口太大，無法完全覆蓋，可以在緊急繃帶外面再用大型繃帶或三角巾包紮。

緊急繃帶的使用方式
（範例：右大腿受傷）

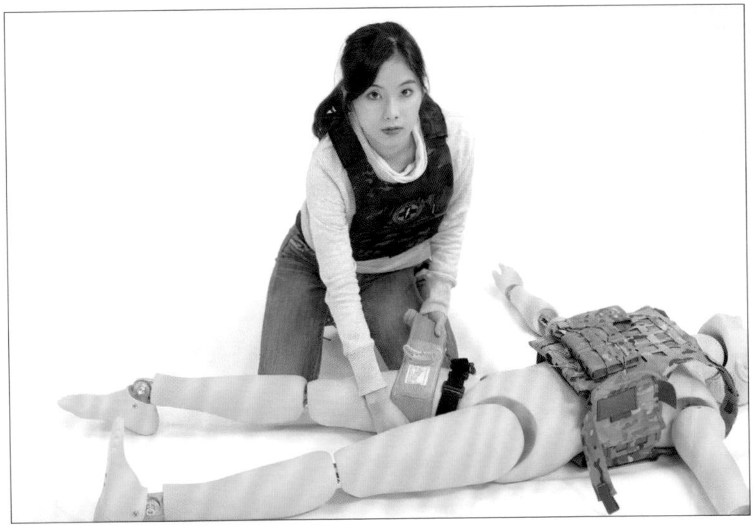

❶緊急繃帶的紗布墊反面有一個加壓條。將加壓條對準傷口中心放置。最後，這個加壓條會嵌入傷口，透過壓力來提高止血效果。

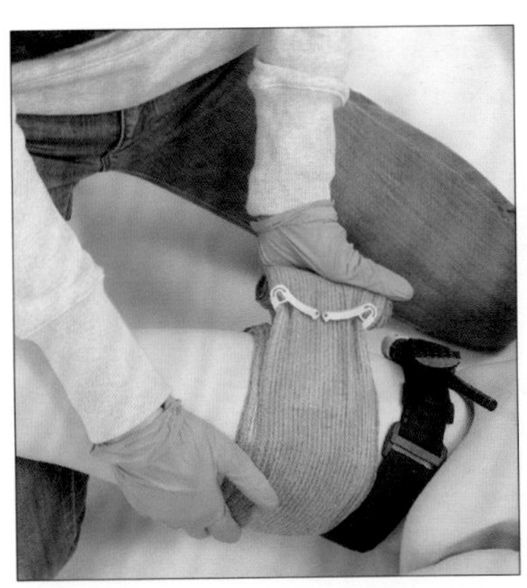

❷將繃帶纏繞一圈，穿過加壓條。此時，不要拉得太緊（只需輕輕纏繞即可）。要留出讓加壓條嵌入傷口的空間。

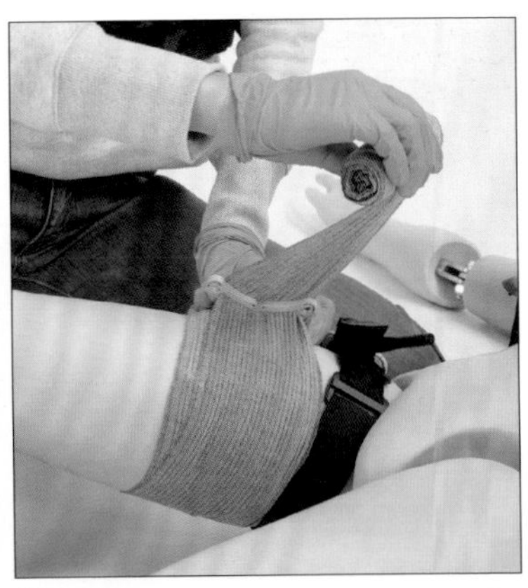

❸用加壓條反折繃帶。反折的部分會形成一個「吊床」的形狀。

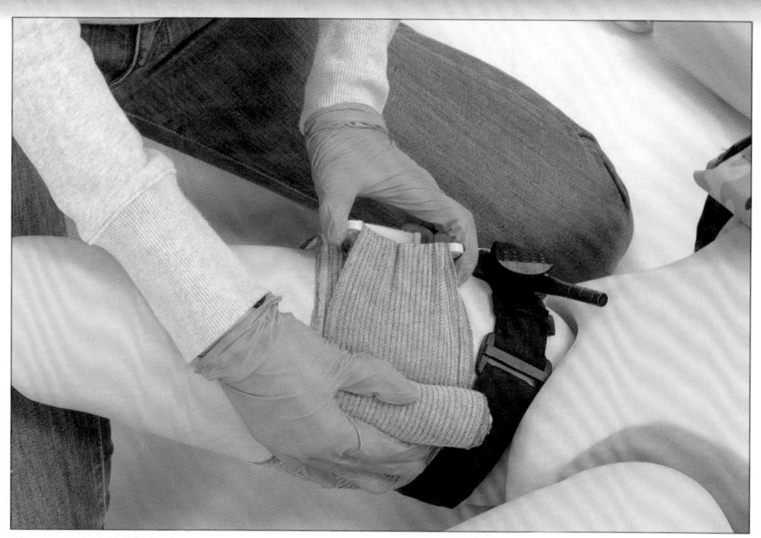

❹像滾動一樣將繃帶纏繞在大腿上。一隻手（此處為左手）控制加壓條，確保有嵌入傷口，另一隻手拉緊繃帶並用力纏繞。

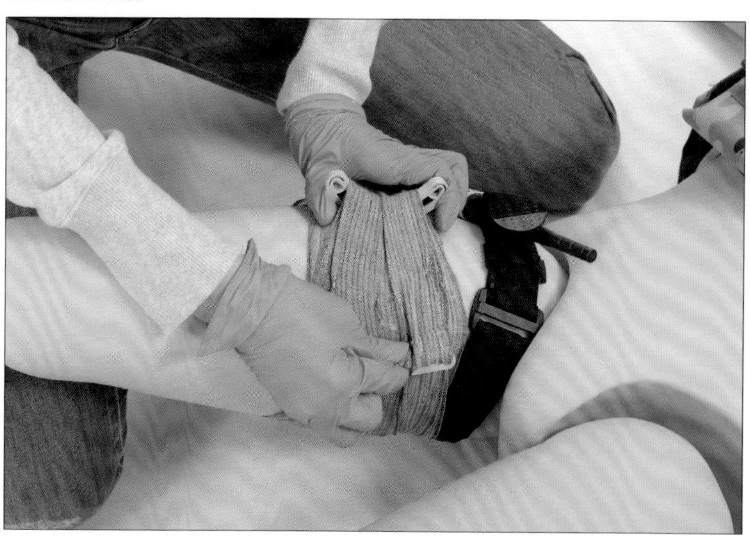

❺正確施加壓力後，加壓條的底部會嵌入傷口，兩端會像「耳朵」一樣豎起來。因為「耳朵」的形狀讓人聯想到米老鼠，所以在美國的小學裡，會教導孩子們「要讓米老鼠的耳朵露出來」。纏繞完繃帶後，將末端的固定條鉤住纏繞好的繃帶來固定。固定條上有四個爪子，可以快速、穩固地固定。

什麼是直接加壓止血法？

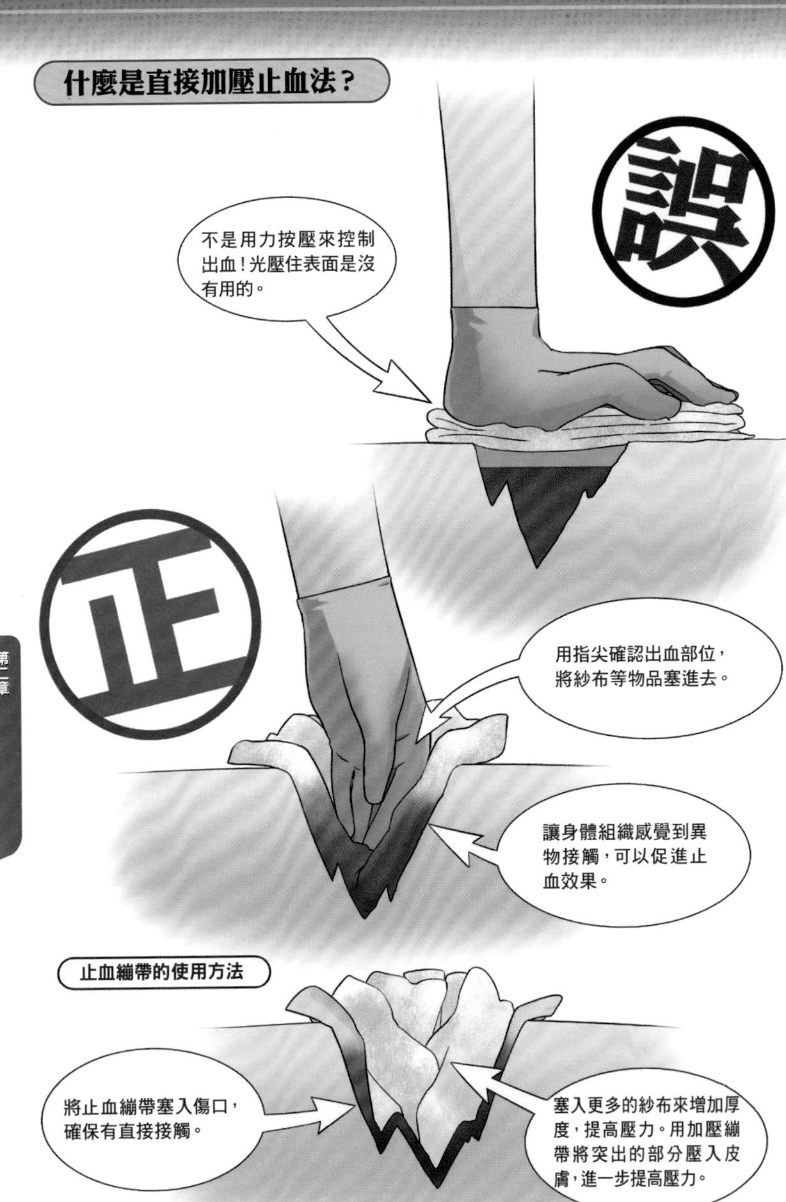

誤
不是用力按壓來控制出血！光壓住表面是沒有用的。
正
用指尖確認出血部位，將紗布等物品塞進去。
讓身體組織感覺到異物接觸，可以促進止血效果。
止血繃帶的使用方法
將止血繃帶塞入傷口，確保有直接接觸。
塞入更多的紗布來增加厚度，提高壓力。用加壓繃帶將突出的部分壓入皮膚，進一步提高壓力。

結合止血繃帶的直接加壓止血
（範例：右大腿被步槍彈貫穿）

以下說明結合「止血繃帶」的直接加壓止血法。與單獨使用紗布相比，這種方法的止血效率更高。圖片顯示的是右腿被子彈貫穿後進行直接加壓止血的步驟。

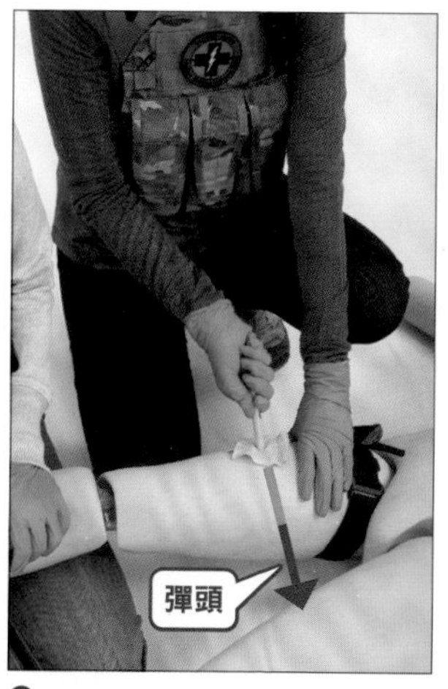

❶用筆將止血繃帶塞入射入孔。一般來說，槍傷的射入孔較小，射出孔較大。止血要從射入孔向射出孔方向進行。

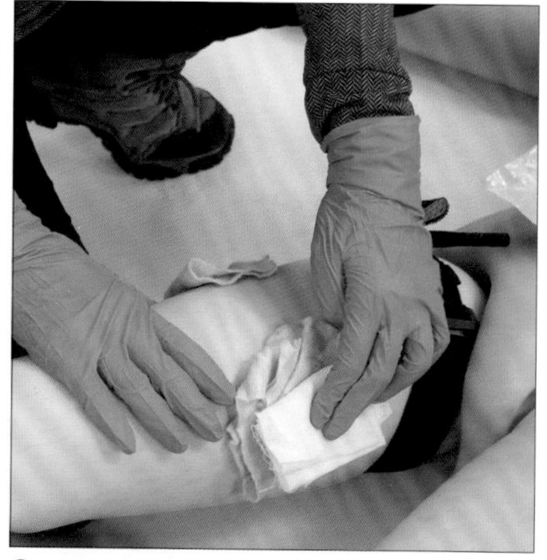

❷接著塞入射出孔。由於止血繃帶價格昂貴，因此只需塞入接觸到傷口的部分即可，上方用紗布繃帶填充，增加厚度。將止血繃帶壓入傷口，直到紗布繃帶高於皮膚表面。

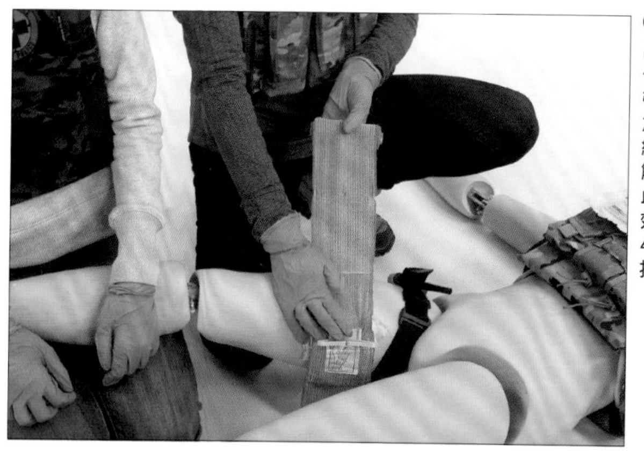

❸使用加壓條將突出的紗布繃帶壓入傷口，並纏繞緊急繃帶。透過這種方式施加壓力，可以讓止血繃帶最大限度地接觸到出血部位，促進血塊形成，達到止血效果。形成血塊需要4分鐘，在此期間要持續施壓。

控制四肢出血 止血帶～緊急繃帶

瞭解了止血帶止血法和緊急繃帶直接加壓止血法後，我們以右大腿中彈為例，說明實際的處理流程。

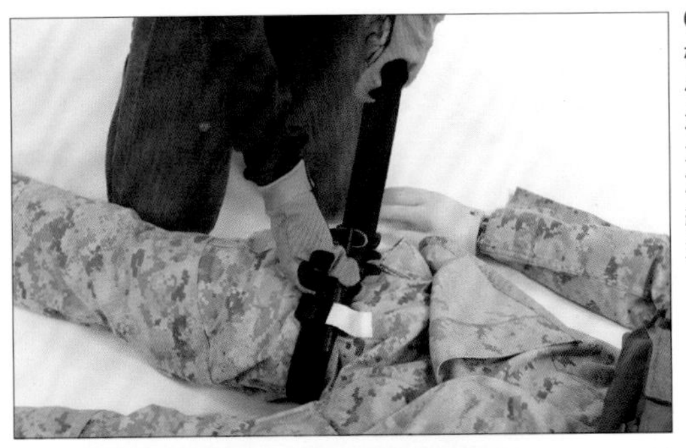

❶急救止血

槍傷只會在衣服上留下一個小洞，很難確認傷口和出血情況。但戰鬥現場十分危險，且大腿的步槍彈傷口在3分鐘內就會致命，因此要先在衣服上綁緊傷肢根部，以爭取時間。這就是「急救止血」。

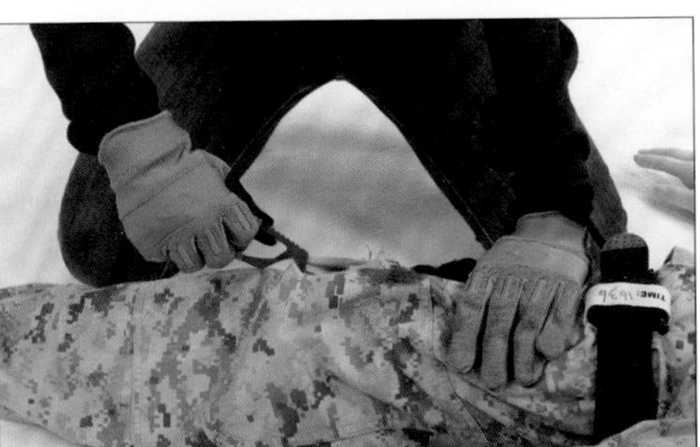

❷剪開衣服評估傷勢

移動到安全的地方後，剪開衣服露出傷口，判斷應該單獨使用紗布進行直接加壓止血，還是結合止血繃帶的止血法。首先，用安全刀鉤住衣服上的彈孔，沿著彈孔剪開，露出傷口，評估傷口狀況。使用醫用剪刀可能會不小心將刀尖刺入傷口，因此使用安全刀更安全、更快捷。

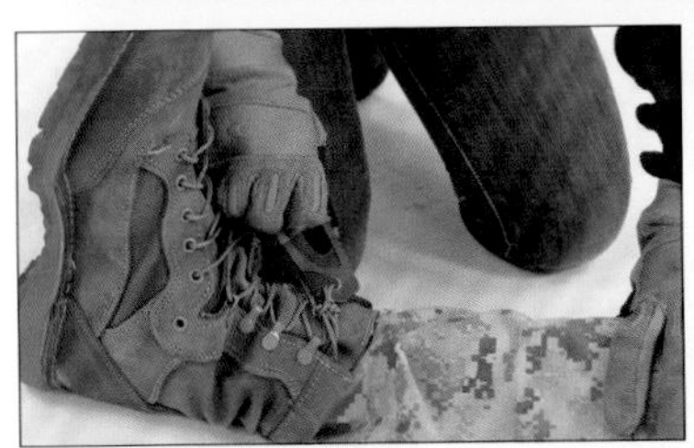

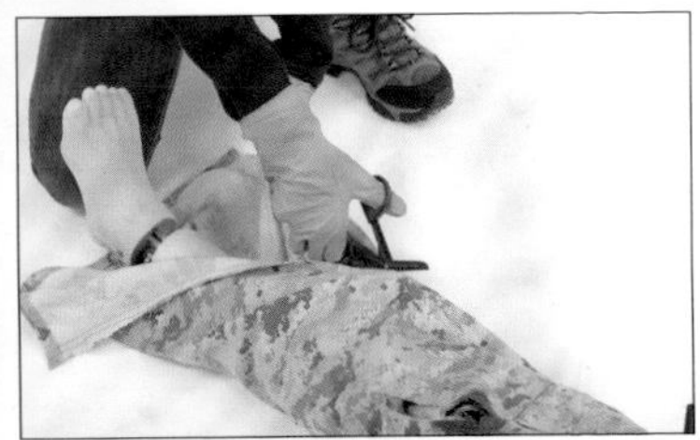

脫掉鞋子，用醫用剪刀沿著褲子外側的縫線，從褲腳剪到傷口旁邊（可以用安全刀剪斷鞋帶，快速脫掉鞋子）。用水清洗可以清洗的範圍，並擦拭周圍的血跡（不要弄濕衣服，以免造成低體溫，沾染血液的衣服會帶走體溫，因此要丟棄）。檢查腳趾的PMS（Pulse：末梢脈搏/Motorfunction：運動功能/Sensation：感覺）。

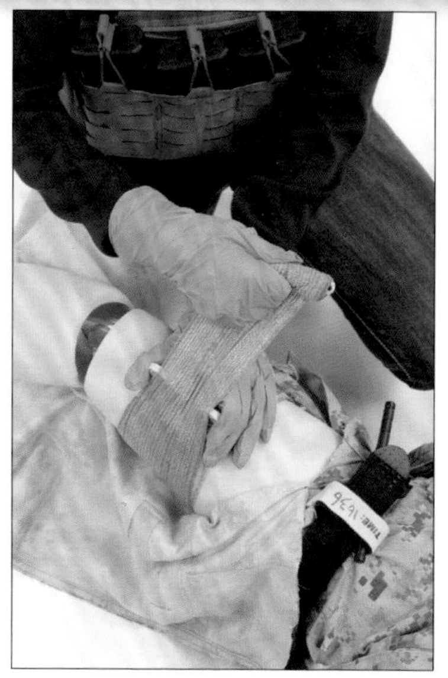

❸直接加壓止血
用緊急繃帶對傷口進行直接加壓止血。然後鬆開止血帶（急救止血），評估止血效果（如果繼續出血，則再次綁緊）。鬆開止血帶時，每次鬆開1/4圈。

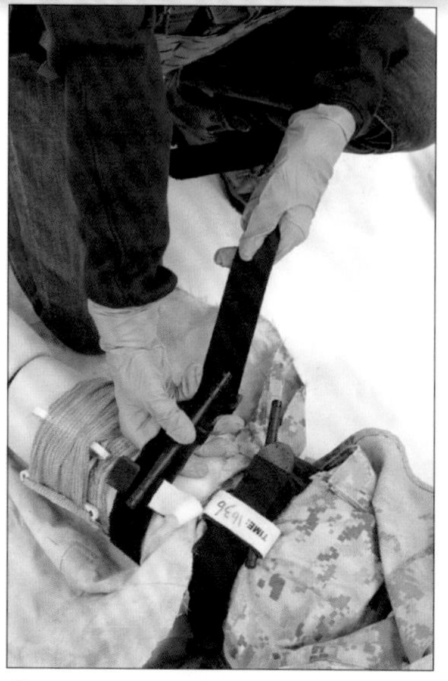

❹安裝第二條止血帶
如果直接加壓止血無法止血，則需要安裝第二條止血帶。在距離心臟最遠、可以觸摸到動脈搏動的部位（此處為膝蓋上方）安裝上第二條止血帶。

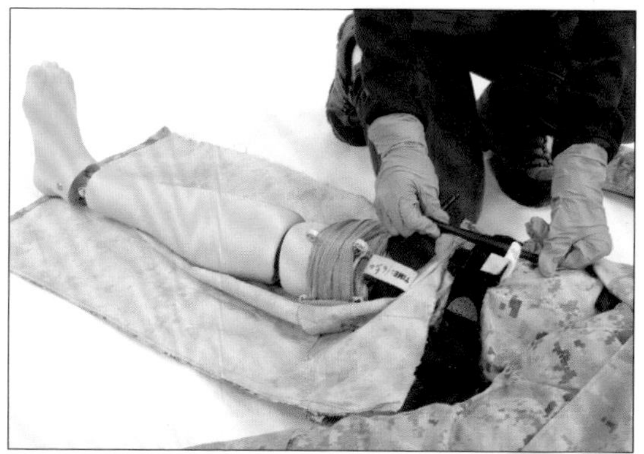

❺完成
安裝第二條止血帶後，將用於急救止血的止血帶每次鬆開1/4圈※。鬆開的止血帶不要取下，以防萬一再次出血（如果需要剪開衣服，也可以取下）。盡量在乾淨的褲子上進行處理。土壤中有很多細菌，要盡量避免接觸。

※ 如果鬆開急救止血帶後再次出血，則將用於急救止血的止血帶移到第二條止血帶旁邊（靠近身體一側），進行雙重綁紮止血。

控制四肢出血流程圖

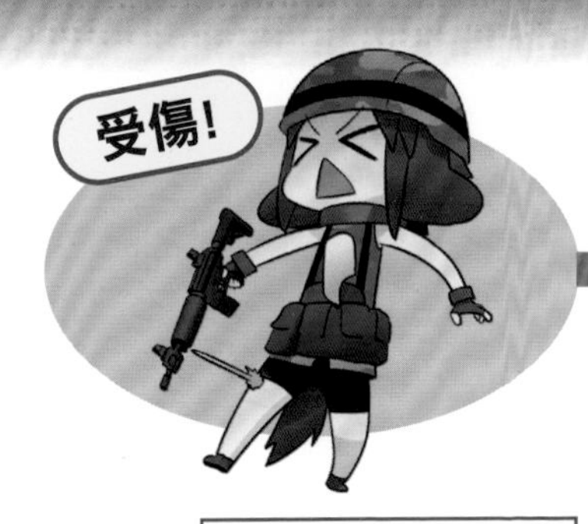

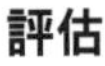

評估

・切開衣物露出傷口
・清洗傷口評估傷勢
・判斷接下來的處置

緊急繃帶
（必要時增加止血繃帶）

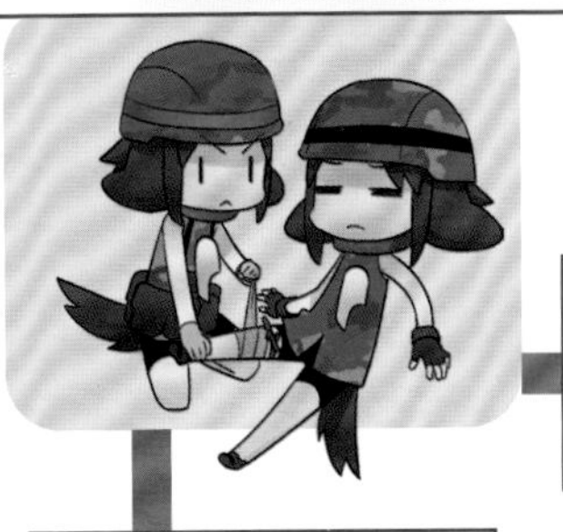

有効
即使放鬆急救止血帶也不會出血

鬆開急救止血帶

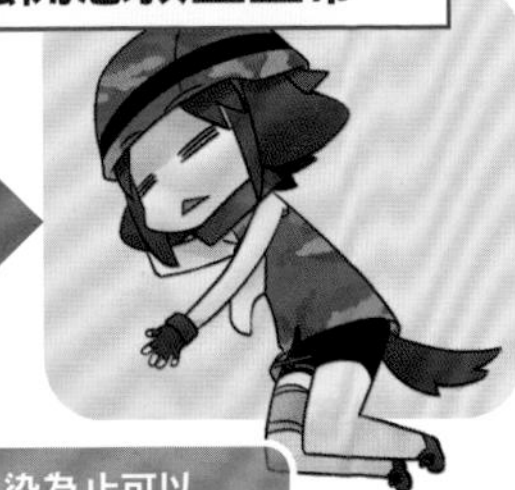

到造成感染為止可以爭取6小時的時間

無効
鬆開急救止血帶仍會出血

第2條止血帶

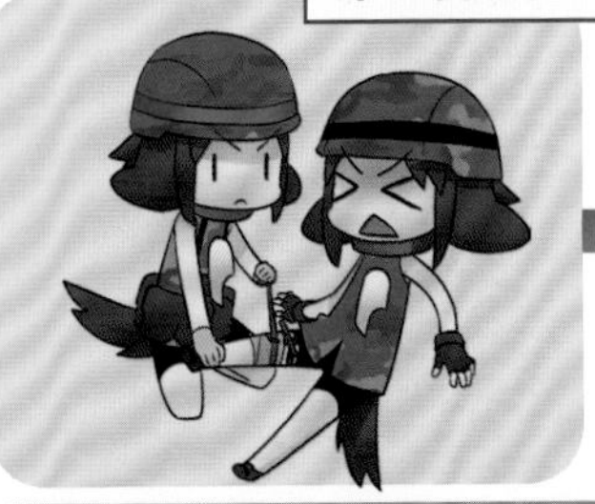

到缺血性疼痛發生為止約能爭取到20分鐘的時間※

穩定骨折處

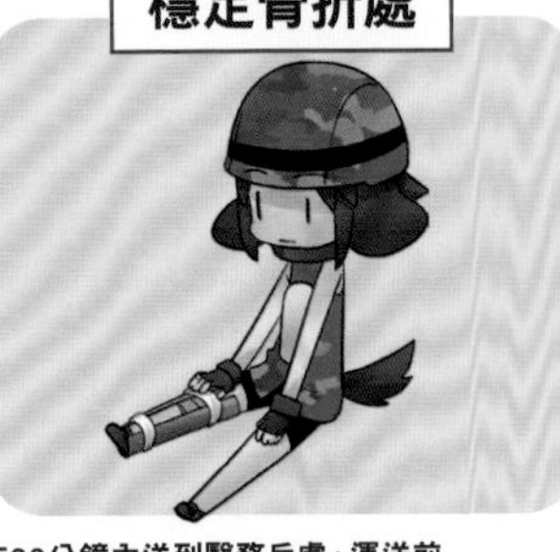

在20分鐘內送到醫務兵處。運送前先固定骨折部位，才能承受搬運。

※.急救止血的時間限制在20分鐘左右，鬆開止血帶的話就重新計算時間。但第2條止血帶不能鬆開。如果連用止血繃帶來做直接加壓也無法止血的話，貿然鬆開急救止血帶會導致血壓驟降，甚至死亡。

針對四肢遭步槍彈擊中該如何處置，我們用流程圖予以展示，假設是右大腿處中彈。

急救止血

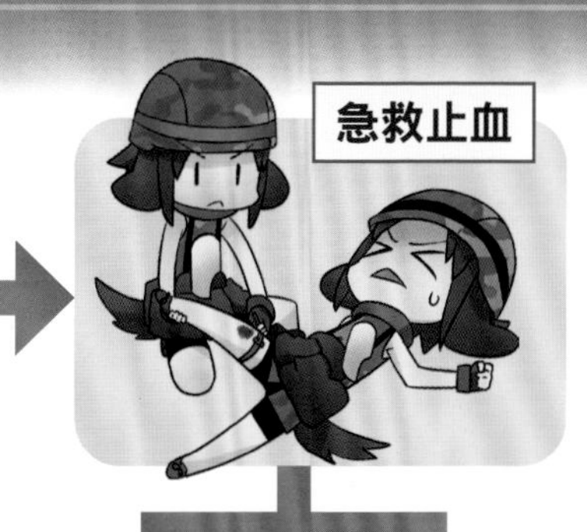

有効
止血了

到缺血性疼痛發生為止
約能爭取到20分鐘的時間

無効
無法止血

緊急止血點壓迫止血 爭取時間

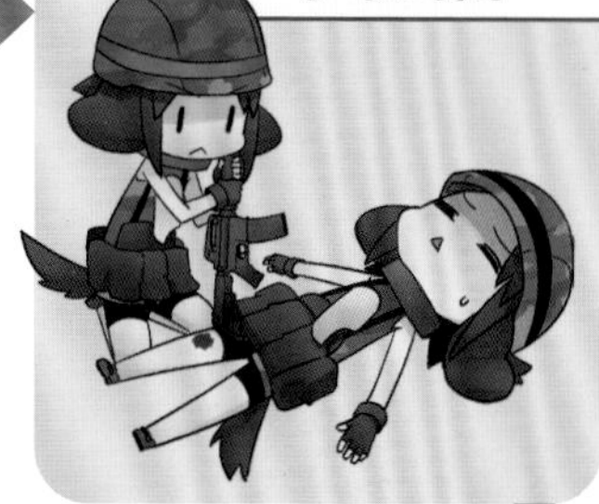

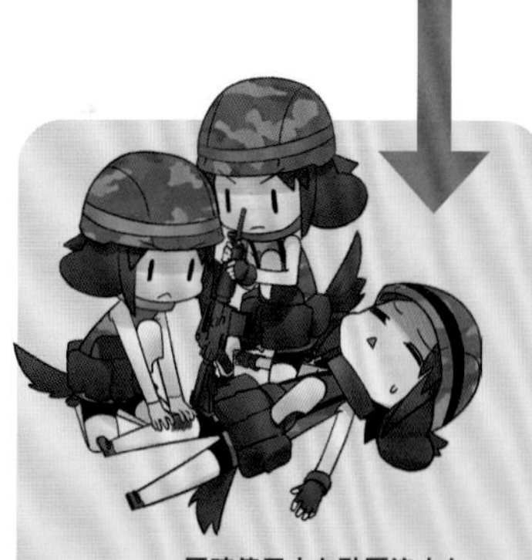

同時使用止血點壓迫止血
與止血繃帶進行止血

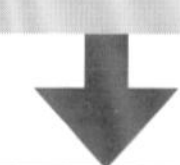

- 使用SAM止血帶來控制出血
- 讓醫務兵來處置

疼痛控制

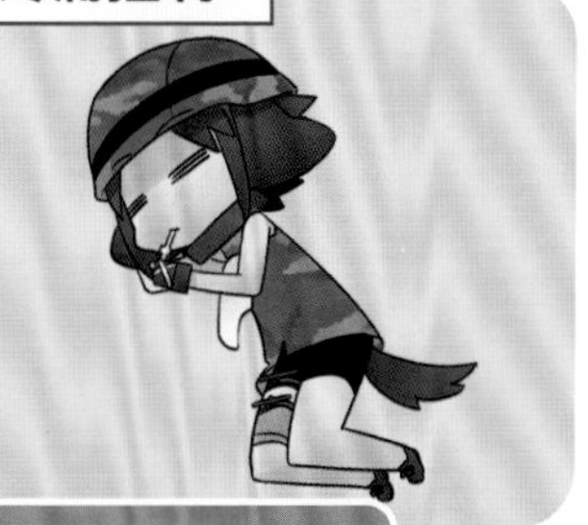

到造成神經損傷前
約能爭取到3小時的時間

止血帶如果裝上超過6小時，解除時必須接受類似腔室症候群處理方式的治療。

出血時的處理：先進行急救止血

如果大腿遭步槍彈擊中，導致股動脈和股靜脈都被切斷，傷者可能會在3分鐘內死亡。急救時直接在衣服上，於傷肢的根部用止血帶纏繞，以控制出血（「急救止血」）。完成急救止血後，應立即躲至掩體等的安全處，確保自身和傷者的安全，並評估止血效果。

急救止血有效的情況

如果股骨完好且止血成功，則可以剪開褲子，嘗試進行「直接加壓止血」。由於止血帶（急救止血）會造成缺血性疼痛，傷者最多只能忍受20分鐘。如果直接加壓止血有效，則可爭取到6小時的時間，直到傷口開始感染。此外，急救止血帶鬆開後應該繼續留在傷者的腿上，以備不時之需。

如果直接加壓止血無效，則需要使用「第二條止血帶」來控制出血。透過這種方式，可以再次爭取到20分鐘的時間，直到傷患無法忍受止血帶造成的缺血性疼痛。

在這20分鐘內，需要將傷者送到醫護兵處並進行麻醉。同時，應使用夾板來固定骨折部位，使其能夠承受搬運過程的晃動，這個步驟稱為「穩定」（穩定的方法請參閱159頁）。如果沒有夾板，可以使用步槍或將傷肢固定在未受傷的腿上。由於擔架搬運時會出現劇烈晃動，如果沒有固定骨折的部位，可能會加重出血，導致傷患失血過多而死。此外，撞擊也可能導致止血帶鬆脫，造成出血。

將傷患送到醫護兵處後，醫護兵會使用芬太尼棒棒糖等麻醉劑進行疼痛管理（緩解）。如果缺血性疼痛得到控制，則可以使用止血帶止血達3小時，直到出現神經損傷等併發症。在這段時間內，應盡快讓傷患接受手術等的最終治療。

急救止血無效的情況

如果槍傷造成股骨在髖關節附近出現粉碎性骨折，急救止血將無法出現效果。這時必須立即在上游動脈處限制血流。

本書建議嘗試「緊急止血點壓迫止血法」（請參閱164頁），利用步槍槍托壓迫骨盆恥骨上支附近的股動脈，並利用體重來加壓。由於緊急止血點壓迫止血法需要持續的人力來進行，可能會導致部隊戰力降低。且長時間的壓迫會造成疲勞，難以持續進行。因此，建議使用SAM止血帶等專用器材或現場的應急材料來進行止血點壓迫止血，並搭配止血粉等進行直接加壓止血。

各部位的止血法與急救處理

●依照危險程度選擇急救措施

在介紹完止血帶和緊急繃帶處理四肢出血的方法後，接下來將說明各種傷勢的止血與急救處理法。但在開始之前，我們想先透過美國常用的哈特福德共識（The Hartford Consensus），來說明戰場救護中「所處環境與可行措施」之間的關係。

在戰鬥中受傷時，為了救護傷患，必須判斷傷患和救護者所處的危險程度，並根據危險程度採取相應行動。千萬不要忘記，發生傷患就表示「存在危險」。

●哈特福德共識

美國將應對恐怖攻擊或槍擊事件的方法，以「THREAT」（這個字就是威脅、恐嚇的意思）來表示，每個字母代表一個行動準則，並將危險程度分成3個等級，讓各個單位和民眾都能清楚了解每個階段應該採取的行動。這個概念也適用於本章所介紹的各種止血和急救處理法。

◆THREAT

Threat suppression：威脅壓制
Hemorrhage control：出血控制
Rapid **E**xtrication to safety：安全快速撤離與救援
Assessment by medical providers：醫療人員評估
Transport to definitive care：運送至醫療機構進行最終治療

絕對危險區域
Hot Zone

具有必須處理的迫切危險與威脅，救護者的雙手無法做急救處置的狀況。

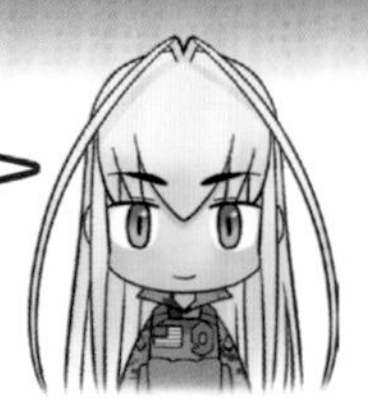

有傷患產生代表那裡是危險的。救護者必須根據危險程度來選擇適合的急救法。

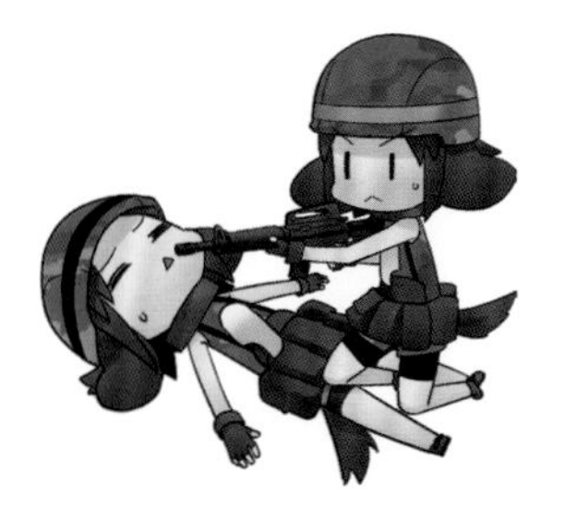

用膝蓋或手肘進行止血點壓迫止血

四肢受傷的話在中彈的傷肢綁上止血帶

中間狀況
Warm Zone

保持警戒姿勢，集中資源與人力。

無効

有効

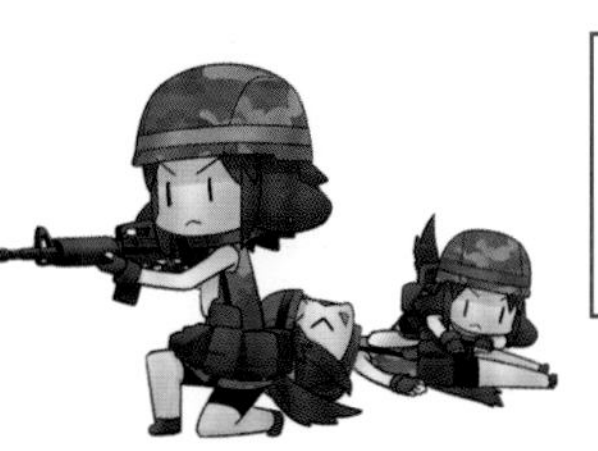

用手指、彈匣或槍托對傷口進行緊急止血點壓迫止血（即使傷者是肩關節附近或骨盆中彈，依然可以實施）

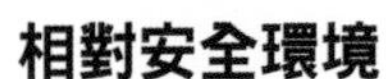

相對安全環境
Cold Zone

沒有急迫性危險，救護者沒有必要進行戰鬥或警戒。將傷患集結區（CCP）設置在這裡。

- 合併止血繃帶進行直接壓迫止血
- 關節止血法、使用止血帶或急救用品對止血點進行壓迫止血
- 用三角巾包裹

等方法

- 改用加壓式止血帶進行直接壓迫止血

或是

- 使用第二條止血帶並進行疼痛管理

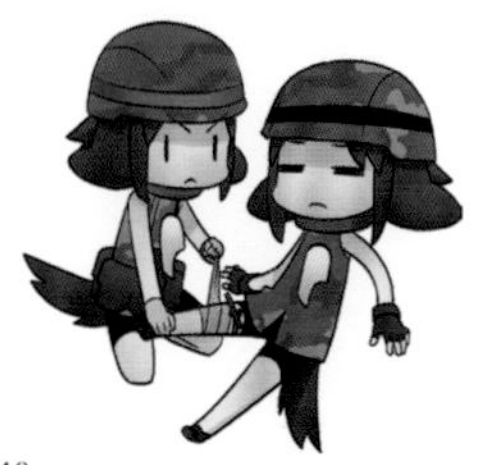

●三個危險等級

◆絕對危險環境：Hot Zone

當自身和傷患都處於直接危險時，首要的任務是「生存」，並控制致命性的大出血，防止因失血過多而出現的立即死亡。

在這個階段，最重要的是**威脅壓制**（Threat suppression），必須騰出雙手來操作武器、壓制威脅、搜索和警戒。因此，這個階段的急救措施僅限於**觀察狀況**（See Something），並利用手肘或小腿等部位來控制出血（例如：不需用手即可進行的緊急止血點壓迫止血法）。

◆相對危險環境：Warm Zone

當自身和傷患已經撤離到掩體後方等相對安全的地方，且已將直接威脅降到最低時，就可以進行**出血控制**（Hemorrhage control）和**安全快速撤離與救援**（Rapid Extrication to safety），**盡可能採取行動**（Do Something）來避免生命危險，並撤離到安全的地方。

由於不需要直接應對威脅，因此可以使用雙手來進行緊急止血點壓迫止血法，或是使用止血帶來進行急救止血。同時，也要請求支援，集合人力準備撤離。

TCCC※將上述的絕對危險環境和相對危險環境統稱為**戰場救護**（Care Under Fire）。

◆相對安全環境：Cold Zone

當脫離眼前的危險後，就可以進行**醫療人員評估**（Assessment by medical providers），接受醫護兵的急救處理，並**運送至醫療機構**進行最終治療（Transport to definitive care）。只有在醫院接受手術才能真正止住致命性的大出血。

這個階段應該採取**進一步提升存活率**（Improving Survival）」的措施（例如：重新綁緊止血帶，盡可能保留傷患的肢體）。

※ 有關 TCCC 的詳細資訊，請參閱第17頁。

推薦攜帶的急救用品

◆個人急救包

止血帶建議選擇SAM-XT止血帶，因為它可以避免致命性的錯誤（例如綁紮力道不足）。基本的組合包括止血帶、加壓止血繃帶、加壓紗布和止血粉。

本書雖然沒有介紹，但最新款的Olaes繃帶具有多種功能，可以處理從槍傷、胸部穿刺傷到臟器脫出的各種傷勢，強烈推薦使用。由於個人急救包的攜帶量有限，因此最好選擇一物多用的產品。

由於每人需要兩條以上的止血帶，因此除了SAM-XT之外，還選擇了適用於SMR（請參閱210頁）的RMT止血帶，以及日本產的附橡膠繩救援工具。這款救援工具的止血帶使用方法與RATS相同，但還具備破窗、割斷安全帶的功能。此外，SAM夾板除了可以用於固定骨折部位和穩定頸椎外，還可以作為鑷子、頭盔、鞋墊（涼鞋）使用。還要在急救包的剩餘空間內盡可能多放一些膠帶、筆記用紙和筆、醫用手套，以及用於填塞傷口的紗布。

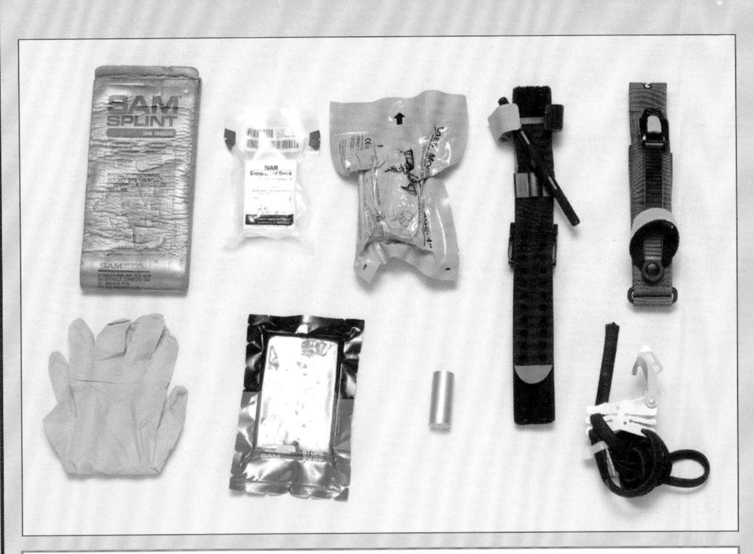

物品清單

上排左起

SAM 夾板 / 加壓紗布 / 加壓止血繃帶（Olaes 繃帶）/SAM-XT止血帶 / RMT 止血帶

下排左起

醫用手套 / 繃帶式止血劑 / 膠帶 / 附橡膠繩救援工具

◆排級急救包

以下為一個9人小組應該攜帶的急救用品清單。水袋除了可以補充水分外，還可以用於清洗傷口、製作口服電解質溶液（請參閱176頁）進行緊急補水，以及在大量出血時補充血容量，是必備的物品。為了隨時都能製作口服電解質溶液，建議同時攜帶鹽和糖。Source Vagabond公司的水袋可以打開上蓋，方便製作口服電解質溶液。

每個小組也應準備一台AED。其功能將在193頁詳細說明。AED應選擇電池供電的救災專用型號。

其他急救用品的用途和使用方法，請參考本書的相關說明。

此外，建議在排級急救包中同時放入備用彈藥。因為救援傷患時也會消耗彈藥。最近的軍用急救背包都設計有彈藥存放空間。

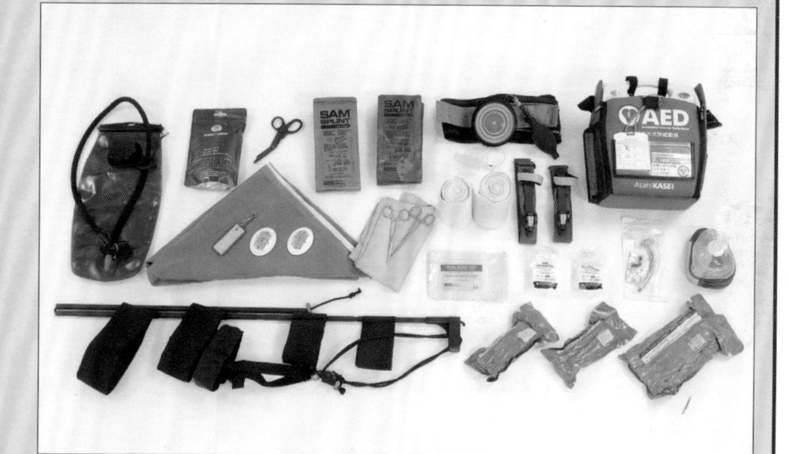

物品清單

上排左起

水袋 / 燒燙傷敷料組 / 醫用剪刀 / SAM 夾板 / SAM止血帶 / 救災專用全功能AED

中排左起

三角巾 / 鎂棒 / 眼罩 / 止血繃帶 / 彈性繃帶 / 繃帶式止血劑 / RMT止血帶 / 加壓紗布 / 鼻咽氣道 / 口袋型人工呼吸面罩

下排左起

牽引式夾板 / 緊急繃帶（6英吋、8英吋）

頭部外傷─包紮固定法
（範例：下顎受傷）

頭部和臉部的傷口，可以使用這裡介紹的包紮固定法，在任何部位都能順利包紮（使用緊急繃帶）。

頭部從額頭到後腦勺，綁頭巾的位置是最堅固、不易晃動的穩定部位。我們可以利用這個部位作為包紮的「基底」，對出血部位施加壓力或固定晃動的部位。

以下照片所展示的是為了減輕疼痛和防止惡化，將骨折的下顎固定在上顎的步驟。學會這個方法就能應用於耳朵、眼睛、鼻子、後腦勺等部位，只需調整包紮的方向即可。

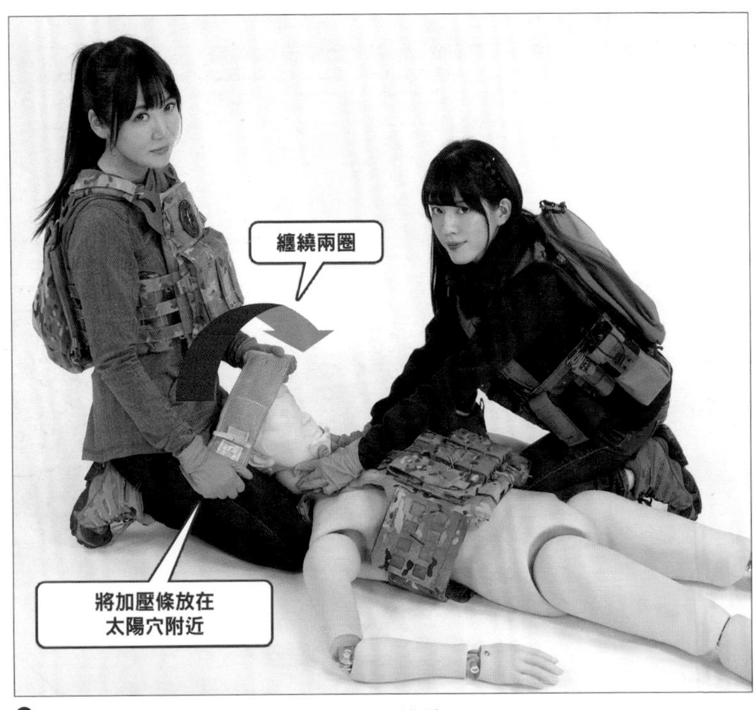

❶將緊急繃帶的加壓條放在太陽穴處，纏繞兩圈，製作穩固的基底（加壓條不要放在傷口上）。如果要幫躺著的傷患包紮，可以讓傷患將頭部放在救護者的雙膝上，並請助手幫忙固定頭部。由於緊急繃帶的紗布無法直接接觸傷口，要先在下顎的傷口處放上消毒紗布。

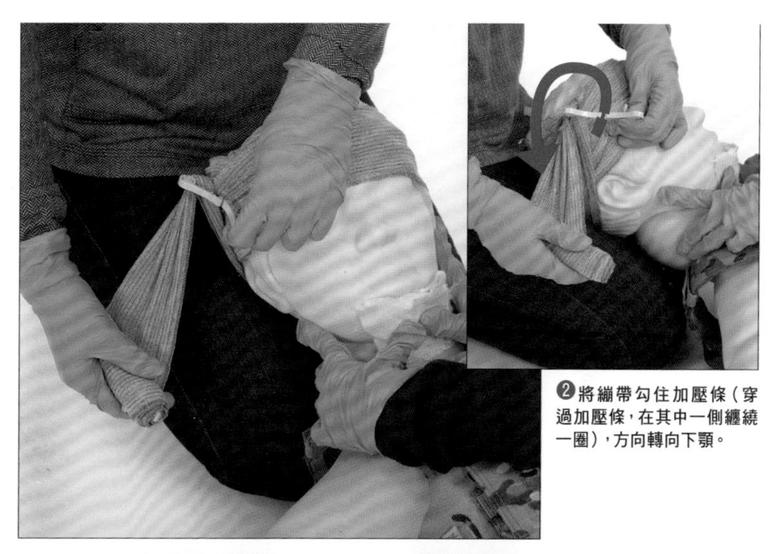

❷將繃帶勾住加壓條（穿過加壓條，在其中一側纏繞一圈），方向轉向下顎。

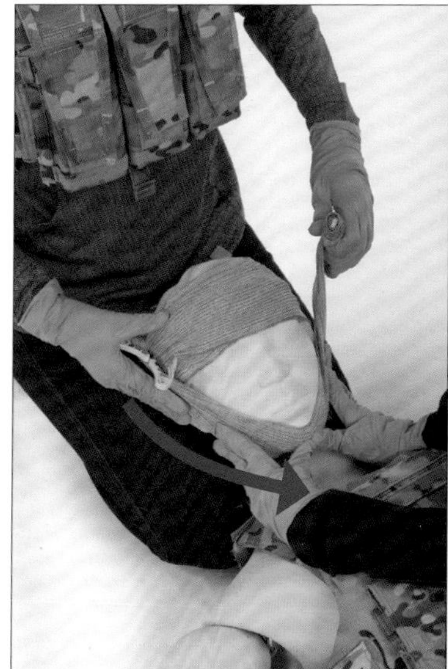

❸繃帶方向轉為垂直後，像包裹下顎一樣纏繞繃帶。從下顎到頭頂都要包覆住，但要避開耳朵，讓傷患可以聽到聲音。

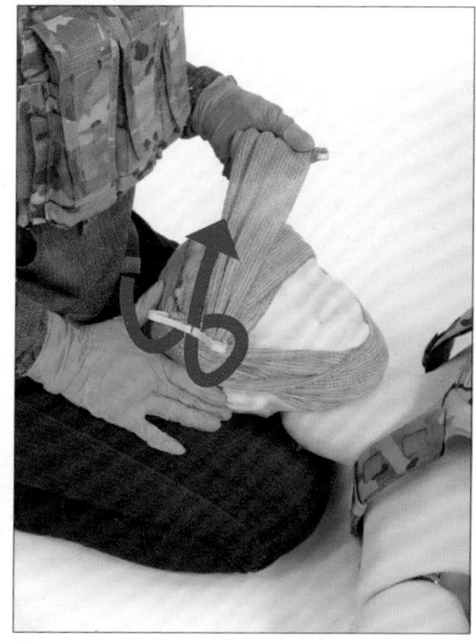

❹包覆完下顎後，再次將繃帶勾住加壓條，將方向轉回頭巾的方向，最後用固定條固定繃帶（如果傷患的呼吸道阻塞或呼吸道結構受損，則不應使用這種方式來固定下顎）。

頸部外傷

●受傷情況

頸動脈相當粗，受傷時不僅會噴血，還會在受傷後2～3分鐘內，因為血腫（大量血液積聚凝固成腫塊）壓迫到呼吸道而導致窒息。

此外，還可能發生呼吸道出血或氣管斷裂。

如果穿著防彈背心，則很可能會被彈片或粉碎的陶瓷板碎片（硬度是鋼鐵的三倍）割傷頸部。

如果發現異物刺入頸部，請先穩定異物，避免移動（穩定方法請參閱171頁）。如果異物阻塞呼吸道，則應將其移除，否則應保持在原位。

●防止空氣進入傷口

頸部的出血性傷口可能會因為血管破裂而導致空氣進入血管，造成腦部、心臟或肺部空氣栓塞（血管被氣泡阻塞）。少量空氣進入血管後會溶解在血液中，但如果過量的話，就會形成氣泡阻塞血流，導致血液無法順利流動。嚴重時會導致腦梗塞或急性循環衰竭，即使成功止血，也可能在之後造成死亡或後遺症。

因此，頸部受傷時，應立即用不透氣的塑膠袋等物品密封傷口，防止空氣進入血管。

頸部止血與四肢相同，都是透過將血管壓迫到堅硬的骨骼上來控制出血的。當然，我們不能直接勒住傷者的脖子，因此如果要使用彈性繃帶（例如緊急繃帶）進行包紮，就必須從傷口對側的腋下穿過，進行壓迫固定。

這種方法乍看之下像是直接加壓止血法，但由於在傷口上放了塑膠袋，血液不會接觸到異物，因此難以形成血栓。這種方法的主要目的是緊急止血點壓迫止血。也就是說，可將其視為利用加壓條將總頸動脈從靠近心臟的一側壓迫到頸椎上。

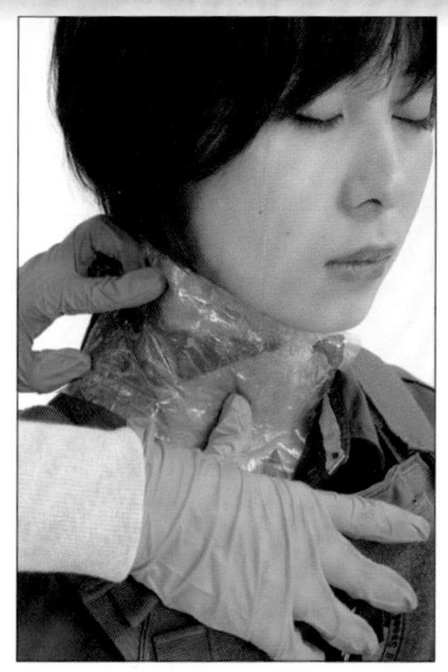

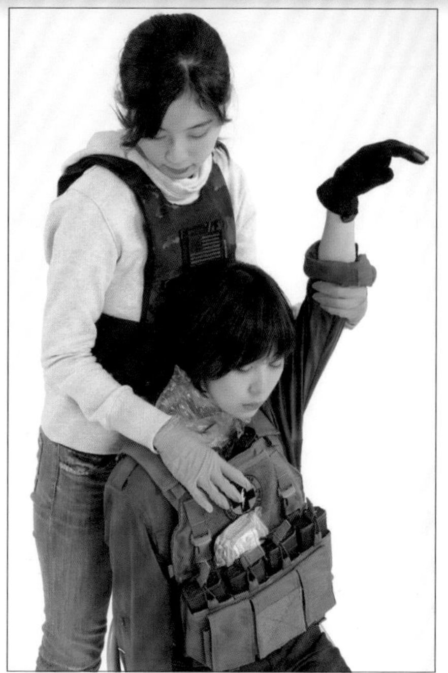

❶首先，使用不透氣的材質（例如繃帶包裝袋）密封頸部的傷口。接著，讓傷患保持頸部垂直，並將傷口對側的手臂高舉過頭（如果傷患無法自行舉起，請協助）。助手用拇指按壓傷患的總頸動脈靠近心臟的一側，並朝頸椎方向按壓，進行止血點壓迫止血。

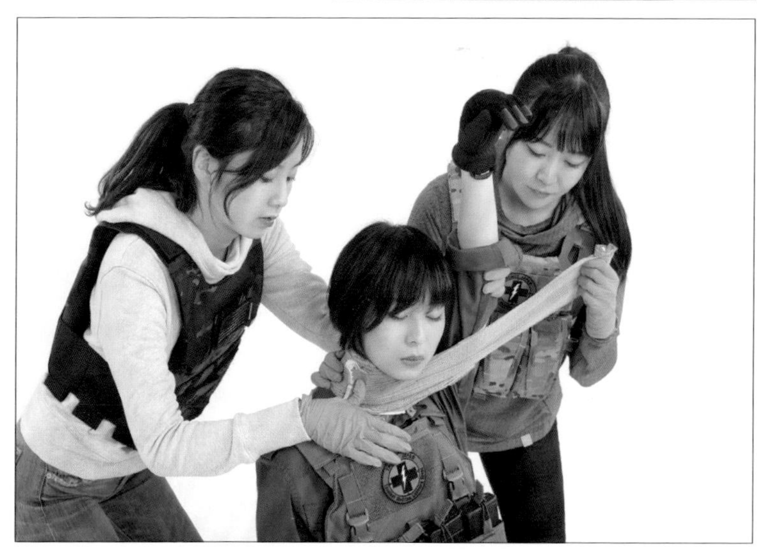

❷在頸部傷口和對側手臂之間的最短距離處，纏繞彈性繃帶或緊急繃帶。

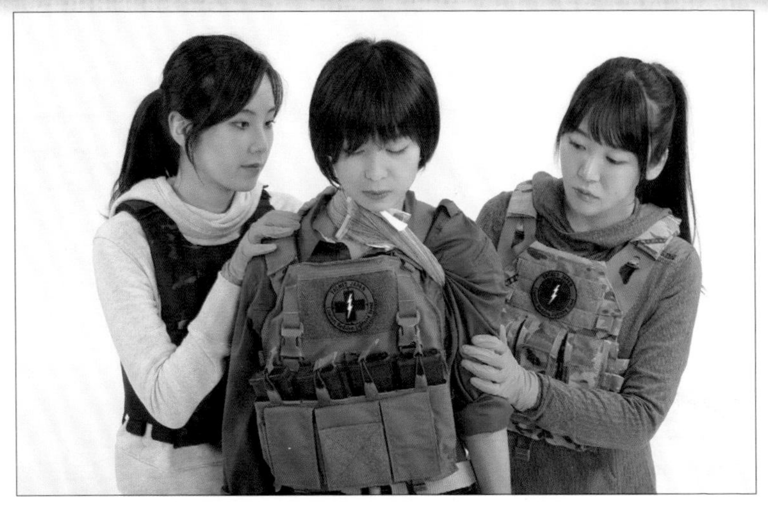

❸將手臂放下。彈性繃帶會因此伸展，對傷口上下方的血管施加強大的壓力，達到止血效果。如果放下手臂後仍然會出血，可以在繃帶下方插入筆等物品並加以旋轉，以增加壓迫的力道。

◆利用戰術背心固定

舉起手臂的話，壓迫力就會減弱，影響止血效果。平躺時，手臂很容易舉起，因此需要固定放下的手臂。最簡單快速的方法就是將手臂塞入戰術背心內。也可以解開戰鬥服的鈕扣，將手臂塞入袖子中，並用安全別針固定。

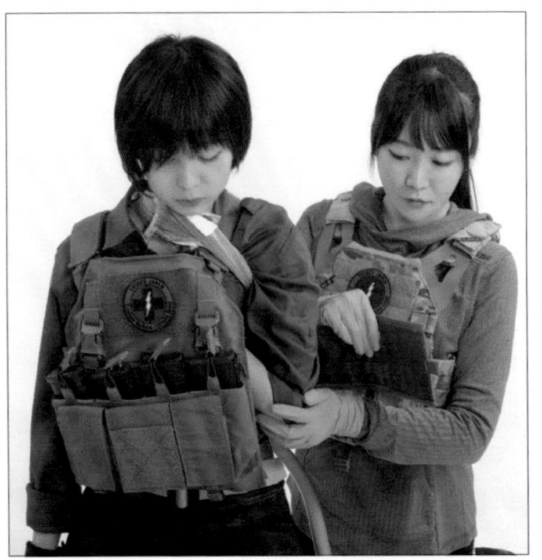

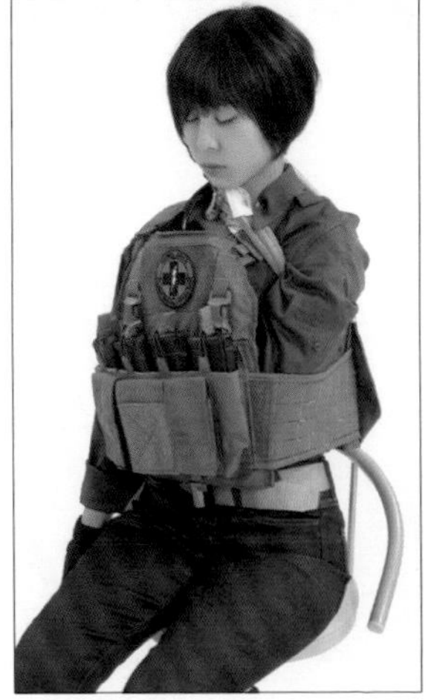

◆利用三角巾固定

將三角巾對折，頂點朝向肩膀，底邊的中心對準手肘，並從對側腋下穿過、綁緊（三角巾要包覆住受傷的手臂）。注意，如果上下顛倒，包紮會不穩定。

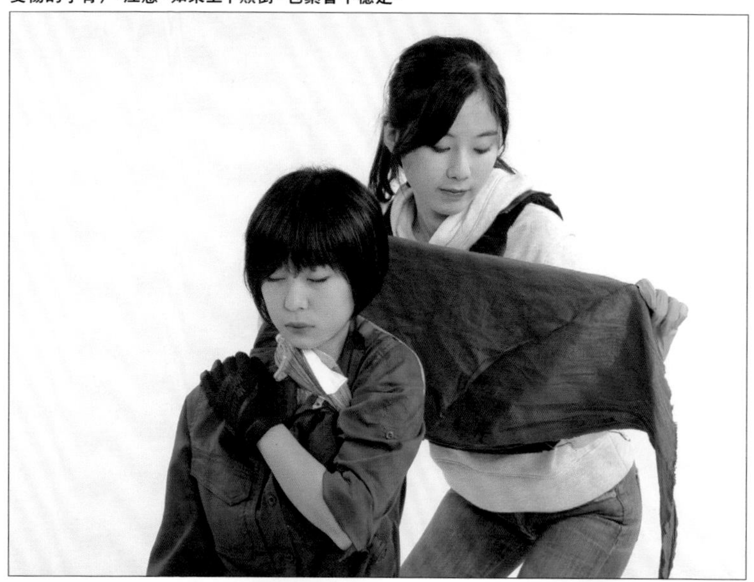

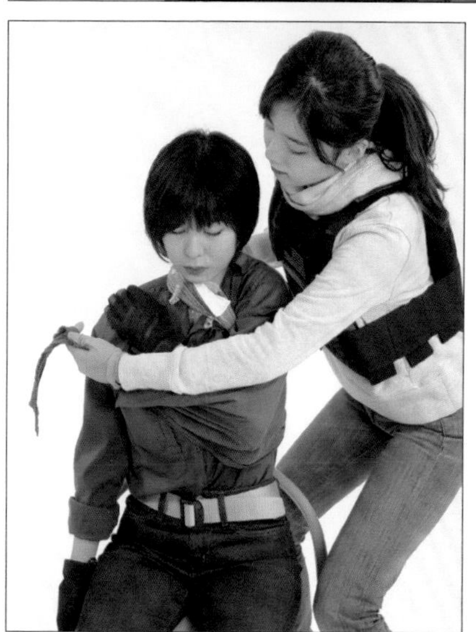

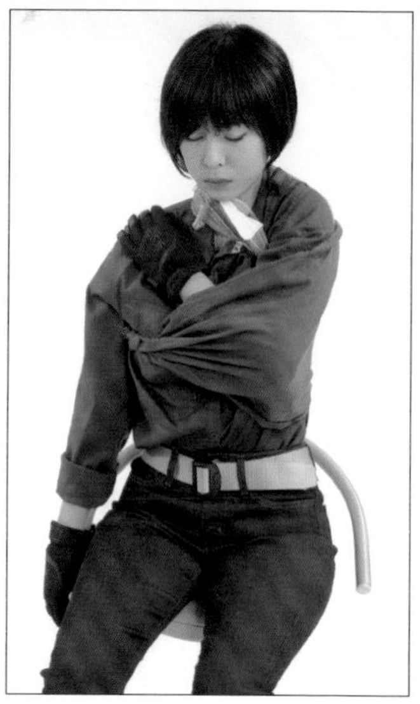

眼睛受傷—使用眼罩保護
（範例：右眼受傷）

眼睛受傷時，眼球會腫脹。如果直接在眼球上方用力包紮，包紮的壓力加上眼球腫脹的壓力，可能會導致眼球損傷。因此，我們會使用眼罩。眼罩可以將包紮的壓力分散到額頭和顴骨，避免對眼球造成過大的壓力。

由於兩眼會一起移動，因此即使只有一隻眼睛受傷，也必須包紮雙眼，讓眼睛休息。但在戰場或災難現場，如果將雙眼都遮住，傷患將無法行動。因此，我們需要改造眼罩，讓傷患的健康眼睛在不移動的情況下也能保持視力。具體做法是在眼罩上開一個小孔，讓傷患的健康眼睛可以透過小孔看到外面的情況。透過針孔成像的原理，可以限制眼球的移動，讓受傷的眼睛得到休息。

此外，眼罩除了可以防止眼球塌陷、讓眼球獲得休息外，還可以用於矯正視力。透過針孔成像的原理可以稍微擴大眼球的焦距調整範圍，達到矯正視力的效果。如果眼鏡損壞或遺失，可以用於緊急矯正視力。

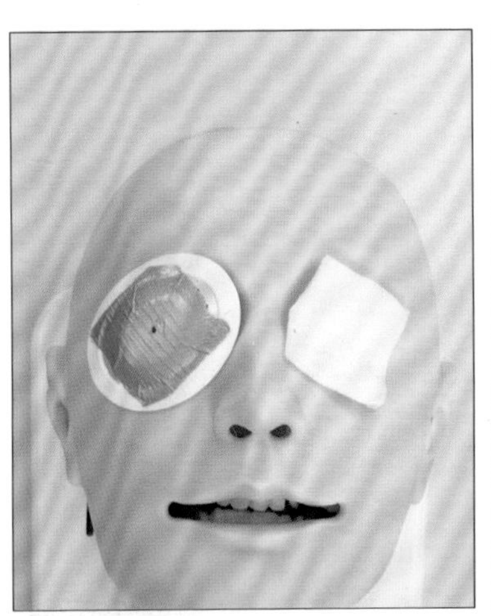

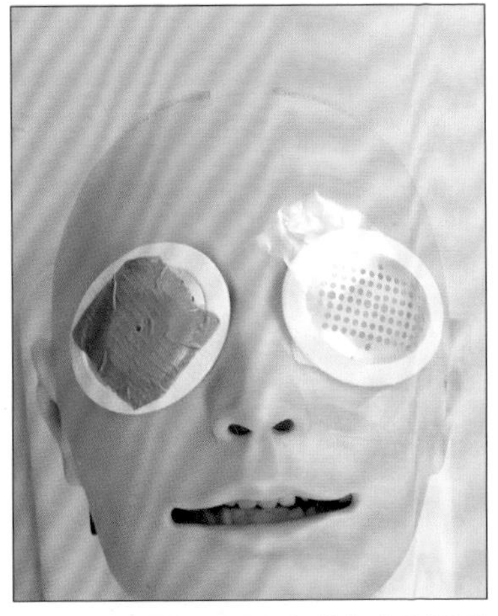

❶在健康的眼睛（左眼）上，放上中間開了小孔的眼罩。這樣可以固定眼球的移動。接著，在受傷的眼睛（右眼）上放一塊濕潤的紗布，再蓋上一塊乾燥的紗布。眼球需要保持濕潤。濕潤的紗布用於保濕，乾燥的紗布用於固定。為了避免濕潤的紗布乾燥，請用塑膠袋覆蓋，再放上眼罩。

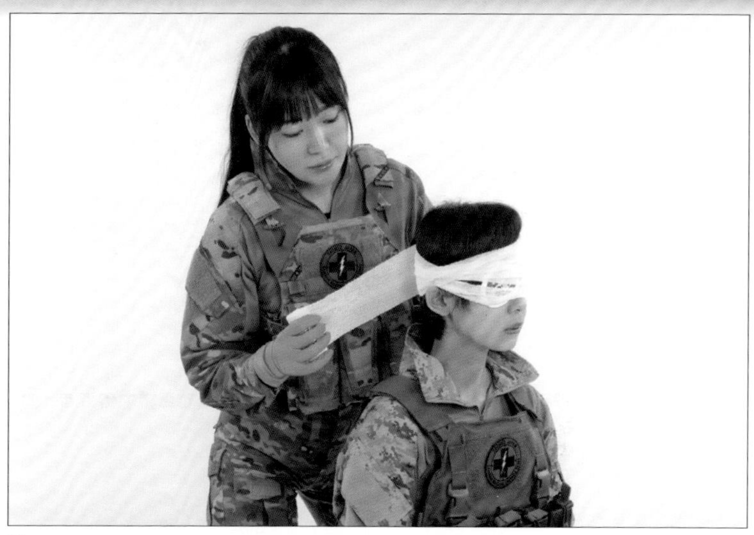

❷用粗的紗布繃帶包住兩側的眼罩，並繞過後腦勺固定。包紮時要避開耳朵，讓傷患可以聽到聲音

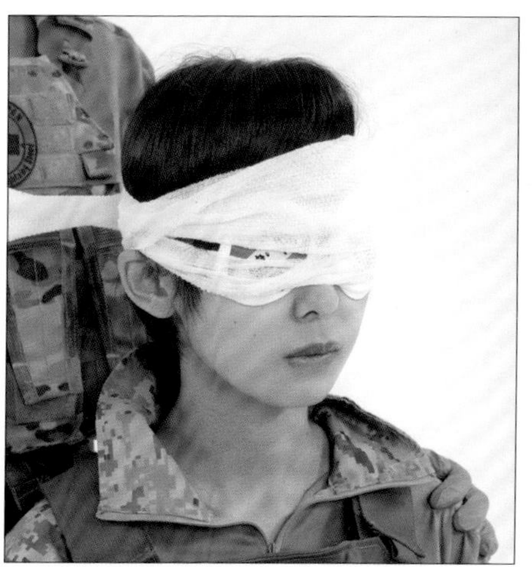

❸用紗布繃帶固定好兩側的眼罩後，將紗布繃帶的纖線分開，讓傷患可以從健康眼睛側的眼罩上小孔看到外面。這樣傷患就能在固定健康眼球的同時，還保有視力。

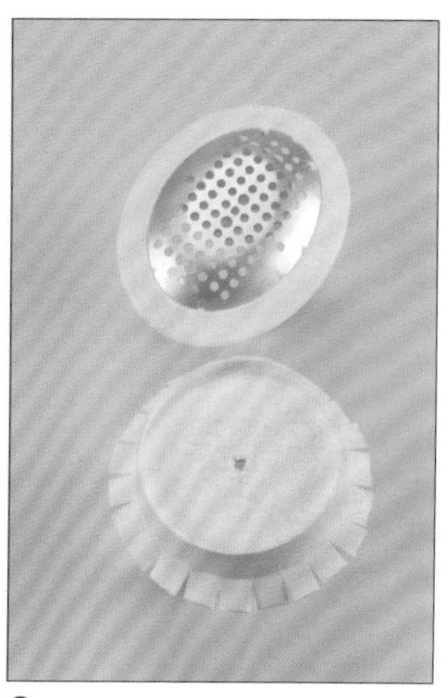

❹如果沒有眼罩，也可以用紙杯的底部來代替。

手臂的緊急止血點壓迫止血
（範例：右上臂受傷）

處於危險環境，需要騰出雙手來操作武器的情況下，可以使用緊急止血點壓迫止血法。這個動作可以同時進行反擊、警戒、傷勢評估和止血。

用小腿壓迫傷患的手臂，如果感覺到肱骨完好，就可以使用止血帶。如果肱骨出現粉碎性骨折，則試著使用接下來要說明的彈匣或手指來進行緊急止血點壓迫止血法。

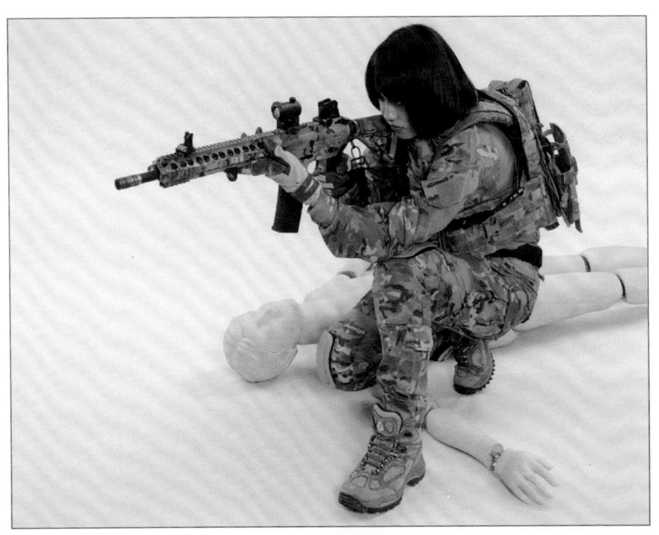

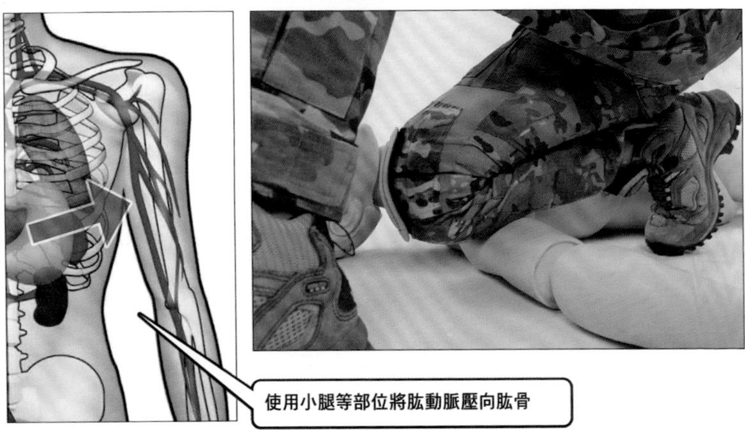

肱骨粉碎性骨折，無法使用止血帶時 緊急止血點壓迫止血

如果子彈擊中肱骨，很可能會造成肩關節附近的粉碎性骨折，導致止血帶失效。這時可以透過壓迫腋動脈（位於腋窩的動脈）來控制出血。腋動脈是一條相對靠近皮膚表面的粗大動脈。

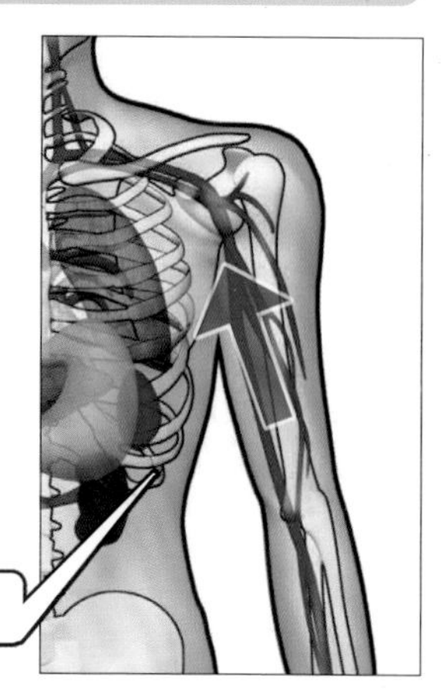

◆用手指壓迫的方法

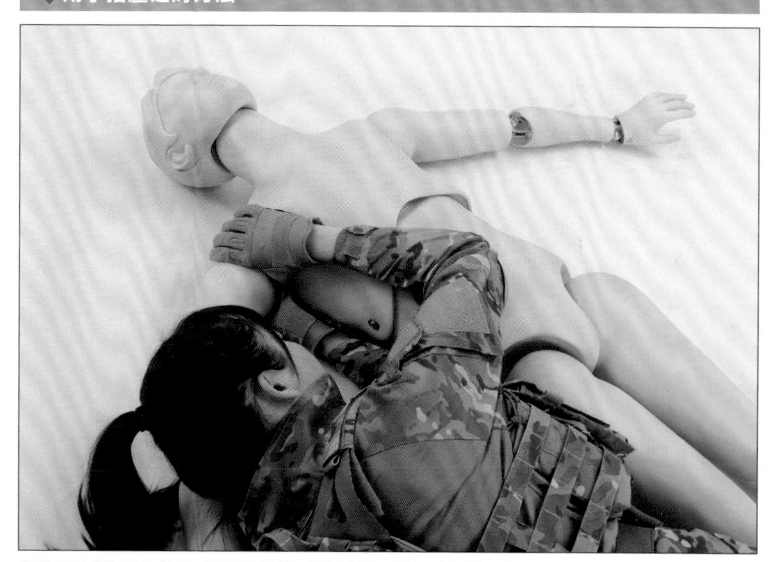

將雙手的拇指伸入腋窩，壓迫腋動脈。這個方法可以在低姿勢下進行，因此可以在絕對危險的環境下使用。但由於雙手無法進行反擊，因此必須盡可能保持低姿勢。

◆利用紗布繃帶的方法

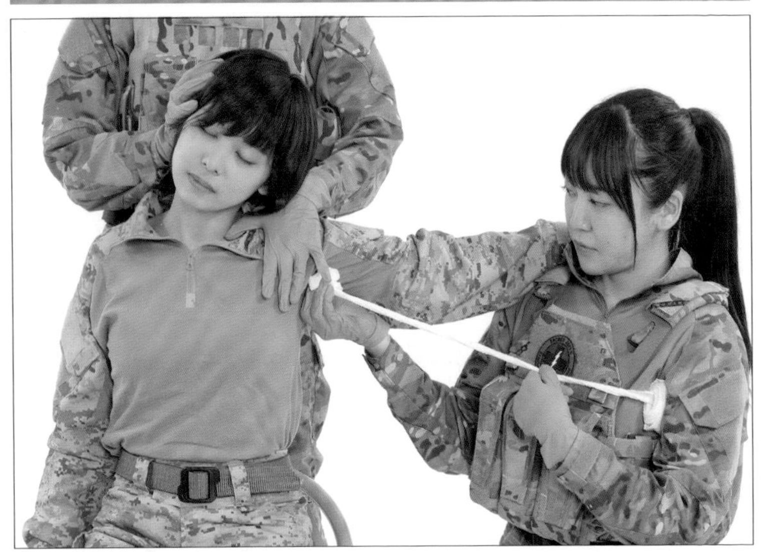

❶左上臂受傷。將紗布繃帶塞入腋窩，以緊急繃帶壓迫止血。首先，將傷患的頭部壓向受傷側，放鬆鎖骨上窩肌肉。再將拇指按壓在鎖骨上方的凹陷處，將鎖骨下動脈壓向身體中心，進行止血。

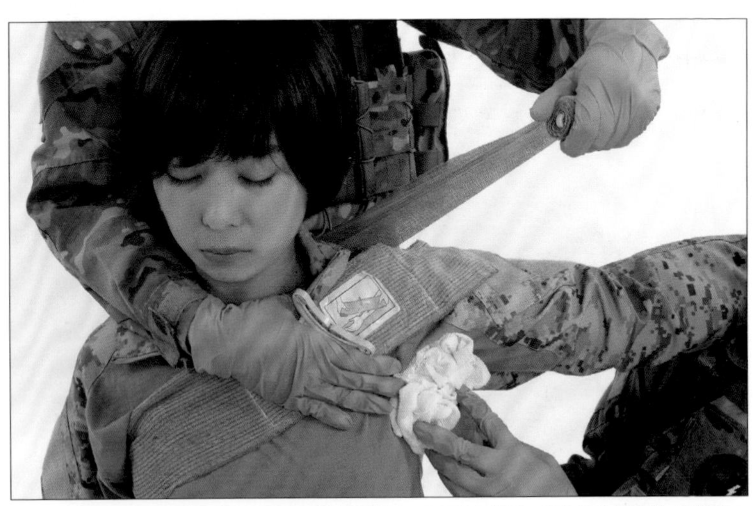

壓迫腋動脈進行的間接壓迫止血法所需的材料較少，且更容易操作。塞入紗布繃帶時，可以像上圖一樣將紗布繃帶夾在腋窩下，並捲成條狀塞入。

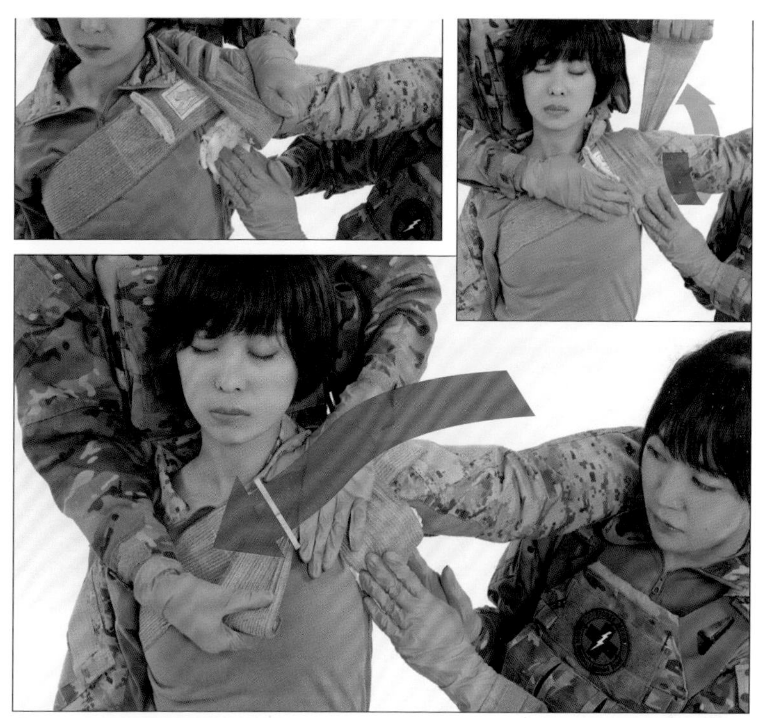

❷包紮肩膀或胸部附近時，可以使用「8字形包紮法」。照片展示的是以左肩到右腋窩為一個圓圈，左肩到左腋窩為另一個圓圈，用繃帶畫出兩個圓的「8」字形狀進行包紮。與此同時，另一個人持續按壓紗布。

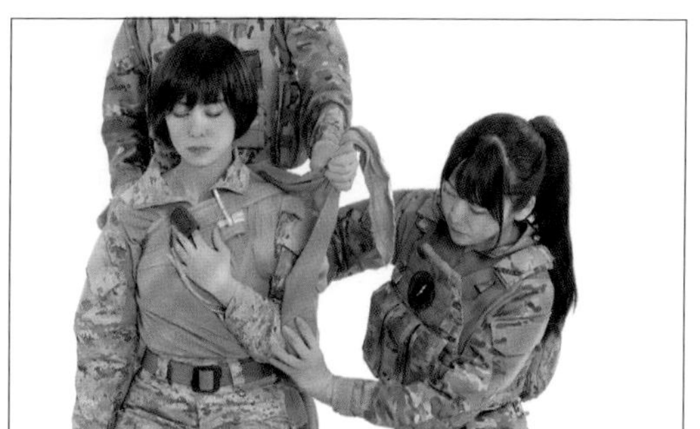

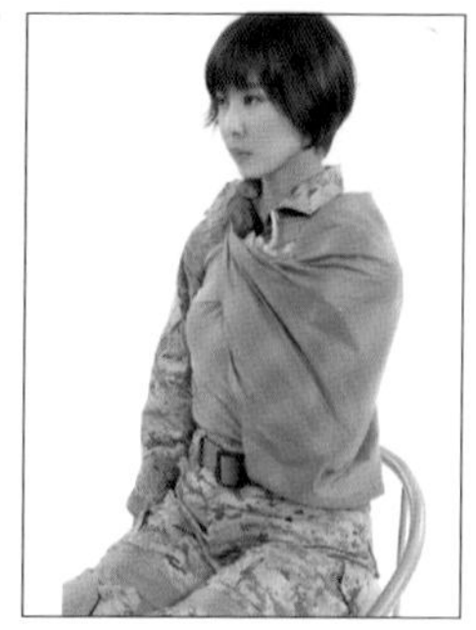

❸用繃帶壓迫紗布繃帶後，將傷患的左上臂壓向左腋窩，增加壓迫力。與前面介紹的頸部外傷處理法相同，可以使用三角巾來固定。只需使用IFAT2中的物品即可完成，因此，如果傷患的手臂還在，可以先嘗試這個方法。如果無法止血，再嘗試接下來要介紹的鎖骨下動脈壓迫止血法。

上臂根部斷肢時的緊急止血點壓迫止血

如果傷患的手臂從肩關節附近斷肢，那麼不僅無法使用止血帶，連前面介紹的腋動脈壓迫止血法也幾乎無法進行。在這種情況下，可以使用彈匣等堅硬且具有一定寬度的物品（智慧型手機也可以），壓迫鎖骨下方的鎖骨下動脈，並利用救護者的體重用力壓向肩胛骨。

在這段時間內，準備SAM止血帶或加壓繃帶（緊急繃帶）及紗布，以便進行不需要人手的止血點壓迫止血。

◆用手壓迫的方法

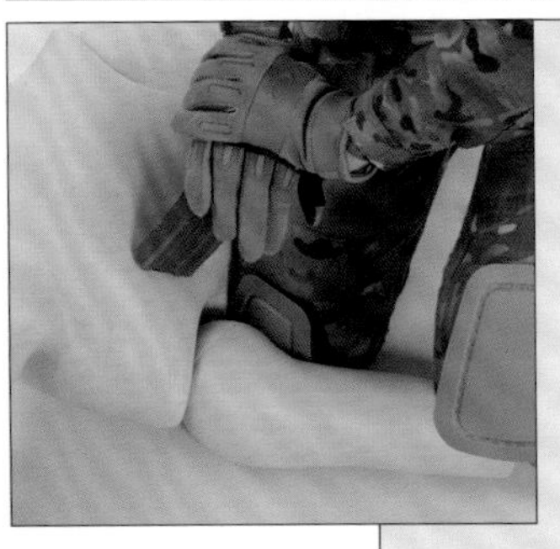

雙手握住彈匣，利用體重將鎖骨下動脈用力壓向肩胛骨。由於鎖骨下動脈位於較深的位置，需要更大的力氣來按壓，操作起來也比較困難。
壓迫的位置請參考右頁的人體圖。

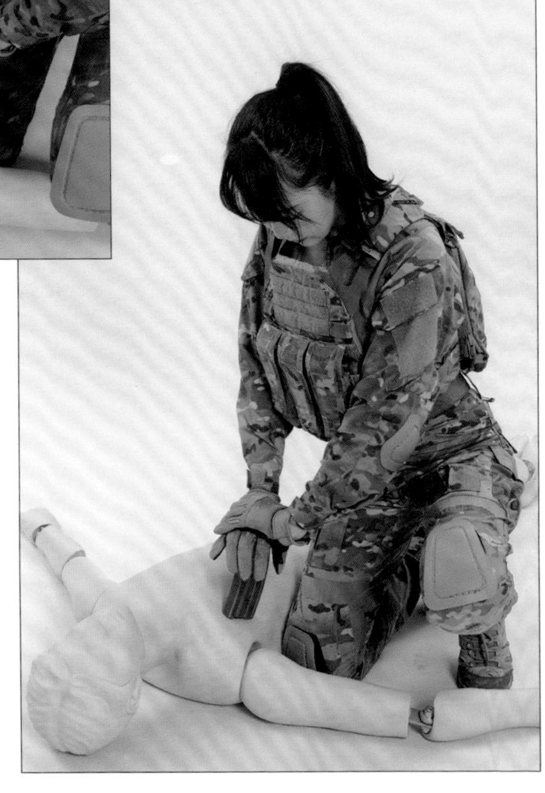

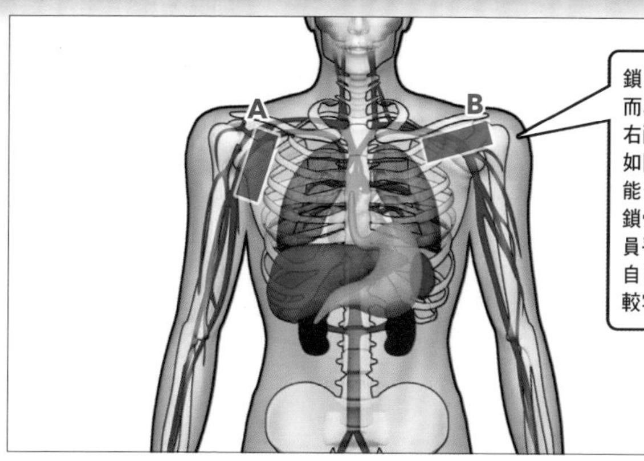

鎖骨下動脈的位置因人而異，甚至連同一人的左右兩側位置也可能不同。如圖所示，鎖骨下動脈可能位於肋骨外側（A）或鎖骨正下方（B）。戰鬥人員平時應透過訓練，了解自己和戰友哪個位置比較容易止血。

◆SAM止血帶

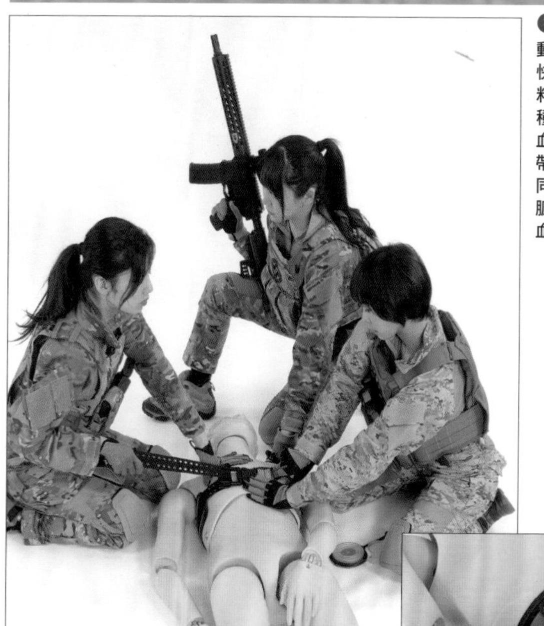

❶長時間用手壓迫鎖骨下動脈會造成疲勞，因此應盡快改用SAM止血帶或應急材料來止血。SAM止血帶是一種專門用於一般止血帶或止血方法難以止血的特殊止血帶。警戒人員可以在警戒的同時，用左手壓迫鎖骨下動脈止血，以爭取時間安裝止血帶。

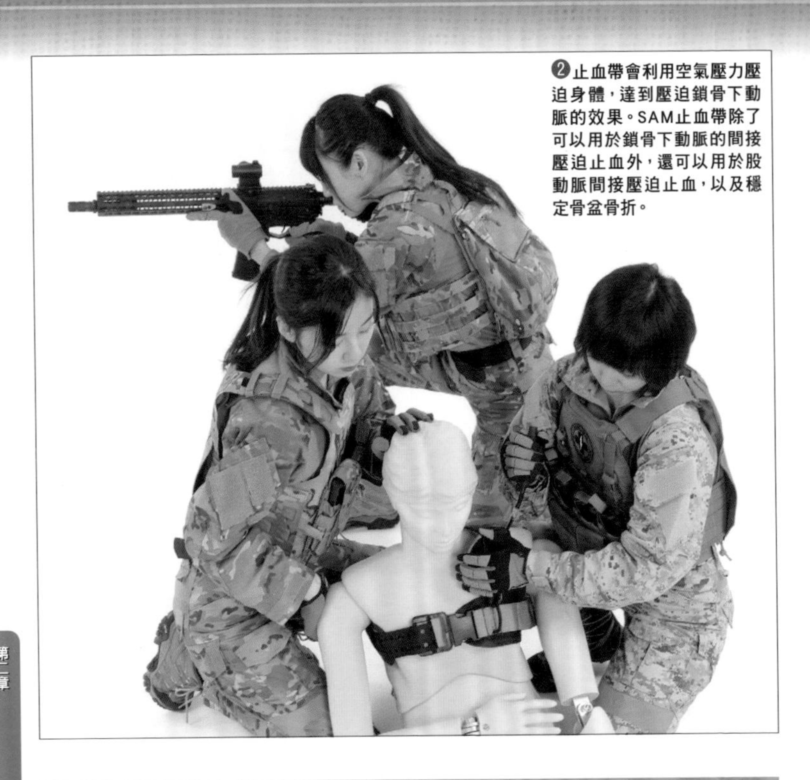

❷止血帶會利用空氣壓力壓迫身體，達到壓迫鎖骨下動脈的效果。SAM止血帶除了可以用於鎖骨下動脈的間接壓迫止血外，還可以用於股動脈間接壓迫止血，以及穩定骨盆骨折。

◆使用加壓繃帶的方法

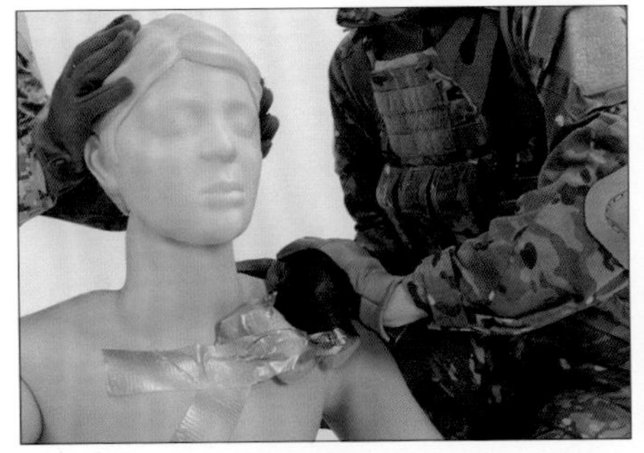

❶接下來要介紹應急材料的使用方法。建議使用大小與AR-15步槍20發彈匣差不多的物品（如果太高，會難以用繃帶固定）。將彈匣夾在捲成圓筒狀的繃帶中作為支撐，並用膠帶固定。

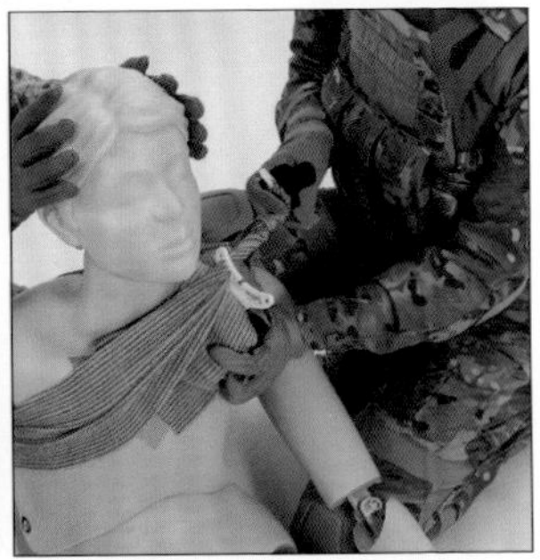

❷將加壓條放在彈匣上方，然後以「8字形包紮法」纏繞繃帶，以固定彈匣。最後，在彈匣正上方旋轉固定桿，捲繞繃帶以增加加壓條（以及彈匣）的壓力。

穩定骨折部位
（使用 SAM 夾板）

槍傷或氣爆傷所造成的骨折，在移動時會出現疼痛是必然的，移動會損傷周圍的組織、神經和血管。在戰場上，沒有配備輪子的擔架，傷患可能會被拖行、劇烈搖晃，或是在其他難以想像的情況下被運送。因此，在運送傷患前，應盡可能地先穩定骨折的部位。

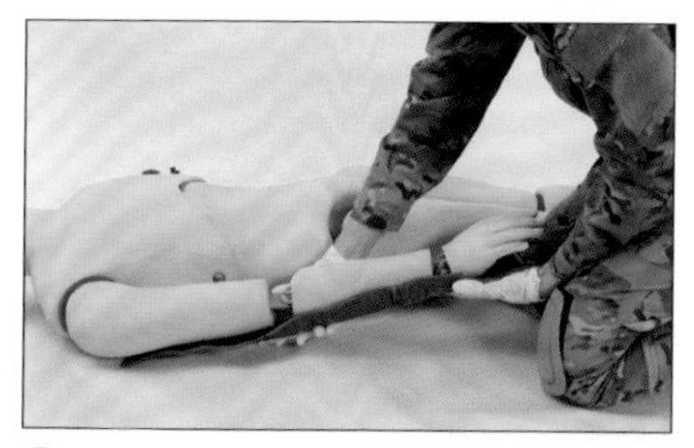

❶使用SAM夾板等可以自由塑形的夾板時，應先在未受傷的一側比對形狀。由於槍傷或氣爆傷造成的骨折通常非常嚴重，傷患可能也忘記了原本的形狀。

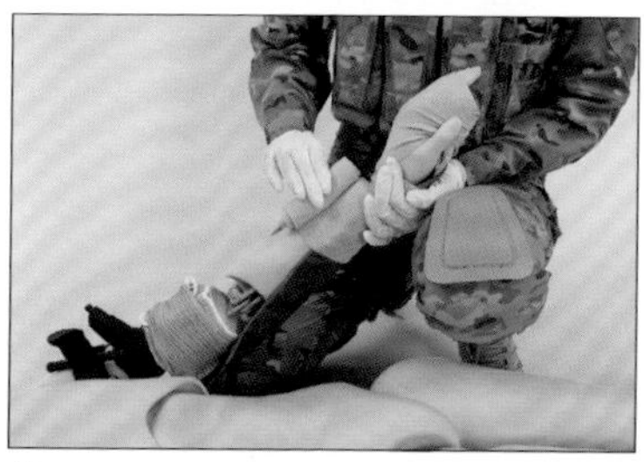

❷基本原則是固定骨折處上下兩側的關節。固定夾板的繃帶應從肢體末端向軀幹方向纏繞。不要纏繞得太緊，以免阻礙血液循環（纏繞後應確認血液循環）。為了便於後續觀察和處理，應將傷口和止血帶暴露在外（保持可見狀態）。特別是止血帶，應讓其他人一眼就能看出是否已安裝。

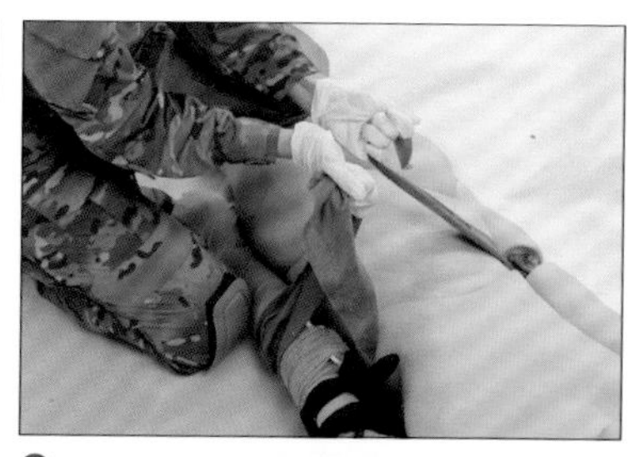

❸將夾板固定在手臂上後，還需要將手臂固定在軀幹上。因為擔架搬運或在惡劣路況下，晃動程度遠超乎想像。照片中展示的是使用三角巾將骨折的上臂固定在軀幹上的方法。

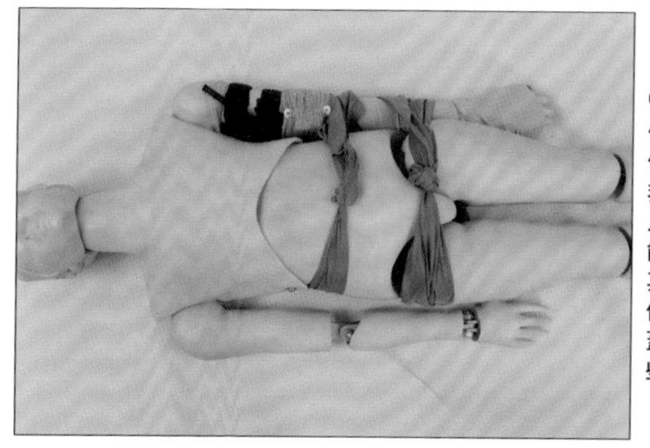

❹這張照片可說是槍傷急救的範例。將骨折的上臂固定在軀幹後，仍然可以輕鬆操作止血帶，這一點非常重要。因為不一定是由同一個人繼續進行急救處理的，傷患也可能在中途被放置不管。因此，應讓其他人一眼就能看出傷患的受傷部位和已進行的處理。如果用毛毯覆蓋傷患，則應在外部標示清楚。這些小細節都可能關乎傷患的性命。

腹部受傷—出血和腸道脫出

◆腸道脫出

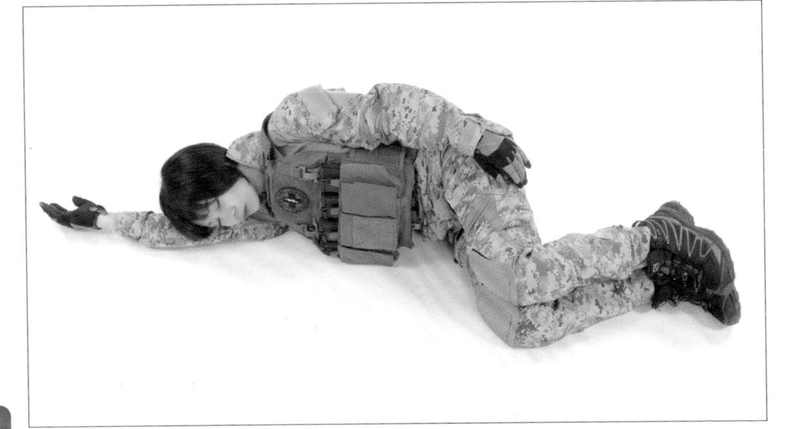

如果腸道脫出，應讓傷患側躺，雙腿彎曲90度，放鬆腹部肌肉（如果穿著防彈背心平躺，背板的重量可能會導致腸道進一步脫出）。此外，請勿將脫出的腸道塞回腹腔，因為這可能會導致感染。應使用濕潤的紗布或塑膠袋覆蓋傷口，並用繃帶包紮，但不要將腸道塞回腹腔。

腹腔被腹膜包覆，內部有含血量豐富的肝臟和脾臟，以及小腸、大腸等器官。腹部沒有像肋骨那樣的骨頭可以保護，無論是穿透傷或非穿透傷，都很容易造成嚴重損傷。

最危急的情況是肝臟和脾臟損傷導致的出血性休克和急性腹膜炎。急性腹膜炎是指外力撞擊或子彈、刀具等造成的穿透傷，導致腹腔內器官損傷，內容物外露引起的發炎。如果按壓腹部時疼痛會加劇，或是腹部肌肉緊繃僵硬，都可能是急性腹膜炎，應盡快送醫治療。

◆腹部出血

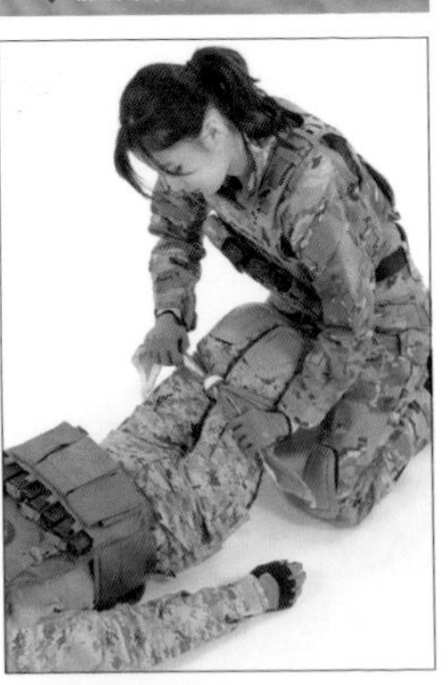

身體伸直會增加腹腔內壓，彎曲雙腿則會降低腹腔內壓。如果內臟脫出，應彎曲傷患的雙腿以降低腹腔內壓；如果出血，則應伸直傷患的身體以增加腹腔內壓，限制血流。此外，內收（併攏）雙腿會進一步增加腹腔內壓，因此可以使用三角巾等物品綁住傷患的腳踝和膝蓋，使其保持這個姿勢。

增加腹腔內壓限制骨盆以下的血流量

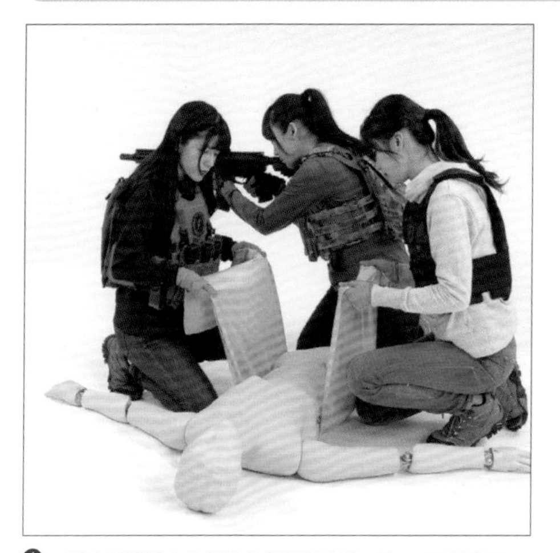

出現骨盆骨折時，估計會有1,000～4,000毫升的出血量，需要盡快控制出血並穩定傷勢。在絕對危險的環境下，可用雙腿夾住傷患的膝蓋並內收，盡可能控制出血。可以使用SAM止血帶等專用器材來止血是最好；但如左圖，用陸空連絡布板※進行簡易的臨時包紮也很有效。

❶一個人用雙腿夾住傷患的膝蓋並內收，以控制出血，同時持槍警戒（在絕對危險環境下）。另外兩名救護人員將大塊布料（照片中使用的是陸空連絡布板）塞到傷患身下（從大腿下方塞入比較容易操作）。

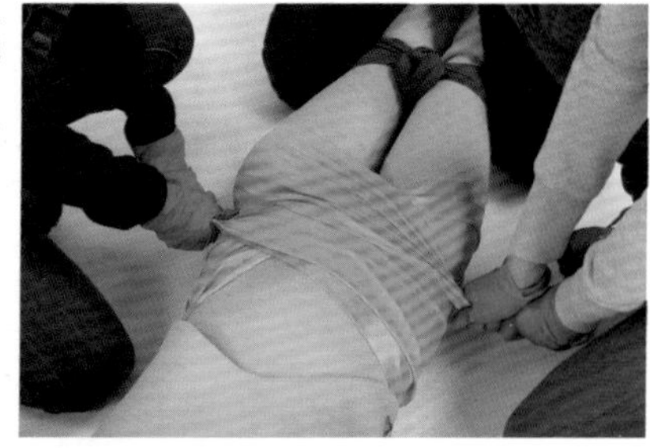

❷兩名救護人員分別抓住布的兩端，將布蓋住腰部最寬的地方（臀部下方的大腿骨大轉子處），沿著骨盆的弧度拉緊布料。

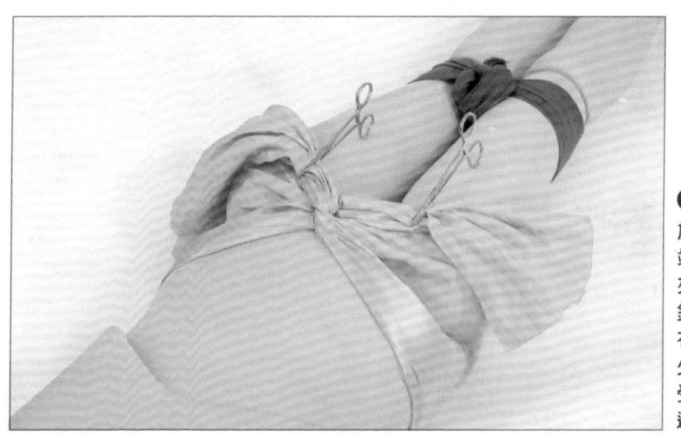

❸兩名救護人員將布料旋轉一圈，再將布料的兩端交給對方，最後用鉗子夾住兩端固定。如果沒有鉗子，可以用安全別針將布的兩端固定住，每邊至少固定5個點。搬運骨盆受傷的傷患時，應盡量避免旋轉傷患的身體。

※一種用於從地面向飛機發送信號的工具。

腿部（小腿）受傷時的緊急止血點壓迫止血

◆從內側壓迫

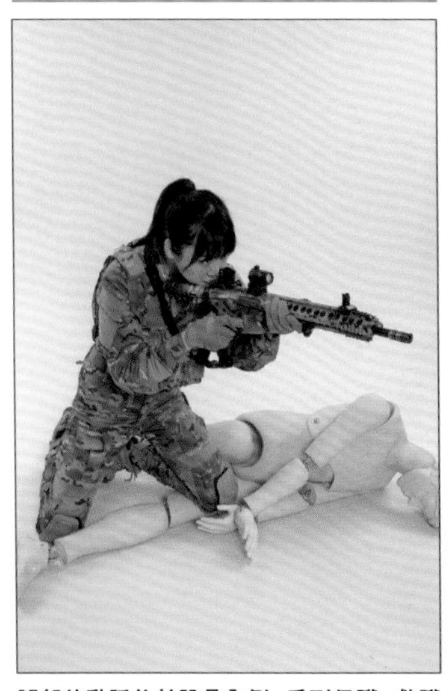

處於危險環境中，需要騰出雙手操作武器時，可以使用緊急止血點壓迫來止血。與152頁介紹的手臂緊急止血點壓迫法相同，這個動作可以同時進行反擊、警戒、傷勢評估和止血。

由於隔著護膝很難精準地將動脈壓迫到骨頭上，且軍靴（戰鬥靴）太軟，不適合用來加壓，建議使用較長且硬度適中的小腿進行加壓。

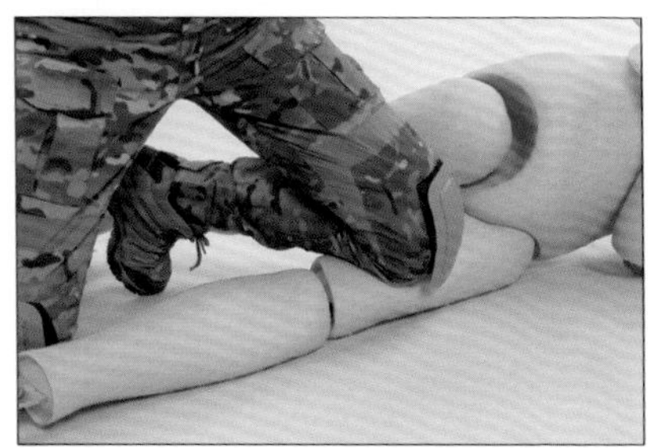

腿部的動脈位於股骨內側，受到保護。救護人員用小腿從傷患的大腿內側向外側（朝股骨）壓迫。

◆從外側壓迫

如果無法從內側壓迫傷患的大腿，救護人員可以跪地，利用體重向後壓迫。

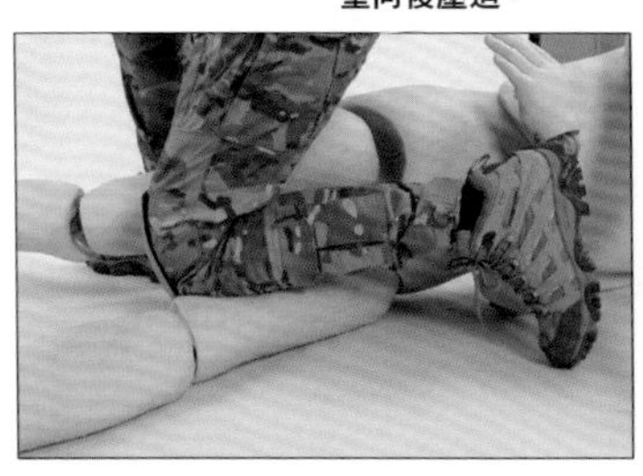

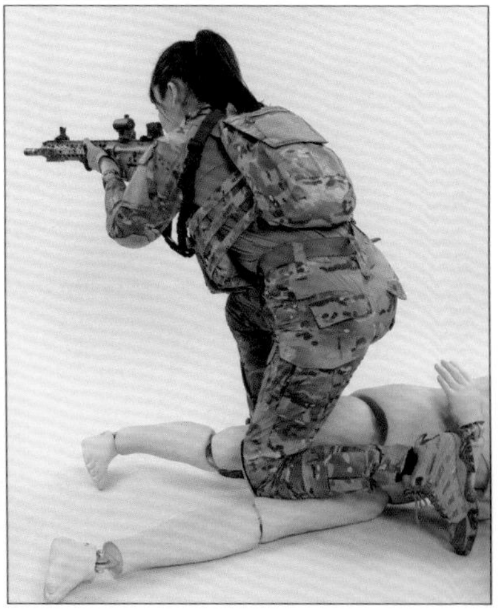

◆止血流程

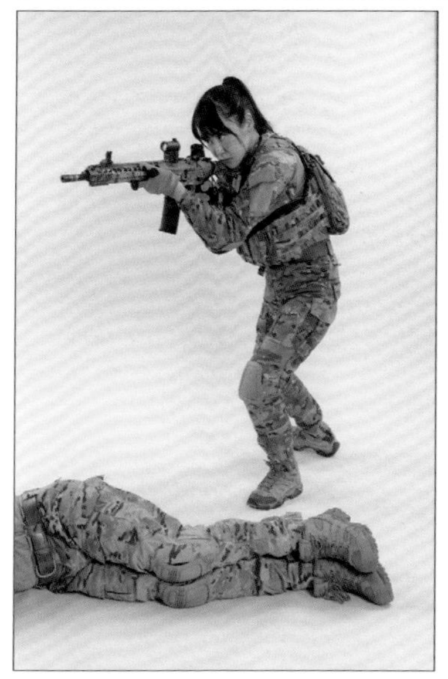

❶接近傷患時，應將一半以上的注意力放在威脅的來源方向。千萬不要忘記，出現傷患就表示該處存在危險。

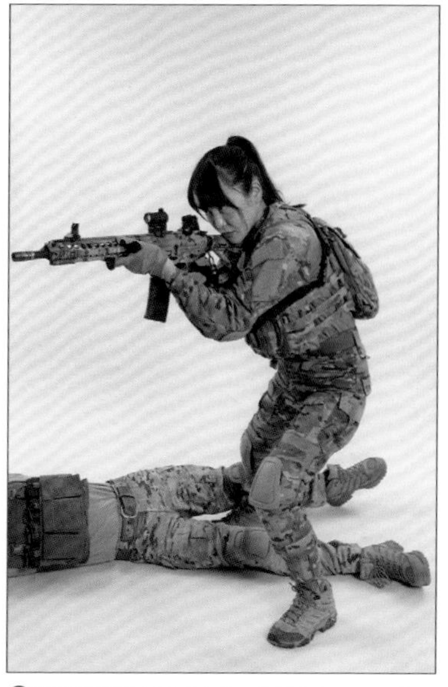

❷判斷傷患的右腿受傷後，救護人員可用腳撥開傷患的左腿。

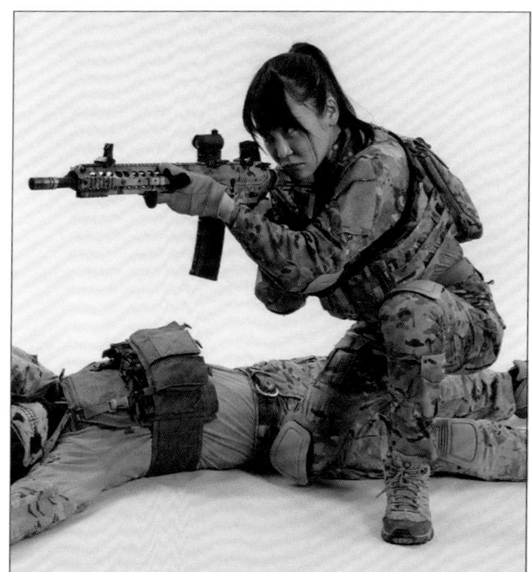

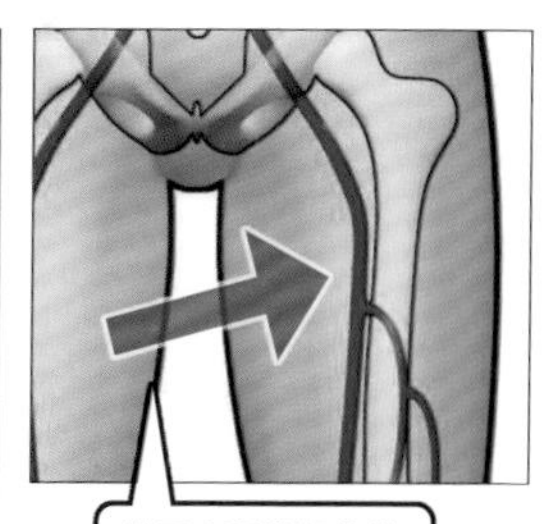

使用小腿等部位將股動脈壓向股骨

❸在不轉移視線的情況下，右膝跪地，用右小腿抵住傷患的右腿根部附近，利用體重壓迫傷患的右腿進行止血點壓迫止血，同時評估傷患的右股骨是否完好。

股骨粉碎性骨折／大腿根部斷肢／大腿根部受傷時 緊急止血點壓迫止血

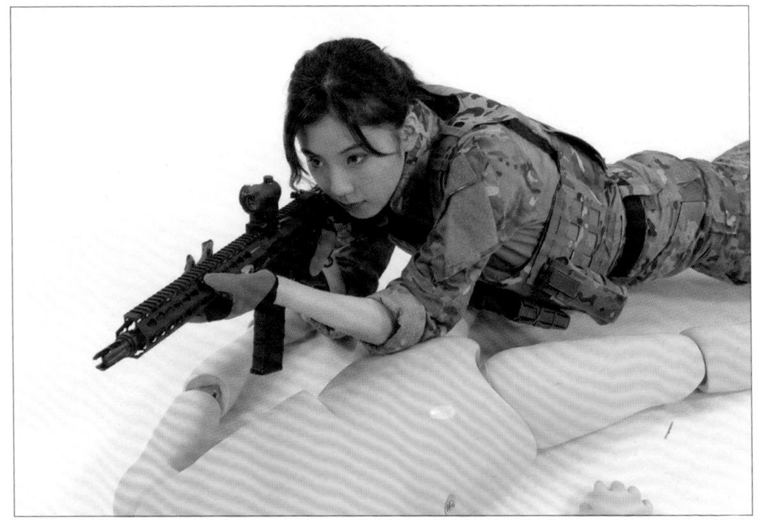

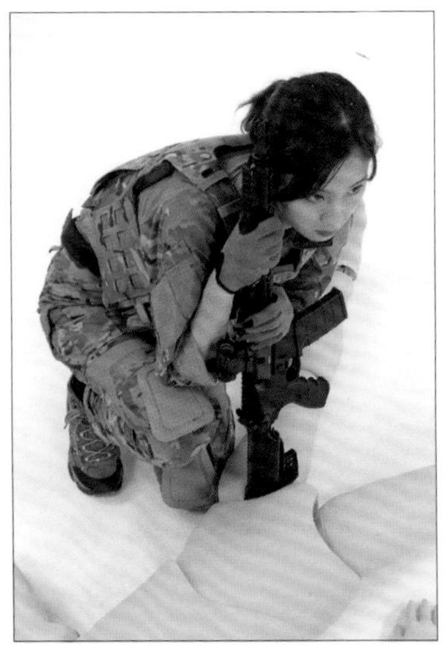

如果股骨在髖關節附近出現粉碎性骨折，止血帶將毫無用處。在這種情況下，救護人員可以使用手肘※將傷患的股動脈壓向恥骨上支。這種方法可以在止血的同時進行射擊。如果不需要射擊或臥倒，可以使用步槍槍托來壓迫股動脈。這個方法可以充分運用到救護人員的體重，止血效果更可靠。

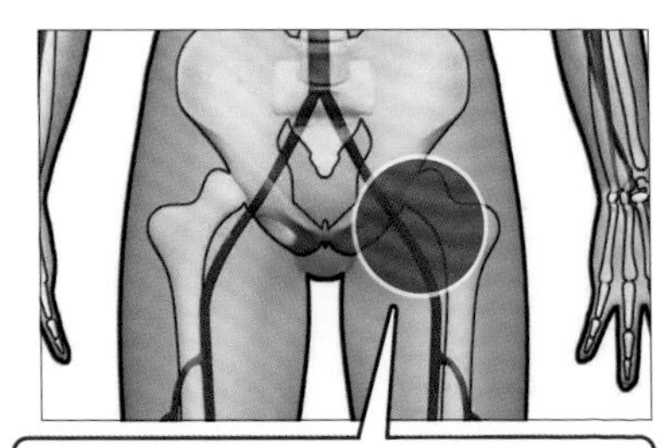

使用步槍槍托或手肘將股動脈壓向恥骨上支

※：如果戴著護肘，由於接觸面積過大，無法有效加壓，因此應取下護肘。

◆使用加壓繃帶進行止血點壓迫止血

長時間用手壓迫股動脈會造成疲勞，因此應盡快改用SAM止血帶或應急材料進行止血。接下來將介紹應急材料的使用法。建議使用大小與20發彈匣或罐裝咖啡（200毫升）差不多的物品。高度也很適合（如果太高，會難以固定）。

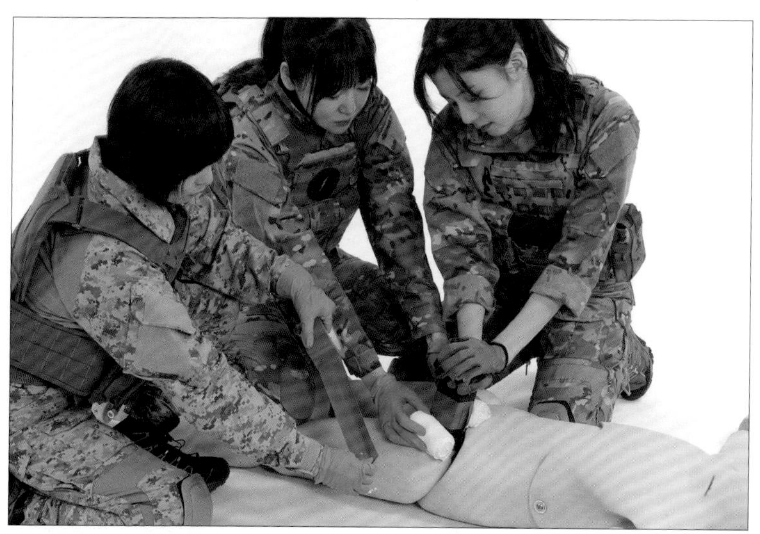

❶準備兩個捲成圓筒狀的繃帶，將彈匣（兩個相連）夾在中間，並用膠帶固定在加壓位置。與此同時，另一個人持續用手壓迫彈匣。

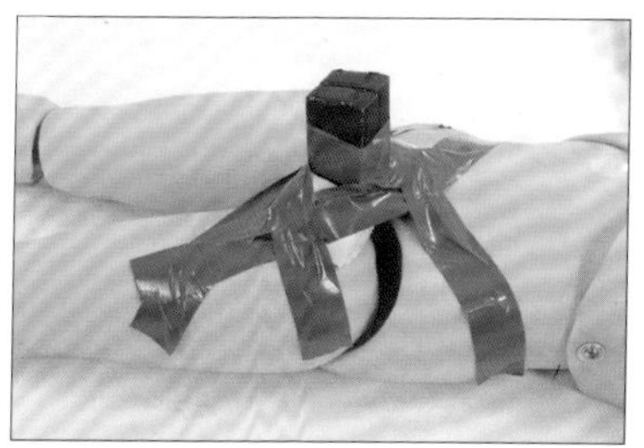

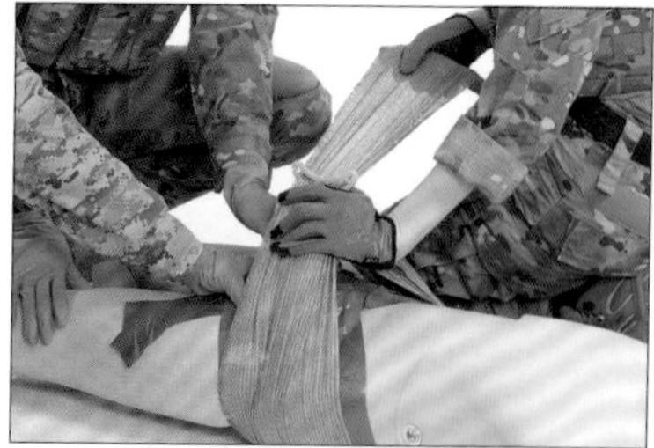

❷固定好彈匣後（右圖為固定範例），纏繞緊急繃帶，並將彈匣壓向恥骨上支的方向，以壓迫股動脈。由於不是直接加壓止血，因此不需要使用加壓條反折。纏繞完畢後，將固定條穿過繃帶下方，像是使用止血帶的旋緊棒那樣拉緊，對彈匣施加更大的壓力。

四肢斷肢時的止血
繩紋陶器法

根據伊拉克戰爭和阿富汗戰爭的統計數據，IED爆炸經常會造成多肢體的斷裂。由於每條斷肢至少需要兩條止血帶，因此如果雙腿斷裂就需要四條止血帶。由於止血帶的數量有限，可以使用繃帶代替。以下將以右腿膝蓋以下斷肢為例進行說明。

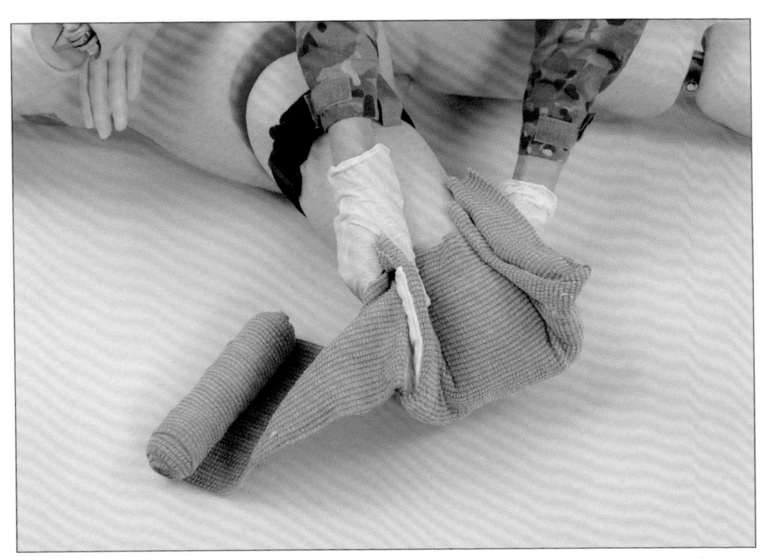

❶使用8英吋的緊急繃帶。這種繃帶適用於軀幹和斷肢，配備8英吋（約20cm）見方的紗布墊。將紗布墊的中心對準斷面，先對折繃帶，再將兩側向內折，像擰乾抹布一樣包覆住斷面。

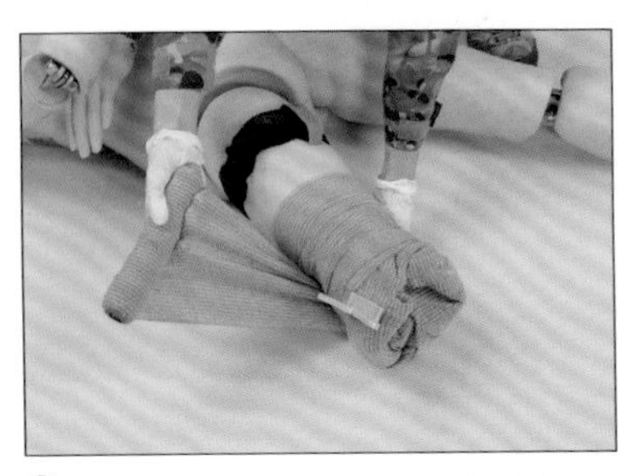

❷將繃帶纏繞在斷肢上，直到紗布墊固定為止。大約纏繞2～3圈，並用力拉緊。這裡是整個包紮的基礎。

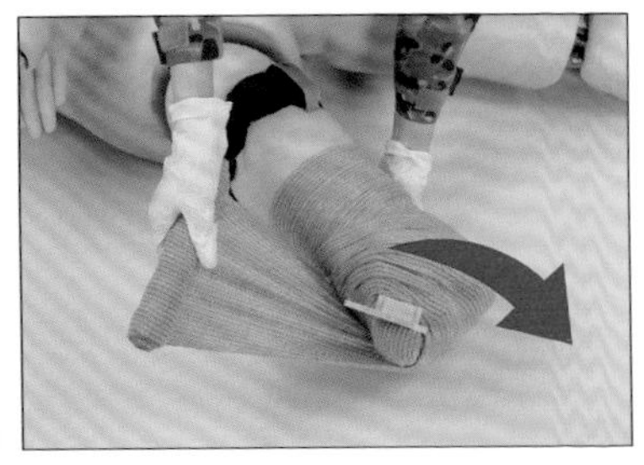

❸將繃帶以斜角纏繞在斷面上。讓紗布墊緊貼著斷面，以促進止血。

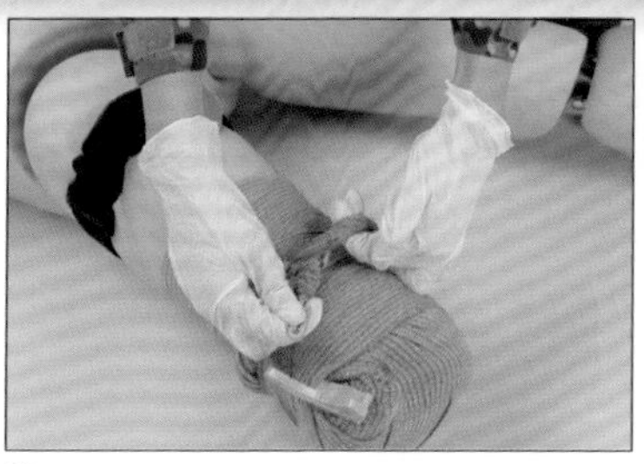

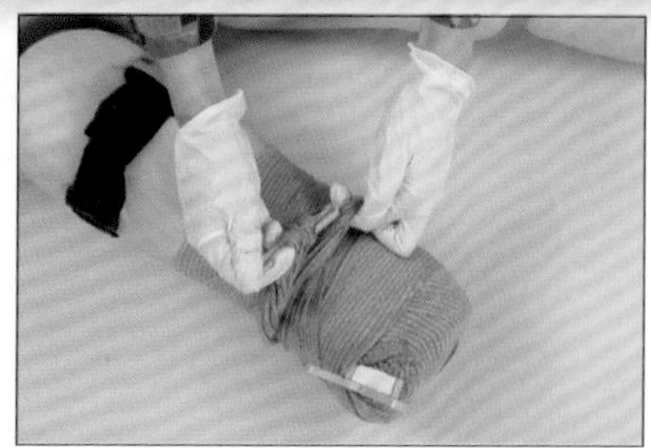

❹將紗布墊緊貼斷面後，將繃帶扭轉成細繩狀繼續纏繞。從肢體末端朝軀幹方向纏繞2～3圈（因為這個步驟很像繩紋陶器，因此稱其為「繩紋陶器法」）。將固定條穿過扭轉後的繃帶下方，像使用止血帶的旋緊棒一樣旋轉。這樣一來，繩狀繃帶就會像止血帶一樣綁住斷肢。

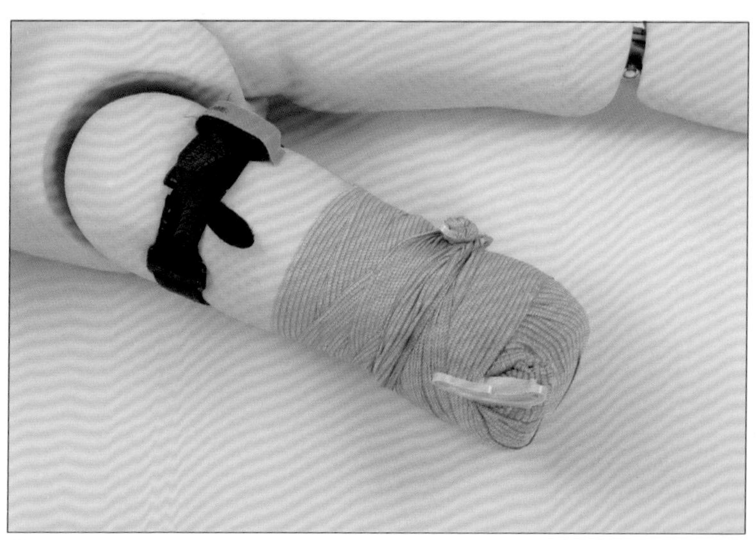

❺如果成功控制出血，則可以固定好固定條。在這個例子中，我們在斷肢根部使用止血帶和繃帶進行了雙重止血。如果無法用繃帶止血，也可以同時使用止血帶。在這種情況下，應將止血帶移到盡可能靠近斷肢根部的位置。此外，4英吋的緊急繃帶太窄，並不適合，請使用6英吋以上的繃帶。

地雷造成小腿斷肢

為了保留膝關節以下的部位，對膕動脈進行止血點壓迫止血

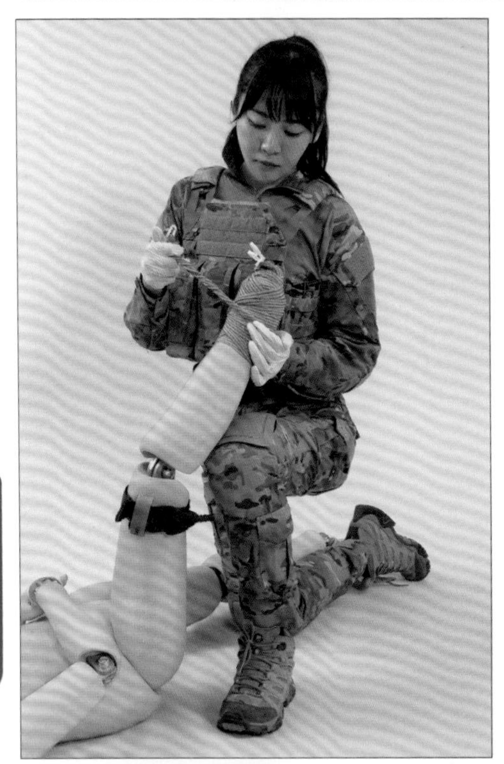

由於前臂和小腿的血管較細，可以嘗試結合緊急止血點壓迫法和繩紋陶器法（請參閱166頁），盡量避免使用止血帶。隨著止血粉性能的提升，現在已經可以盡量避免使用止血帶了。

以下將以右腳腳踝附近斷肢為例，介紹如何從止血帶止血法轉為緊急止血點壓迫法和直接加壓止血法並用的方法。

❶使用6英吋的緊急繃帶，按照繩紋陶器法綁住斷肢末端。如果斷肢靠近腳踝，則可以使用6英吋的繃帶來覆蓋和保護斷面。

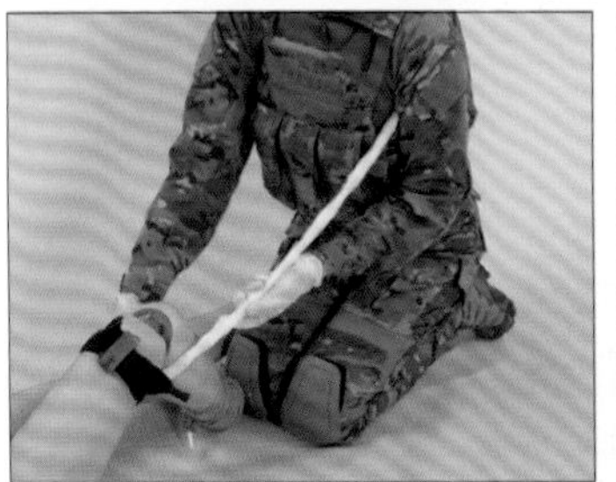

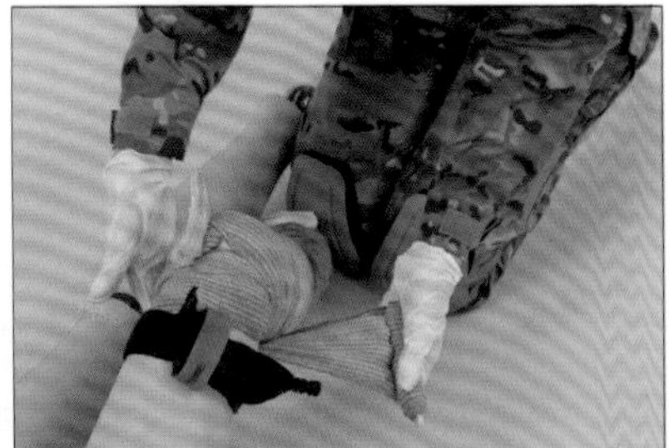

❷與上臂腋動脈的緊急止血點壓迫止血法（請參閱153頁）相同，用手指壓迫膝蓋後方的膕動脈，並鬆開止血帶，確認止血效果。如果膕動脈止血點壓迫止血有效，則可以用紗布繃帶代替手指進行壓迫。由於腿部伸直時，膕窩肌肉會緊繃，難以塞入紗布繃帶，因此應將膝蓋彎曲至120度左右。

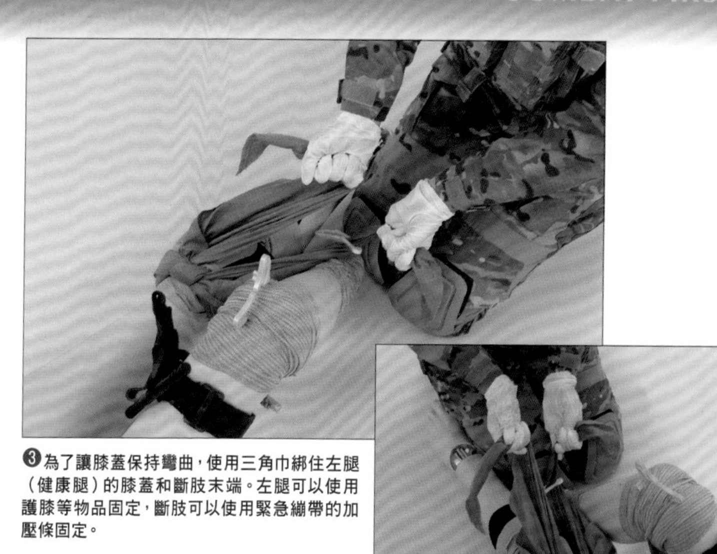

❸為了讓膝蓋保持彎曲，使用三角巾綁住左腿（健康腿）的膝蓋和斷肢末端。左腿可以使用護膝等物品固定，斷肢可以使用緊急繃帶的加壓條固定。

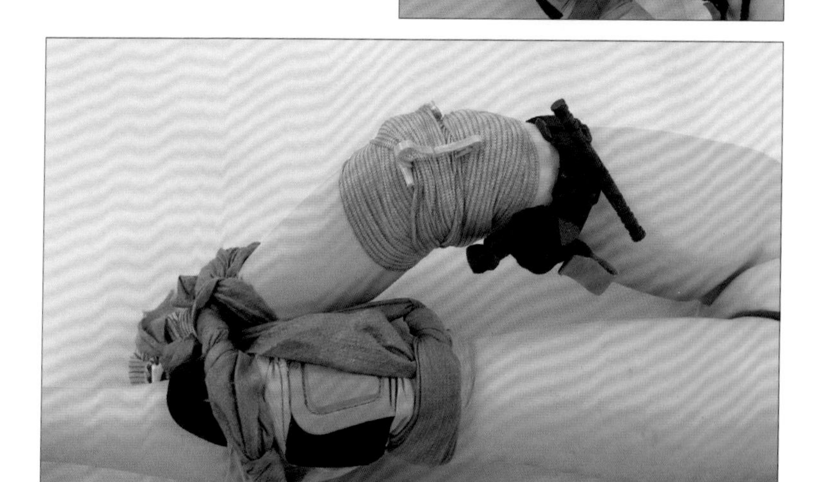

❹完成。由於斷肢末端的加壓條只是黏在繃帶上，作為固定點不夠牢固，因此三角巾應盡量包覆住斷肢末端，分散壓力。彎曲斷肢的膝蓋可以對膕窩施加壓力，達到止血效果（如果膝蓋伸直，壓迫力就會減弱）。完成這個步驟後，再次將止血帶每次鬆開1/4圈，確認止血效果。如果止血成功，就能提高保留膝蓋以下部位的機率，同時擺脫止血帶的20分鐘限制。

受傷後等待救援

如果受傷無法行走，應側躺，讓受傷的一側朝下，等待救援。因為當意識喪失時，舌根可能會下沉，口腔內的出血或嘔吐物也可能阻塞呼吸道，而側躺可以預防這種情況發生。此外，現代士兵會穿著前後都裝有厚重防彈板的防彈背心，如果平躺或趴著，可能會壓迫到呼吸，導致狀況惡化。側躺時，可用手臂支撐防彈板，將其作為支撐點，會比想像中輕鬆許多。建議在訓練時親身體驗看看。

另外，胸部受傷時，即使防彈背心成功擋下了子彈，撞擊力也可能造成肺部內出血。因此，即使沒有明顯的外傷，也應該讓受傷的一側朝下躺著，等待救援。

◆恢復姿勢

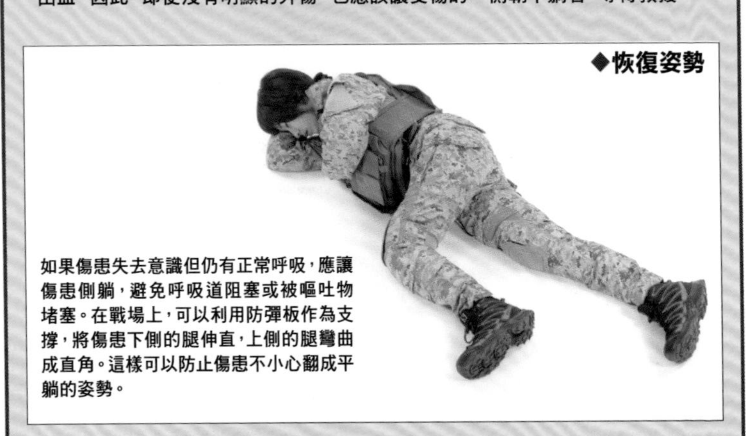

如果傷患失去意識但仍有正常呼吸，應讓傷患側躺，避免呼吸道阻塞或被嘔吐物堵塞。在戰場上，可以利用防彈板作為支撐，將傷患下側的腿伸直，上側的腿彎曲成直角。這樣可以防止傷患不小心翻成平躺的姿勢。

◆Haines姿勢

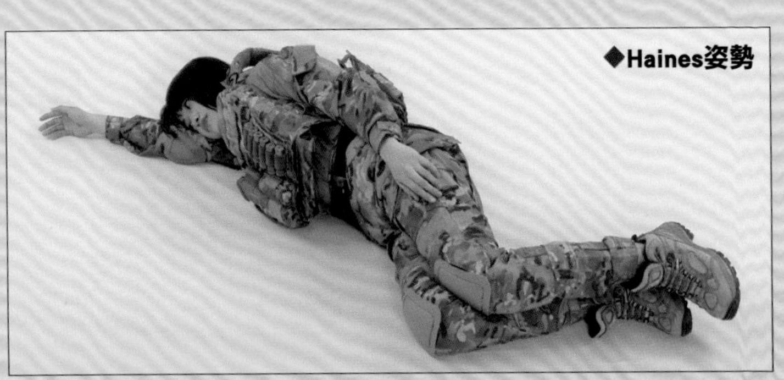

如果懷疑傷患可能有脊椎損傷，例如從高處墜落、被車輛撞擊或被子彈擊中頸部到腰部之間的部位，則應讓傷患採取HAINES姿勢（High Arm in End angered Spine，脊椎損傷危險情況下的上肢抬高姿勢）。這是一種可以保持呼吸道暢通，同時盡量減少頸椎晃動的恢復姿勢。具體做法是將傷患下方的手臂向上伸直，將頭枕在上臂上，身體側躺，最後彎曲雙腿，保持穩定。

固定刺入身體的異物
（穿刺物）

除非是異物刺入頸部阻塞呼吸道，否則不可拔除刺入身體的異物（穿透性異物）。因為刺入的異物可能具有「栓子」的作用，拔除後可能會導致大量出血。雖然電影中經常出現拔除異物的場景，但在現實生活中千萬不要模仿。

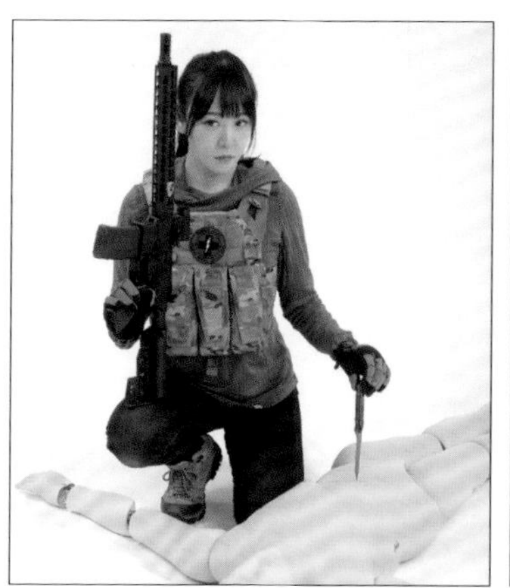

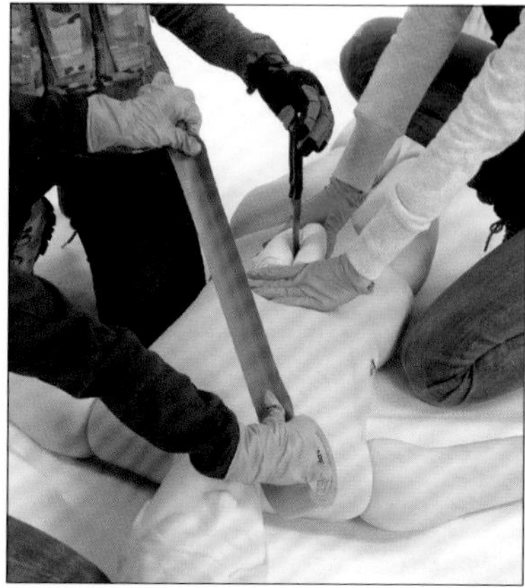

❶固定穿透性異物需要三個人合作。在這裡以刀子為例，刀刃會以皮膚為支點，在體內移動，造成傷害。其中一個人負責牢牢抓住刀柄，另一個人用捲成圓筒狀的繃帶從兩側夾住刀刃，最後一個人用膠帶固定繃帶。膠帶應纏繞軀幹半圈，以加強固定效果。

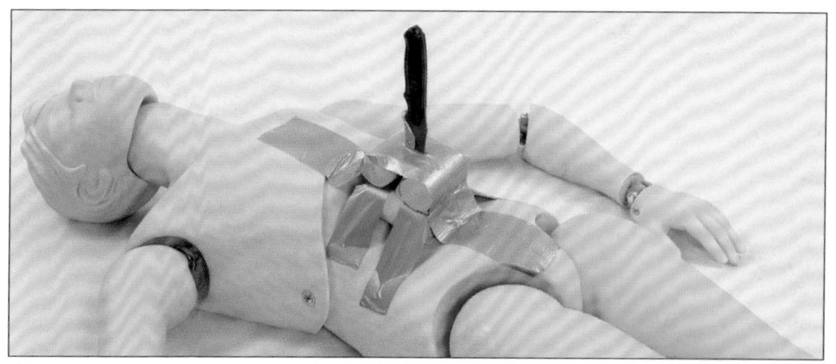

❷固定完成的狀態。首先，從刀刃的兩側夾住，製作一個基座，在基座上方，從刀刃的前後（刀刃和刀背）夾住固定，採用兩階段的步驟。這樣就能用圓筒狀的繃帶牢牢固定住刀刃了。此外，別忘了在露出的刀刃上貼上膠帶，避免交接的醫護兵或醫療人員不小心受傷。

維持呼吸道暢通

鼻咽氣道(任何人都應該會的處置)

氣道阻塞所造成的死亡約佔「可避免的死亡」的7%～8%。由於戰場外傷造成的氣道阻塞，大多是因意識降低導致舌根下沉造成的；因此，美軍會訓練所有士兵在傷患意識清醒時就使用「鼻咽氣道」來確保呼吸道暢通。美軍所使用的鼻咽氣道相當簡便，任何人都能使用，所有士兵每半年都要接受一次操作考核。如果沒有鼻咽氣道，也可以讓傷患側躺，受傷的一側朝下，這樣也能達到相當程度的預防效果。

如果因為爆炸或槍傷導致下顎骨碎裂，無法將舌頭往上拉提，可以讓傷患跨坐在救護人員身上，讓傷患抱住救護人員的背包，以確保呼吸道暢通。

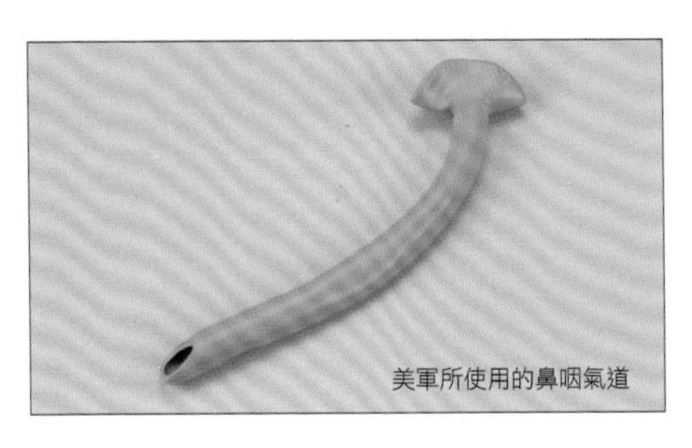

美軍所使用的鼻咽氣道

需要緊急確保呼吸道的情況(由醫護兵進行的處置)

接下來將列舉在戰場上或恐怖攻擊情況下，需要在現場緊急確保呼吸道暢通的情況。以下的處置基本上皆由醫護兵等專業醫療人員執行，戰鬥人員只負責協助和支援。

1. **雙側肺部損傷**
2. **呼吸道燒傷**
3. **過敏性休克**

如果被霰彈槍擊中或被大量爆炸碎片擊傷，導致雙側肺部出現穿透性損傷，就需要進行「正壓呼吸」(對肺部施壓，將空氣送入肺部)。由於雙側肺部都無法正常運作，應在受傷後立即進行。此外，如果是防彈背心外傷造成嚴重的連枷胸(詳見後文)，導致鈍性胸部外傷時，也應盡快進行正壓呼吸。

如果懷疑傷患是在建築物內或是戰鬥車輛內部發生火災等情況下，吸入高溫氣體，導致呼吸道燒傷，那就立即進行氣管插管，在水腫(體內積水導致的無痛性腫脹）造成呼吸道阻塞前，使用人工氣管以確保呼吸道暢通。

吸入高溫氣體會導致下咽部腫脹（發炎引起的腫脹），進而造成呼吸道完全阻塞，最終因窒息而導致呼吸停止※。呼吸道一旦開始腫脹，就會迅速阻塞。

聲音嘶啞表示咽喉的氣流異常，是呼吸道腫脹的警訊。如果出現「咻咻」的高音呼吸聲、「吼吼」、「鏗鏗」的海豹叫聲般的咳嗽聲，以及吸氣時出現「嘶嘶」的喘鳴聲，則表示呼吸道嚴重腫脹，即將完全阻塞，是相當危急的狀況。

在這種情況下，唯一的治療方法就是確保呼吸道暢通，可以選擇進行外科手術或以藥物輔助進行氣管插管。

◆使用鼻咽氣道確保呼吸道暢通（傷患意識清醒時）

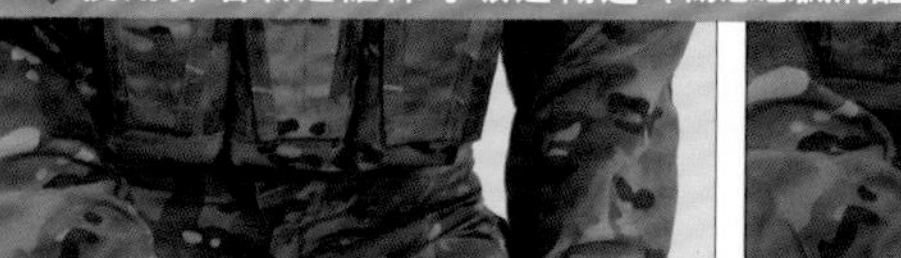

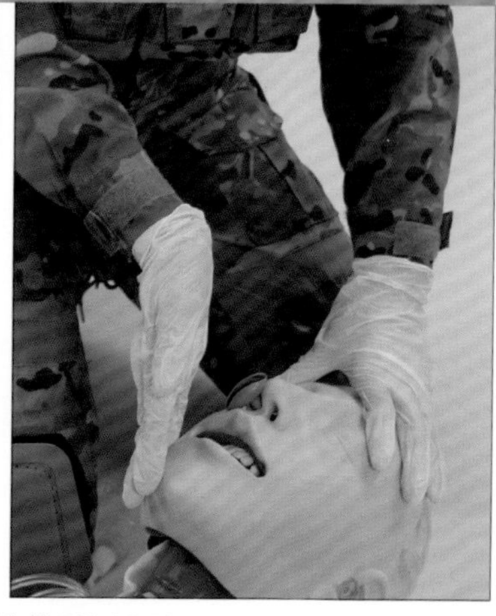

鼻咽氣道通常會插入右鼻孔，但美軍使用的鼻咽氣道是特殊設計，可以插入左右任一個鼻孔，建議選擇鼻孔較大的一側插入。如果出現熊貓眼徵象（請參閱30頁 頭部外傷），則不可插入鼻咽氣道，應遵循醫護兵的指示。鼻咽氣道是一種彎曲的工具，可以從鼻孔插入，繞過舌根，以確保呼吸道暢通，插入時應按照照片中的方向，沿著這個路徑插入。如果方向錯誤，鼻咽氣道會扭曲，無法發揮作用。插入前，先塗抹隨附的潤滑劑，並「垂直」於臉部插入。確認鼻咽氣道的尖端已穿過喉嚨，抵達舌根下方。此外，也可以用手放在鼻咽氣道附近，感覺是否有氣流通過，以便確認是否正常運作。當舌根下沉時，鼻咽氣道可以確保呼吸道暢通，請務必確認其功能正常。如果插入後出血，請勿拔除鼻咽氣道（因為此時的鼻咽氣道具有栓子的作用）。這時應讓傷患側躺，避免血液阻塞呼吸道，並呼叫醫護兵。如果插入前就流鼻血，或插入過程中鼻咽氣道卡住，請遵循醫護兵的指示進行操作。

※ 聲帶是由緻密的纖維組織構成，本身不會腫脹，但聲門上方的黏膜（下咽部）發炎腫脹後，很容易造成呼吸道完全阻塞。

◆使用鼻咽氣道確保呼吸道暢通（傷患意識不清時）

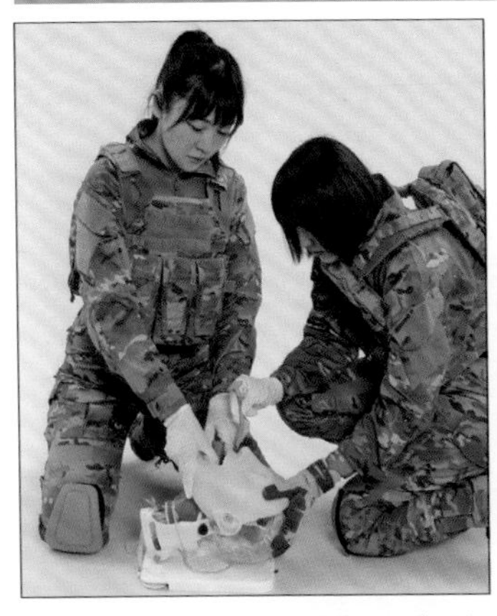

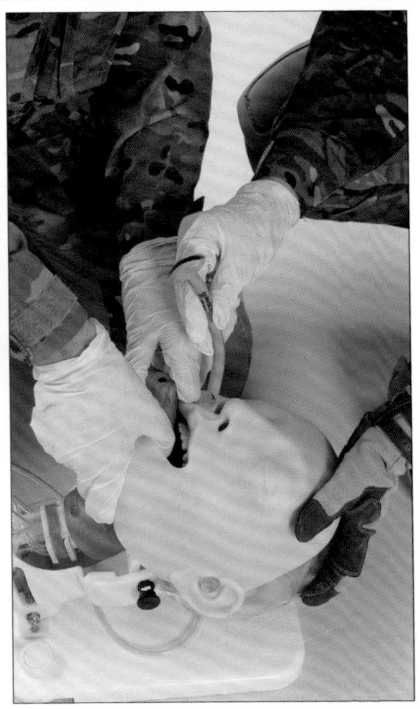

需要兩個人合作進行。美軍使用的鼻咽氣道較軟，如果舌根已經下沉，可能會無法插入。因此需要一個人將舌頭往上拉提，另一個人才能插入鼻咽氣道。首先，讓傷患張開嘴巴，並在傷患上下排牙齒之間放置與手指差不多粗的物品，以避免被咬傷（注意不要讓物品掉入喉嚨深處）。抓住傷患的下巴，向上抬起，使其與地面垂直，這樣就能將舌頭往上拉提（因為舌頭和下巴的肌肉相連）了。但傷患的下巴可能受傷，建議同時抓住傷患的舌頭。

◆使用背包來確保呼吸道暢通

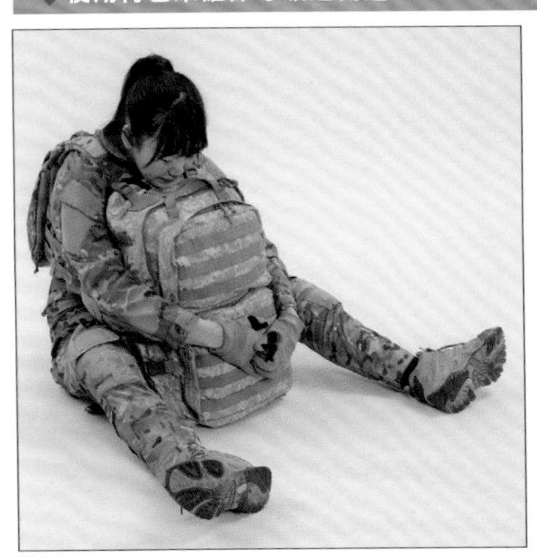

讓傷患採取前傾坐姿。這種方法適用於下顎受傷的情況。讓傷患抱住背包等物品，使臉部朝下。這樣舌頭就會因為重力而自然下垂，以保持呼吸道暢通。也建議同時使用鼻咽氣道來確保呼吸道暢通。如果傷患失去意識（或可能失去意識），則應想辦法固定背包底部。

◆用手確保氣道暢通

用手確保呼吸道暢通。傷患可能因頭部或頸部損傷而失去意識，操作時應固定傷患的頭部（請參閱197頁 脊椎和脊髓損傷）。這是確保呼吸道暢通的最基本方法。救護人員先雙肘撐地，穩定身體後，再固定傷患的頭部。請注意，心肺復甦術中教導的「頭後仰、抬下巴」的動作，可能會加重頸部的傷勢，應避免使用。

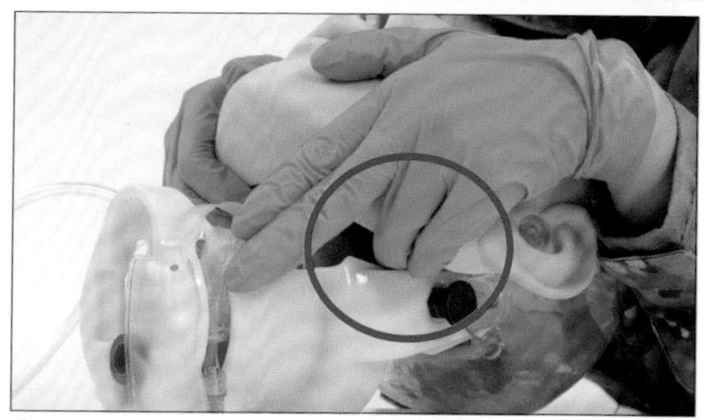

❶將雙手拇指的根部（掌根）抵住傷患臉部的顴骨，作為支撐點。再將食指和中指放在下顎、後排牙齒後方的角落（下顎角）。

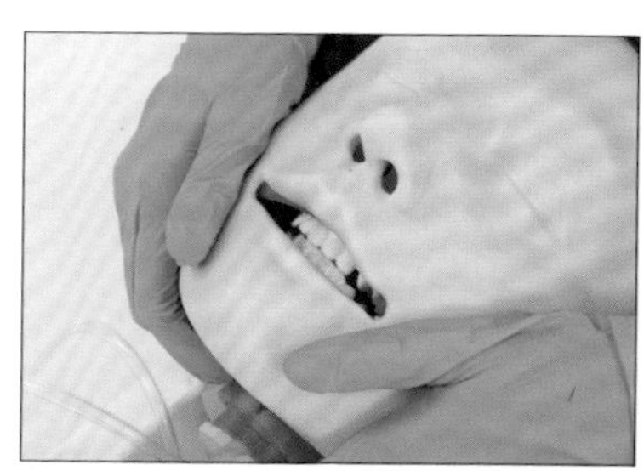

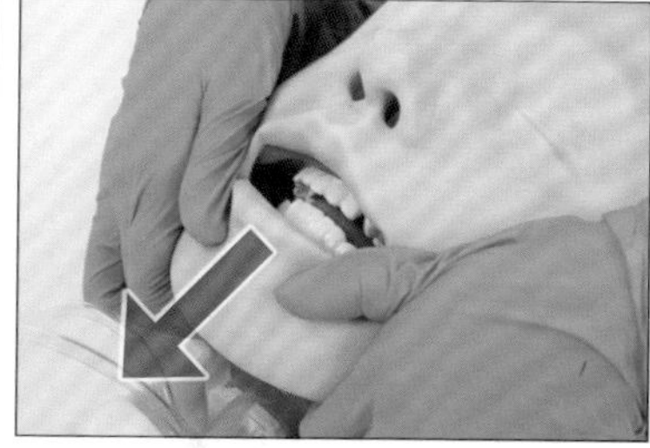

❷讓傷患張開嘴巴。將雙手拇指放在下唇下方，將下顎往前推（朝胸部方向推）。直到上下排牙齒完全分開為止。

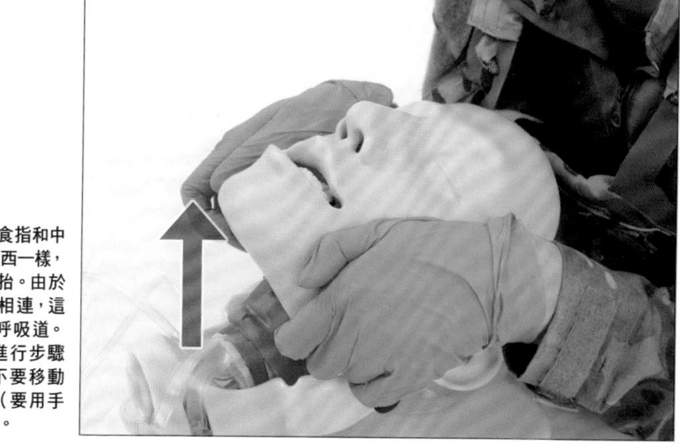

❸用力按壓食指和中指，像握住東西一樣，將下顎往上抬。由於下顎和舌頭相連，這樣就能打開呼吸道。請注意，在進行步驟❷和❸時，不要移動傷患的頭部（要用手腕牢牢固定）。

血液循環的觀察和評估

● 評估血容量

到目前為止，我們已經介紹了各種止血方法了。在處理完大量出血、確保呼吸道暢通和維持呼吸等可能立即致命的危急狀況後，接下來要關注的是「CAB」中的「C」（血液循環），也就是血容量。即使成功控制了出血（血管問題：水管），如果血容量（血庫）不足，就無法將足夠的氧氣和能量輸送到大腦和重要器官，導致傷患陷入出血性休克。

我們可以透過觸摸頸動脈和周邊動脈（橈動脈、足背動脈、耳後動脈、鼠蹊部股動脈）的脈搏來觀察和評估傷患的血液循環狀況※1。

●橈動脈・足背動脈・耳後動脈：

如果可以在這些周邊動脈處摸到脈搏，就表示血壓維持在80㎜Hg以上，體內還有維持生命所需的血液量。

●鼠蹊部股動脈：

如果橈動脈、足背動脈和耳後動脈都摸不到脈搏，但鼠蹊部股動脈可以摸到脈搏，表示血壓在70～50㎜Hg之間。這表示心臟仍在跳動，但血容量不足，已經出現危及生命的狀況了。

●頸動脈

頸動脈可以用於評估心臟（幫浦）的功能。如果摸不到頸動脈的脈搏，就表示心臟已經停止跳動。如果橈動脈、足背動脈、耳後動脈和鼠蹊股動脈都摸不到脈搏，但摸得到頸動脈脈搏，表示血壓在60～40㎜Hg之間，血容量已到瀕死狀態。

● 輸液和口服電解質溶液

如果血容量不足，沒有及時處理的話，傷患可能會在30分鐘內死亡（請參閱13頁 救命曲線）。此外，IED爆炸等情況可能會導致傷患同時失去雙手雙腳；在這種情況下，觀察頭盔保護的耳後動脈的脈搏就變得非常重要。

說到補充血容量，很多人第一個想到的就是輸血，但血液的保存非常困難，在戰場上很難進行輸血※2。輸液是一種可以長期保存、易於管理，且可

※1：健康狀態下的血壓為100㎜Hg。此處記載的周邊動脈血壓是指可以觸摸到脈搏的最低血壓值。請注意，觸摸到較低的數值需要一定的技巧。關於血壓值的說法有很多，部分內容參考了「INTERNATIONAL TRAUMA LIFE SUPPORT for Emergency Care Providers EIGHTH EDITIION 2016」。

※2：在現代雖非不可能，但在操作和準備上仍然十分困難。

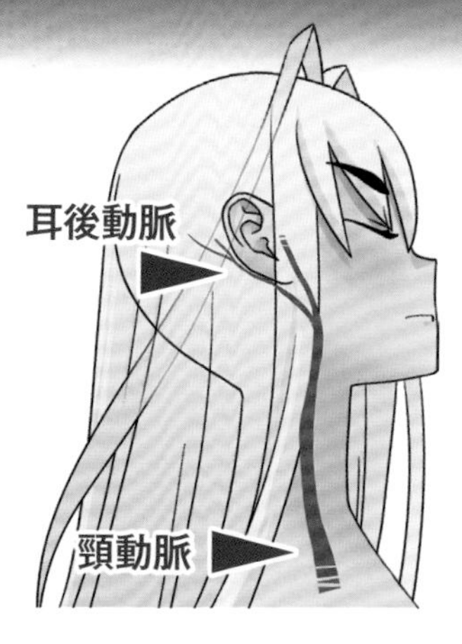

橈骨・足背・耳後動脈 80mmHg以上
鼠蹊部股動脈 70～50mmHg以上
頸動脈 60～40mmHg以上

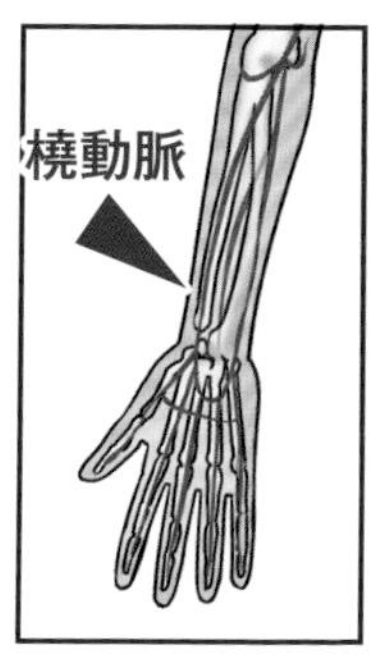

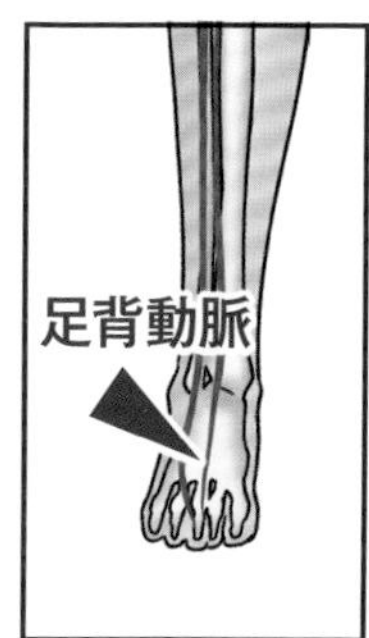

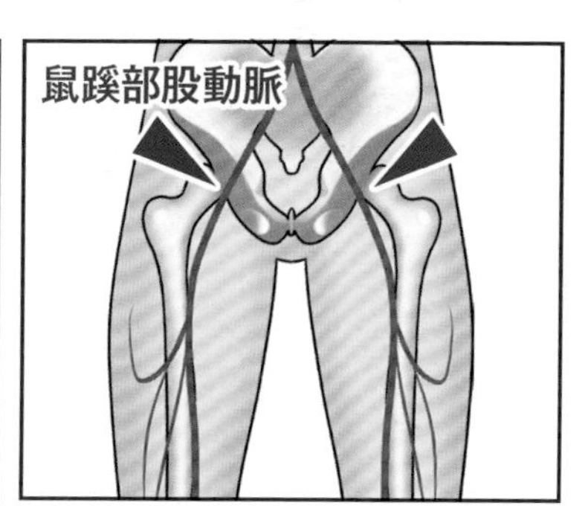

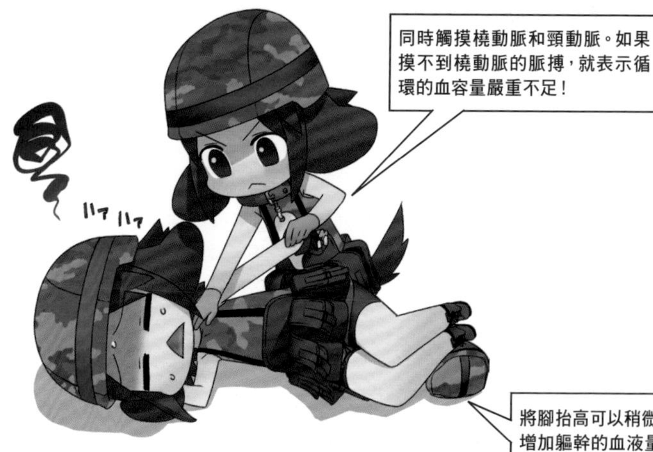

以在戰場上進行的補充血容量的方法。輸液是調整過成分的液體，用於補充身體的水分和電解質，生理食鹽水就是其中一種常見的輸液。然而，輸液的效果僅限於「稀釋並增加循環血容量」。也就是說，輸液雖然可以增加血液量，但會降低血液的攜氧能力，更嚴重的是，會導致血液難以凝固。這就是「外傷死亡三聯症」（請參閱23頁）中提到的「外傷性凝血異常」。此外，輸液要由醫療人員或醫護兵執行，需要特殊的器材和技術；而且重量較重，可以帶到戰場上的數量有限。

然而，口服電解質溶液（ORS，Oral Rehydration Solution）※的發展，為提升傷患的循環血容量帶來了新的希望。口服電解質溶液是由鹽和葡萄糖配製成的水溶液，可以透過小腸來補充水分（因腹瀉等原因導致大腸無法正常運作，就無法正常吸收水分）。口服電解質溶液不僅方便飲用，吸收速度也比水快25倍。更重要的是，身體會利用吸收的水分來製造血液，增加血容量，而不會稀釋血液。

戰鬥人員可以做的事情

當傷患的血容量不足時，戰鬥人員可以做的事情有以下兩點：

- **使用口服電解質溶液增加血容量**
- **使用擠乳技術（Milking Technique）**

如果已經使用止血帶等方法控制住出血的話，就可以讓傷患飲用口服電解質溶液，讓身體自行製造血液，增加血容量。出血如果無法控制（如肝臟、脾臟損傷導致的出血），或是血容量大量減少，則可運用**擠乳技術**。

擠乳技術是指透過擠壓四肢，將血液集中到軀幹，暫時增加軀幹血容量（這個技術沒有正式名稱，本書暫時使用這個稱呼）的方式。單側手腳的擠乳技術可以移動約500毫升的血液。操作時，應分別對單側的手腳進行擠乳，並觸摸周邊動脈的脈搏來確認效果。根據脈搏的強弱，請示醫護兵是否需要進一步的處理。

使用擠乳技術後，如果可以在周邊動脈摸到脈搏，就表示輸液治療可能有效。如果對雙手雙腳都進行擠乳後，仍然摸不到周邊動脈的脈搏，就表示即使進行輸液治療，也只是稀釋血液，建議不要進行輸液治療。

◆擠乳技術——繃帶的纏繞方式

擠乳技術是一種透過將手腳的血液集中到軀幹，達到類似輸血效果的方法，可以緊急緩解血容量降低（出血性休克）的狀況。操作方法就像是「擠牛奶」那樣，將手腳的血液擠向心臟。對雙手雙腳進行擠乳，效果相當於輸血1000毫升。雖然擠乳技術的持續時間比止血帶長，但也不建議長時間使用。這只是一種緊急處理法。右側頁面總結了擠乳技術的操作方法。

※ 口服電解質溶液的製作很簡單，只需在1公升的水中加入4公克的鹽（約一小撮）和40公克的糖（約一大撮）即可。

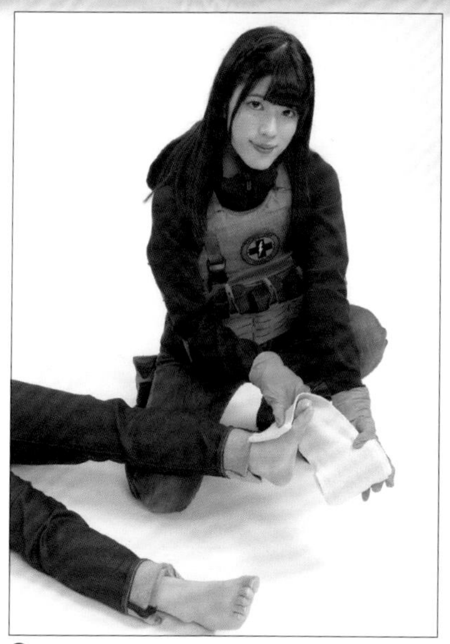

❶纏繞繃帶時，一開始要在同一個位置反覆纏繞（稱為環形包紮）。將繃帶的一端以稍微傾斜的角度放在腳上，水平纏繞一圈。然後將多餘的繃帶末端往內折，再水平纏繞一圈，做成一個基座。

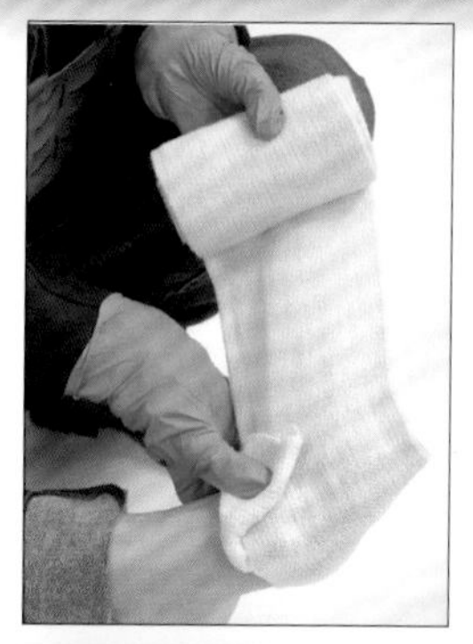

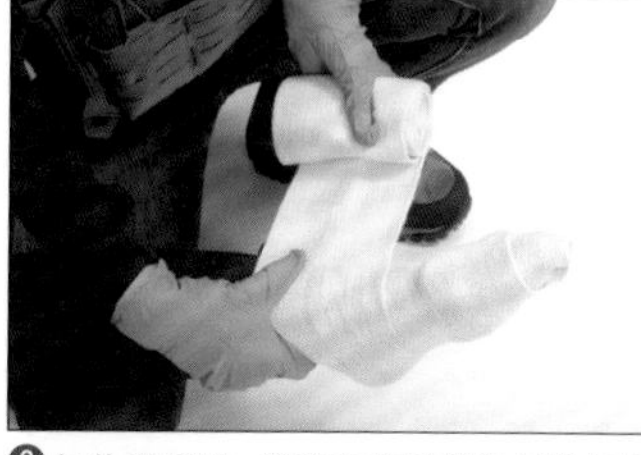

❷包紮腳踝時，通常會使用螺旋反折包紮法，但這次的目的是將血液擠向軀幹，因此要以每次重疊1/2～1/3個繃帶寬度的螺旋形來纏繞繃帶（稱為螺旋包紮）。

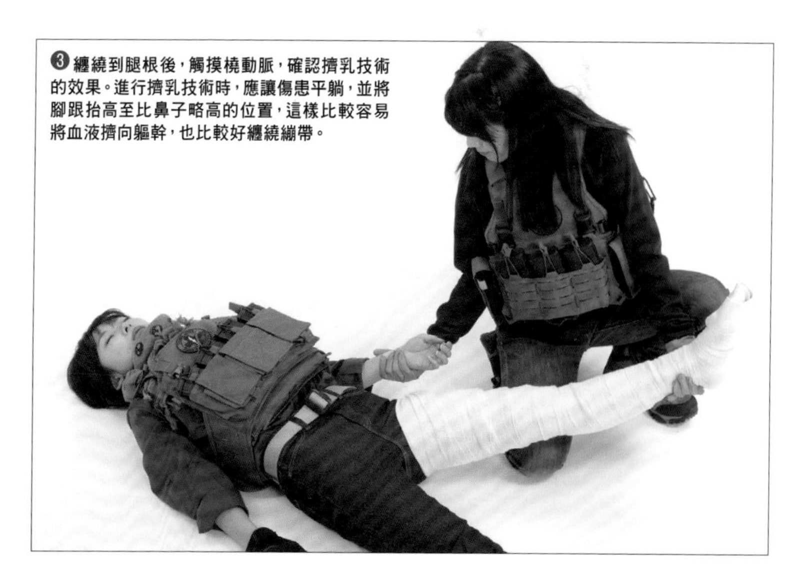

❸纏繞到腿根後，觸摸橈動脈，確認擠乳技術的效果。進行擠乳技術時，應讓傷患平躺，並將腳跟抬高至比鼻子略高的位置，這樣比較容易將血液擠向軀幹，也比較好纏繞繃帶。

胸部外傷

穿透傷與非穿透傷

胸部外傷主要分為兩大類：**穿透傷**（子彈或碎片等尖銳物體造成的皮膚撕裂傷）和**非穿透傷**（皮膚沒有撕裂傷，但內部受到強烈撞擊造成損傷）。這兩種傷勢都可能伴隨體內或體外出血。

現代防彈背心的普及，提高了士兵的生存率，但並不代表胸部外傷不再致命了。胸腔內有肺臟、心臟等重要器官，一旦受傷就可能危及生命。然而，透過適當的防護可以避免致命傷的出現，若能迅速應變，也有很大的機會可以挽回性命。因此，了解胸部外傷的急救措施至關重要。

胸部穿透傷

開放性氣胸

當子彈、爆炸碎片等異物貫穿胸部，造成直徑大於傷者氣管直徑三分之二的大洞時，空氣就會從這個洞口進入胸腔。由於胸腔內的壓力原本就低於外界的大氣壓力（呈現負壓狀態），當外界的空氣進入胸腔，就會壓迫到肺臟，導致肺臟無法順利膨脹，造成呼吸困難，這就是所謂的「開放性氣胸」。

氣管是一條直徑約1.6～1.7㎝的細長管道，判斷胸部傷口大小的簡易方式，就是將傷口與小指頭的粗細相比，若傷口直徑大於小指，就可能是開放性氣胸。開放性氣胸的嚴重程度通常與胸壁傷口的大小成正比，直徑超過3㎝以上的開放性傷口，或是吸氣時傷口會吸入空氣的「吸吮性傷口」，都屬於會危及生命的嚴重狀況。

由於人體有左右兩片肺臟，即使其中一片肺臟形成開放性氣胸，另一片肺臟仍然可以維持部分的呼吸功能，傷者不至於立即死亡。這時可以用胸封貼（詳見後文）封住傷口，為傷者爭取時間，等待後續的治療。

張力性氣胸

如果肺臟本身出現破洞，那就需要進行緊急處理。因為每次呼吸都會讓更多的空氣進入到胸腔，導致受傷側的胸腔壓力不斷升高。當胸腔壓力過高時，就會將心臟和周圍組織（縱膈腔）推向另一側健康的肺臟，導致連接心

胸壁
由骨骼和肌肉組成，
以保護胸部的內臟。
上大靜脈
胸腔
胸壁和橫膈膜之間的空間
心臟
縱隔
下大靜脈
被左右肺、胸骨和胸椎
所包圍的部分。
肺
橫隔膜

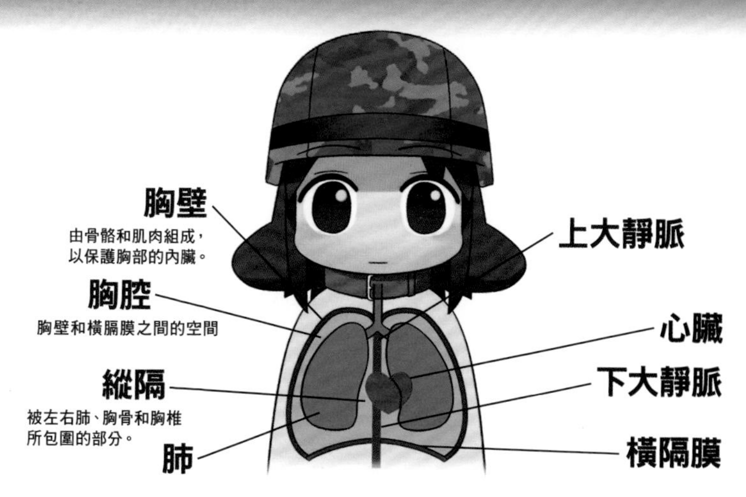

※ 通常肺部會與胸壁緊密相連。

臟的上下腔靜脈出現扭曲而阻塞，讓血液無法順利回流心臟，形成阻塞性休克，這就是所謂的「張力性氣胸」。張力性氣胸結合了呼吸問題和血液循環問題，很可能會在短時間內造成死亡。越戰期間，張力性氣胸佔戰場死亡人數的3～4%，其中更有33% 屬於「可避免的死亡」。

穿透性胸部外傷很少不伴隨著肺部損傷，因此必須隨時注意傷勢惡化的可能性，以預防張力性氣胸的發生。

治療張力性氣胸的常見方法是「胸腔穿刺術」。具體做法是用針頭插入胸腔，排出積聚的空氣，以降低胸腔壓力，讓傷者脫離險境。然而，胸腔穿刺術需要專業訓練，在日本屬於「侵入性治療」，除了醫師和自衛隊的第一線救護衛生員外，其他人皆不得執行。

儘管如此，美軍已研發出一種任何人都能輕易操作的方法，成功將張力性氣胸的死亡率從33% 降至1%。以下將詳細說明此方法。

● 胸部外傷的處理——胸封貼

處理胸部穿透傷時，首先要使用胸封貼（Chest Seal）。發現傷者胸部受傷，應立即使用胸封貼封住傷口。如果只有開放性氣胸，在貼上胸封貼後，就可以將傷者交給醫護兵處理了。

貼上胸封貼後，仍需密切觀察傷者的呼吸狀況（如呼吸急促、呼吸淺、呼吸費力）和血液循環狀況（如脈搏微弱且快速、皮膚濕冷、發紺），每5分鐘檢查一次。要特別注意的是，如果傷者的意識逐漸模糊、在肢體末端（橈動脈、足背動脈、耳後動脈）摸不到脈搏，就必須懷疑傷者可能出現血液循環惡化，也就是**張力性氣胸**。

開放性氣胸

空氣從傷口進入胸腔。由於胸腔內的壓力本就低於外界的大氣壓力，因此，當外界的空氣進入胸腔後，會導致胸腔壓力升高，壓迫肺臟，導致肺臟無法順利膨脹。

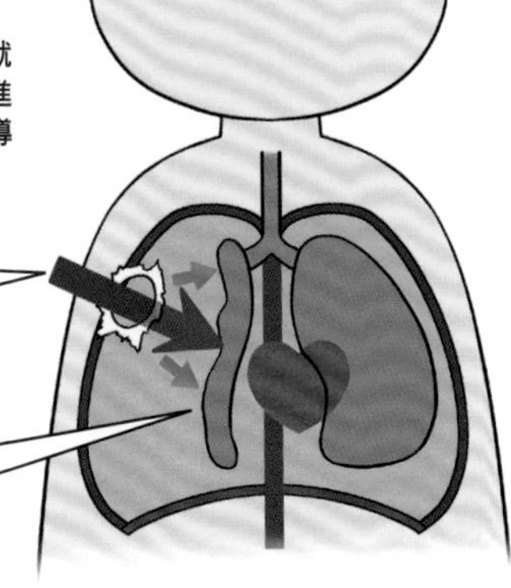

當胸壁出現的洞其直徑大於氣管直徑的三分之二時，空氣就會從這個洞進入胸腔。簡易的判斷方式，就是將傷口與小指的粗細相比。

進入胸腔的空氣會壓迫肺臟，導致肺臟無法順利膨脹。

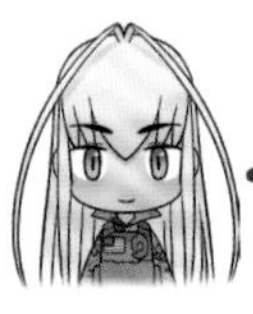

■緊急處理

如果傷者的肺部出現直徑大於小指的傷口，應立即使用胸封貼封住傷口。人體有兩片肺臟，即使其中一片形成開放性氣胸，也不至於立即死亡。

張力性氣胸

如果肺臟本身出現破洞，那麼每次呼吸就會讓胸腔流入更多的空氣。當胸腔的壓力不斷升高時，就會將心臟和周圍組織（縱膈腔）推向另一側，導致連接心臟的上下腔靜脈扭曲阻塞。

吸入的空氣會從肺部的破洞進入胸腔。

雖然胸封貼具有排氣功能，但如果進入的速度大於排出的速度，胸腔壓力仍然會持續升高。

當胸腔壓力過高時，就會將縱膈腔推向另一側的肺臟，導致連接心臟的上下腔靜脈扭曲阻塞。

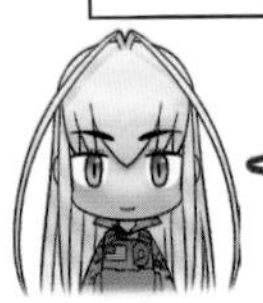

■緊急處理

撕開胸封貼，讓空氣從胸壁的傷口排出，降低胸腔壓力，讓扭曲的上下腔靜脈恢復正常。之後，每5分鐘檢查一次，如果仍然懷疑是張力性氣胸的話，就重複撕開胸封貼，讓空氣排出。張力性氣胸可能會致命，必須特別注意！

張力性氣胸雖然有一些明顯的症狀，但在戰場上很難一一確認。因此，如果發現傷者的情況惡化，可以嘗試先將胸封貼撕開。撕開胸封貼後如果空氣順利排出，且情況有所改善的話，就表示可能是張力性氣胸（這種方法是利用現有的傷口來排出空氣，不需要專業技術，也不需要醫師執照）。之後，每5分鐘檢查一次，如果仍然懷疑是張力性氣胸，就重複撕開胸封貼，讓空氣排出的動作。

這種方法稱為BURP※法，美軍透過改良胸封貼，和加強訓練BURP法，成功將張力性氣胸的死亡率降低到原本的1/33。最新的胸封貼都支援BURP法，設計上更容易撕開，且還有明顯的標示，方便操作。

在傷患人數眾多的情況下，這種不需要醫療人員介入的處理方式非常重要（美軍的標準作業程序是，只有在BURP法失效，或是沒有足夠人手持續進行BURP法的情況下，CLS 才會進行「胸腔穿刺術」）。

心包填塞

除了上述情況外，處理穿透性胸部外傷時，還必須注意「心包填塞」。心臟的外層包覆著一層稱為「心包膜」的薄膜，負責保護心臟，避免和其他器官發生摩擦。心臟和心包膜之間的空間（心包腔）通常會有約50毫升的心包液，這些液體就像潤滑油一樣，讓心臟可以順暢地跳動。心臟是懸浮在心包液中，減少外部衝擊對心臟造成的傷害。如果心臟表面的血管破裂出血，血液就會積聚在心包腔內，壓迫心臟，導致心臟無法順利擴張，進而減少心臟的血液輸出量（即使只有100毫升的少量血液積聚在心包腔內，也可能造成急性心包填塞）。

心包填塞常見於胸部正面（兩側乳頭連線的中點）或背面（兩側肩胛骨連線的中點）遭受槍傷或刀傷的情況。心包填塞的導致的出血量可能很少，很容易被忽略，必須特別注意。在戰場上，士兵穿著的防彈板也可能因為撞擊（非穿透傷）而造成心包填塞，如果傷者出現胸骨骨折或周圍瘀傷，就必須提高警覺。

從發生心包填塞到心臟停止跳動，只有短短5～10分鐘。由於戰鬥人員無法處理心包填塞，因此必須及早發現症狀，並立即交由醫療人員處理。

心包填塞的典型症狀包括「貝克氏三徵」（頸靜脈怒張、低血壓、心音微弱），以及意識模糊、發紺等。心臟超音波檢查是診斷心包液積聚的最有效方法。

※：「BURP」在英語中是「打嗝」的意思。

心包填塞的例子

冰錐是造成心包填塞的原因之一。在美國，冰錐是常見的兇器。冰錐不需要刺穿心臟，只要稍微刺傷心臟表面就可能造成心包填塞。此外，威力較低的.22長步槍彈，雖然常被戲稱為「玩具槍」，但其威力就足以使心臟表面收商，造成心包填塞。這種槍枝容易隱藏，聲音也不大，須注意。

這類胸部外傷的出血量可能很少，容易被忽略，因此美國的救護人員在處理這類傷患時都戰戰兢兢。過去，處理這類傷患時，常被叮嚀「即使要用放大鏡，也要仔細檢查傷口」，但現在已經可以用口袋型超音波儀器輕鬆診斷是否有心包填塞。

此外，子彈或碎片進入體內後，也可能因為移動而意外傷害到心臟表面，造成心包填塞。例如，2007年5月發生的日本愛知縣長久手市挾持事件中，據說當時歹徒開槍擊中SAT特勤隊員的鎖骨，子彈在體內反彈後，傷到了心臟表面，造成心包填塞。

胸部非穿透傷

● 防彈背心並非萬能

即使防彈背心成功地擋下了子彈，但強大的衝擊力仍然會對人體造成傷害。防彈板在受到子彈撞擊時，最多可能會凹陷4㎝，胸部也會承受巨大的衝擊力。因此，即使子彈被防彈板擋下，沒有造成出血，也不能掉以輕心。

非穿透性胸部外傷中，有兩種傷勢必須特別注意：一種是肋骨骨折導致肺部受損的「連枷胸」，另一種是心臟受到撞擊導致的「心臟震盪」。

● 連枷胸

當胸部受到強烈的外部力量撞擊時，如果兩根或多根相鄰的肋骨在同一處發生兩處以上的骨折（分段骨折），就會形成所謂的**連枷胸**（flail chest）。

連枷胸的歷史悠久，早在中世紀時期，人們就知道重擊騎士的胸部，即使沒有擊碎盔甲，也能利用衝擊力造成騎士死亡。據說連枷胸這個名稱的由來，就是因為當時使用的「連枷」（一種以鍊條或繩索連接球體和握柄的武器）和連枷胸患者的骨折部位在呼吸時呈現相反方向的運動模樣很像的緣故※。

連枷胸可能會導致嚴重的呼吸衰竭，但並非骨折本身所致，而是骨折造成的肺部換氣障礙和出血。由於每次呼吸都會牽動到骨折的肋骨，造成劇烈疼痛，導致傷者難以順利呼吸。此外，由於肺臟緊貼著胸壁，肋骨骨折也可能伴隨著肺挫傷（撞擊導致肺部組織損傷和出血），進而引發血胸、氣胸，甚至惡化成張力性氣胸。因此，如果沒有在受傷後30分鐘內接受適當的治療，連枷胸也可能致命。

治療連枷胸的首要任務是固定骨折部位，以減輕疼痛。常見的做法是用外部支撐物固定骨折的肋骨（外部固定/半環形固定）。但外部固定的效果有限，建議應盡快進行氣管插管，利用正壓呼吸產生的內部壓力將骨折的肋骨固定住（內部固定），讓骨折部位可以正常活動（內部固定屬於醫護兵的緊急處置）。

●心臟震盪

心臟震盪是指胸部受到撞擊後，所引發的致命性心律不整。心臟震盪也是造成運動猝死的原因之一。造成心臟震盪的撞擊不一定很強烈，即使是輕微的撞擊也可能引發心臟震盪（心臟震盪並非肌肉或骨骼損傷造成的，而是一種心臟的功能性障礙，也就是心律不整）。例如，在球類運動中被球擊中或是身體上的碰撞等都可能造成心臟震盪。心臟的正上方區域是發生心臟震盪的高危險區域。

發生心臟震盪的原因，推測是撞擊導致心肌細胞的動作電位發生變化，進而引發心室纖維顫動（VF, Ventricular fibrillation）。

心室纖維顫動的唯一有效治療方法是電擊去顫，如果能在心臟震盪發生後的2～3分鐘內使用AED（自動體外心臟電擊去顫器），傷者就有很高的機率可以恢復心跳（雖然也可以透過心臟按摩爭取時間，延長至20分鐘左右，但在戰場上很難找到足夠的人力和資源來執行心臟按摩）。因此，近年來，士兵在執行任務時，都會隨身攜帶AED。如果AED成功電擊去顫，讓心臟恢復正常跳動，那就不需要繼續進行心臟按摩，只需安排一名人員在後送過程中持續觀察傷者的狀況即可。

如果沒有及時電擊去顫，心肌細胞就會因為耗盡氧氣和能量而停止運作，導致心臟完全停止跳動，幾乎沒有挽回的餘地。就如同大量出血一樣，心臟驟停也需要迅速應變，才能提高存活率，以維持戰力。處理心臟震盪時，應參考**戰鬥心肺復甦術**（Combat CPR）流程圖（請參閱194頁）。

※ 骨折的肋骨會朝與正常呼吸相反的方向運動（吸氣時凹陷，吐氣時膨脹），稱為「矛盾呼吸」。

處理胸部外傷

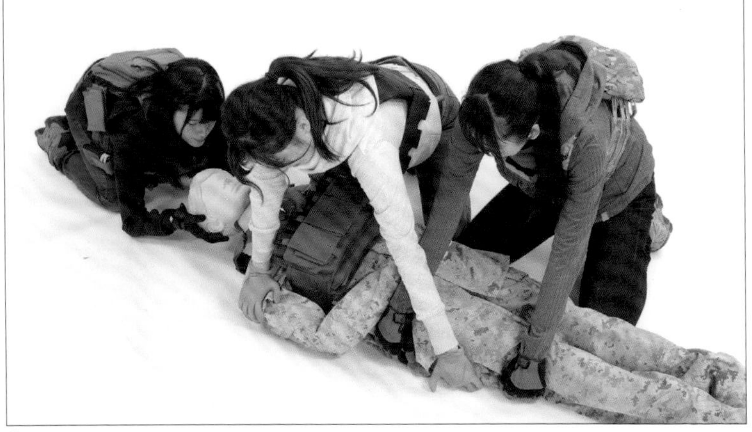

❶處理胸部外傷時必須注意，子彈對身體造成的破壞範圍可能會超過子彈直徑的30倍，而且子彈在體內的行進軌跡並非直線，因此，必須假設子彈已經傷及脊椎。照片中，一名救護人員負責固定傷者的頭部，另一名負責固定肩膀和骨盆下方，還有一名負責固定骨盆上方和膝蓋。在固定頭部的救護人員下令後，所有人同時將傷者抬起90度。這個動作稱為「滾木式翻身」，就像滾動原木一樣，將傷者翻身。

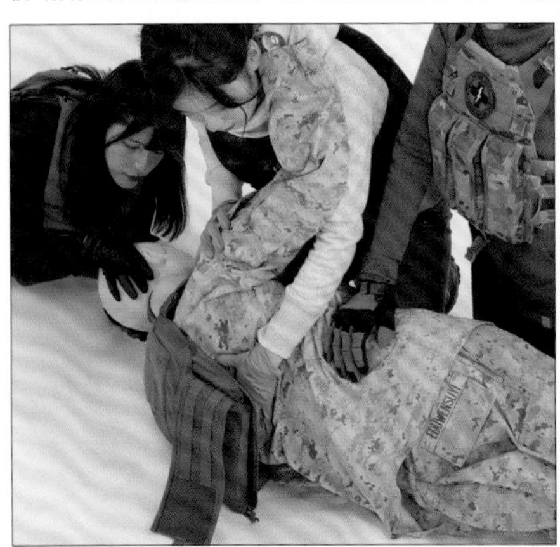

❷固定傷者後，救護人員應鬆開傷者的防彈背心，戴上淺色橡膠手套，將手伸入防彈背心和身體之間的縫隙，仔細檢查傷者的胸部。檢查重點有：防彈板是否有變形；胸骨、肋骨、肝臟、脾臟、腎臟、脊椎、肩胛骨是否有晃動、壓痛或出血。過程中，千萬不可鬆開固定傷者肩膀的手，以避免傷者頭部受傷。

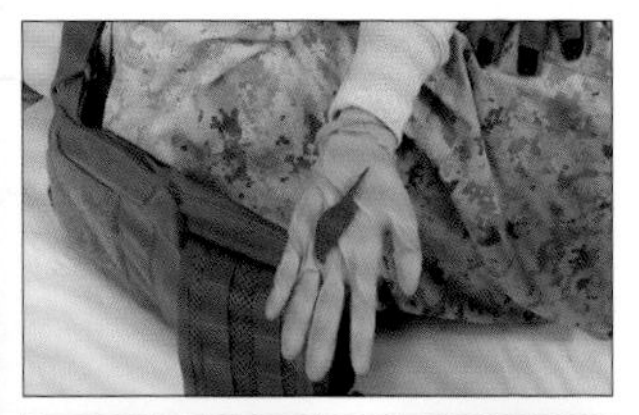

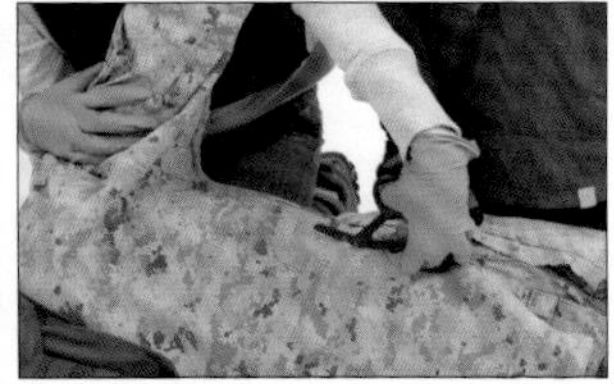

❸如果發現手上沾有血液，就表示傷者有穿透性外傷。要注意的是，胸部的穿透性外傷不一定會大量出血。為了仔細檢查傷口，可以用剪刀剪開上衣。由於胸部的傷口可能很小，容易被忽略，因此必須仔細檢查。

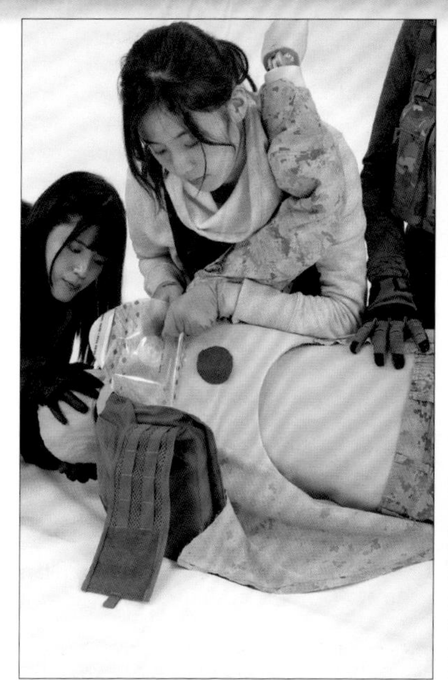

❹如果發現胸部有直徑大於小指的傷口，應立即在最大的傷口上貼上單向排氣胸封貼（盡量讓傷口位於胸封貼的中央）。如果胸封貼的閥門上有蓋子，必須先打開蓋子，讓閥門正常運作。取下的蓋子可以留著，作為處置證明。

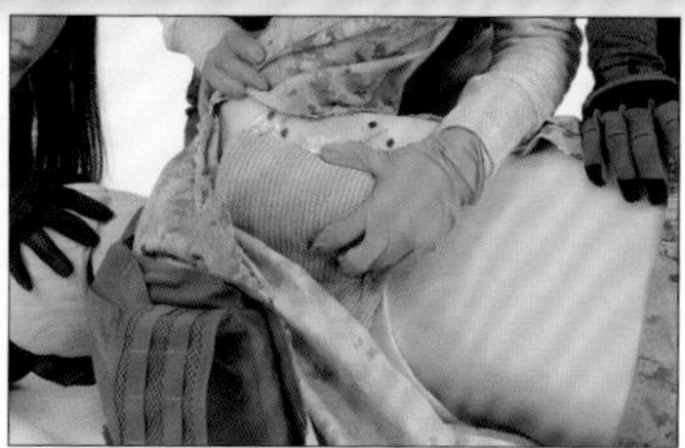

❺如果發現傷口周圍的肋骨有晃動，表示可能是連枷胸，需要進行固定。照片中的救護人員使用6英吋急救繃帶的紗布部分，緊緊纏繞成一個襯墊，固定在傷者肋骨晃動的部位。固定時，注意不要遮住胸封貼的撕開標示。

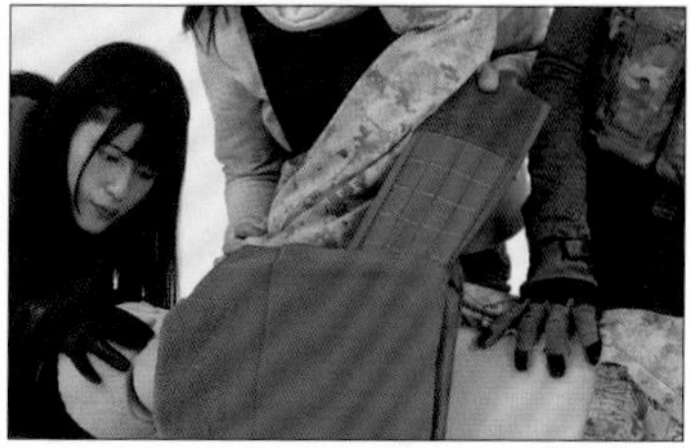

❻等傷者吐氣完畢，胸廓縮小到最小狀態時，將防彈背心繫緊。此時，防彈背心可以作為胸部固定帶（固定肋骨骨折的帶子）使用。但由於防彈背心可能會影響呼吸，因此應盡快將傷者移至安全的地方，脫下防彈背心。

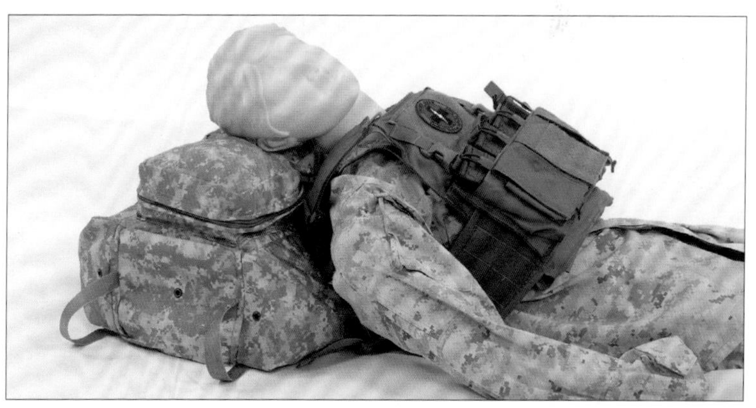

❼讓傷者採取舒適的姿勢。可以用背包等物品墊高傷者的背，與地面成約40度的斜角。如果無法脫下防彈背心，則讓傷者側躺，保持患側朝下的Haines姿勢。患側朝下可以壓迫傷口，減少出血，還可以讓傷者用健康的肺呼吸（避免血液流入健康的肺部）。

◆三邊固定法

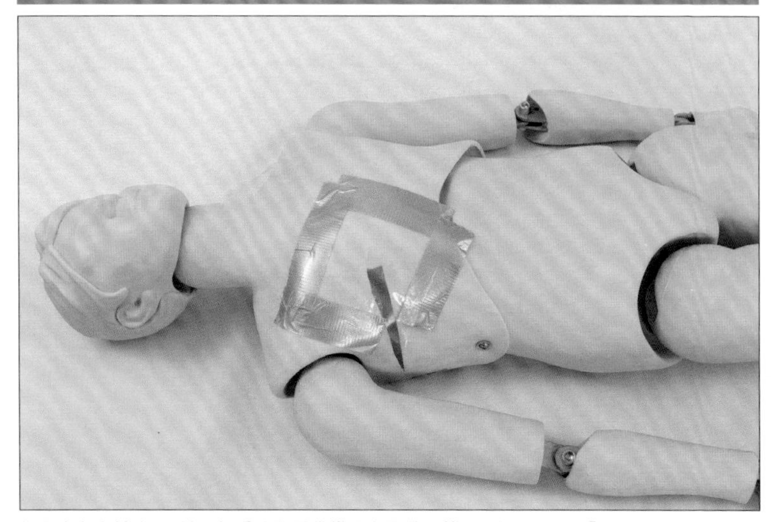

如果沒有胸封貼，可以用乾淨的塑膠袋搭配布膠帶代替。過去的做法是「固定三邊、留一邊開口」，但為了配合人體的曲面，現在的做法是「固定四邊、留一個角開口」。開口的方向應朝向血液流出的方向。需要注意的是，布膠帶很容易脫落，建議盡量使用專用的胸封貼。

◆連枷胸的固定

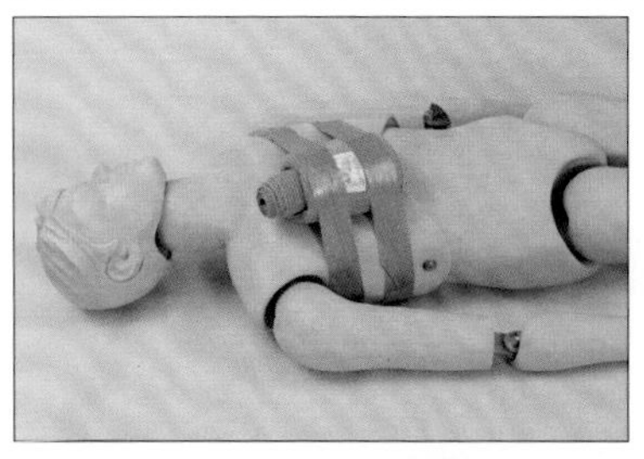

固定連枷胸晃動部位（連枷胸區塊）的方法：用急救繃帶製作一個襯墊，固定在肋骨晃動的部位，再用布膠帶固定。為了避免影響呼吸，布膠帶只能纏繞半圈，且很容易脫落。

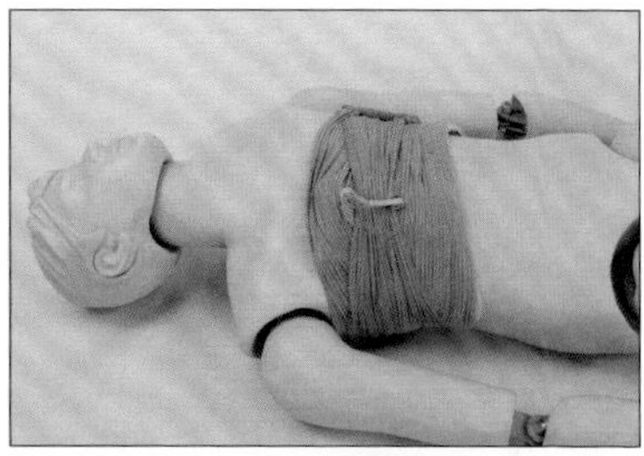

使用8英吋急救繃帶固定襯墊的方法：由於急救繃帶具有彈性，即使纏繞整個胸廓，也不會影響傷者的呼吸。固定時，不要遮住胸封貼的撕開標示。

子彈貫穿胸部，造成多處穿透性外傷的情況

如果發現傷者胸部中彈，應先剪開衣物，檢查胸部的所有傷口。一般來說，子彈造成的傷口，射出口會比射入口大，但有些特殊彈種(例如：空尖彈)或砲彈碎片造成的傷口，射入口反而比較大。

◆例如：子彈從正面射入右胸，造成的多處槍傷

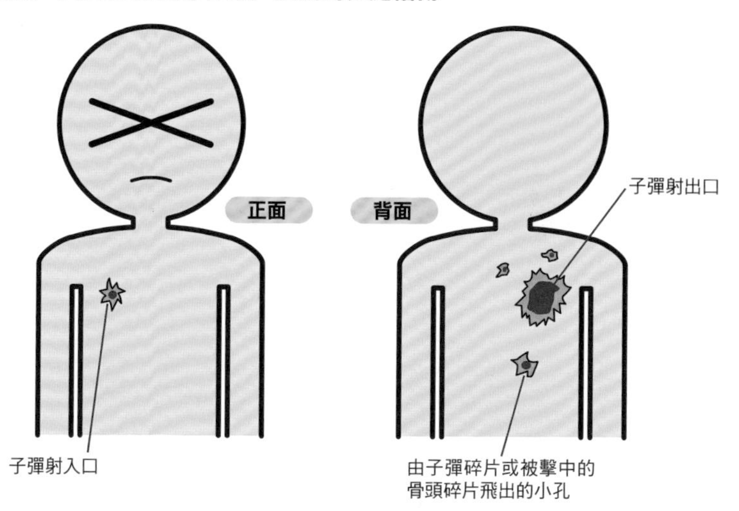

◆處置方法

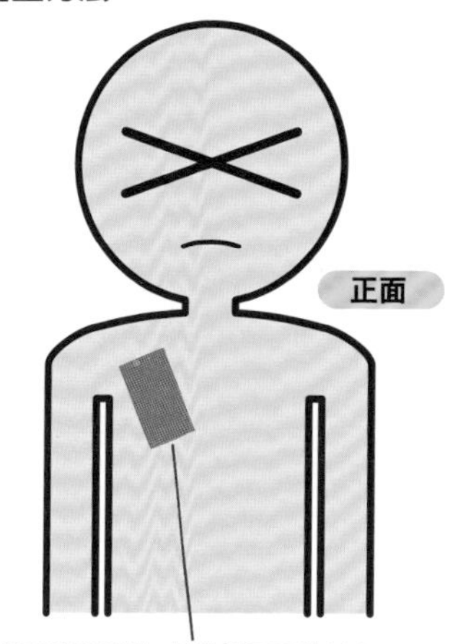

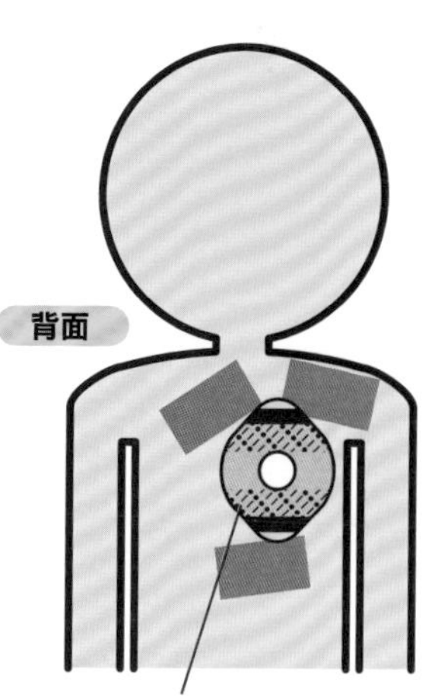

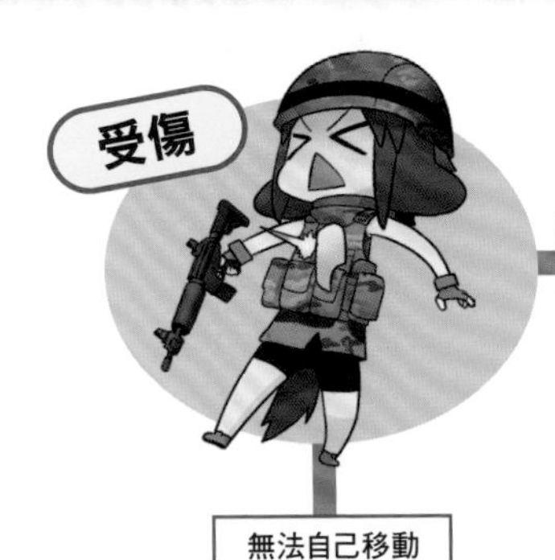

自己可以移動

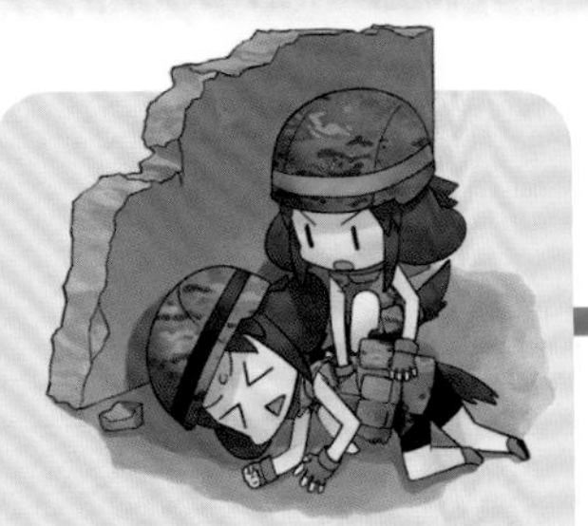

傷患 移動到可以掩蔽不會被直射火力涵蓋的地方。將受傷側或重傷側朝下，等待救護。

救護者 稍微解開防彈背心，仔細觸摸並觀察防彈背心與身體間的空隙，以及身體前後的情況。

無法自己移動

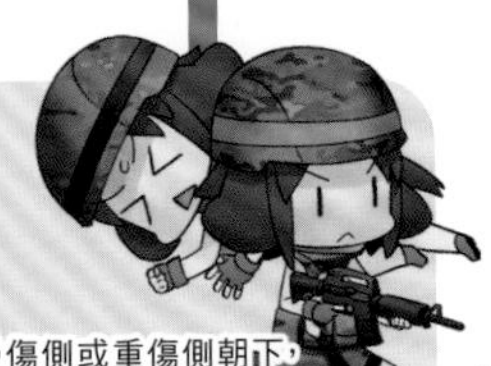

傷患 將受傷側或重傷側朝下，等待救援。

救護者 保持防禦的狀態，呼叫醫務兵。

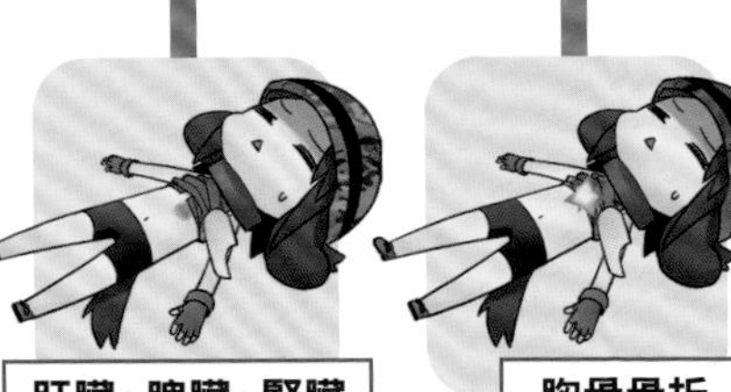

無脈搏

可能是**心臟震盪**

有脈搏

可能是**兩側肺部損傷**

戰鬥CPR
（參見194頁）

◆醫療人員的處置
- 在30秒內進行氣管插管
- 進行外科性氣道確保
- 非侵襲性正壓通氣(NIPPV)

緊急後送

肝臟、脾臟、腎臟挫傷

因為**臟器受傷**可能造成低血容性休克

- 觀察末梢脈搏
- 使用擠乳技術進行自我輸血（參見 178 頁）

胸骨骨折

可能因為**心包膜填塞**造成拘束性休克，或是因為心臟受損造成心因性休克

觀察末梢脈搏

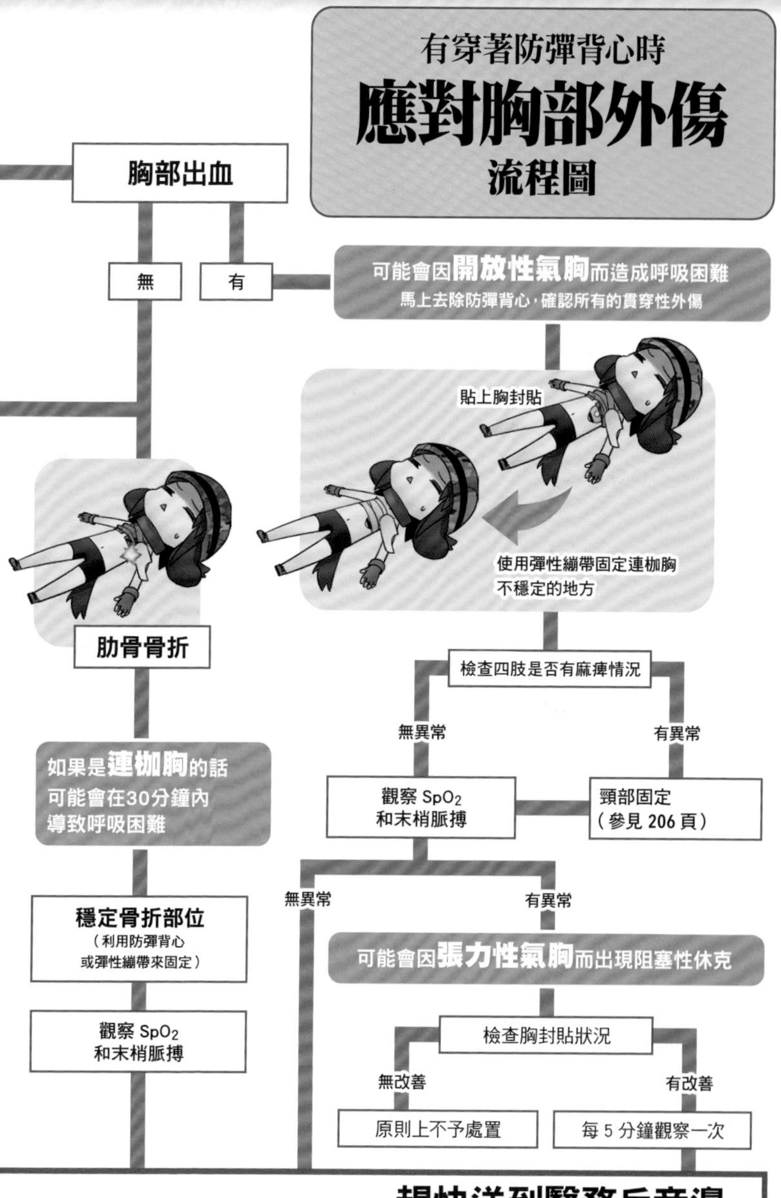

※ 當SpO_2（血中氧氣飽和度）降到95%以下時，表示氣道可能阻塞。需找出原因並進行處理，或是呼叫醫療人員。關於SpO_2和脈搏的詳細資訊，參見230頁。

貼上胸封貼與檢查

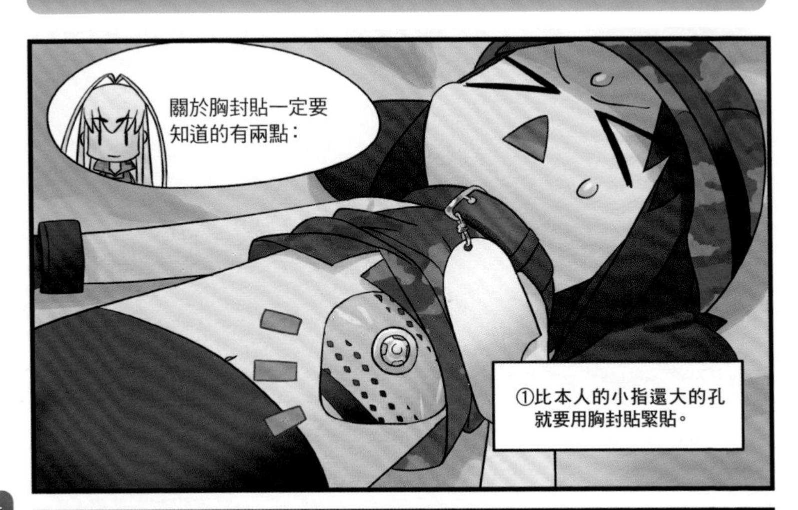
關於胸封貼一定要
知道的有兩點：
①比本人的小指還大的孔
就要用胸封貼緊貼。

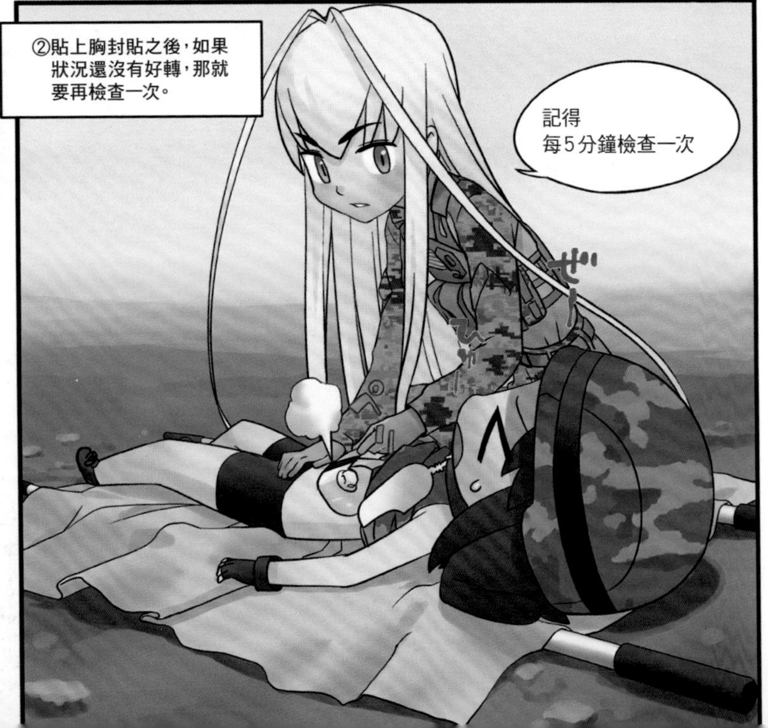
②貼上胸封貼之後，如果
狀況還沒有好轉，那就
要再檢查一次。
記得
每5分鐘檢查一次

戰鬥心肺復甦術（Combat CPR）

●心臟驟停的處理

心肺復甦術（CPR, CardioPulmonary Resuscitation）簡單來說就是心臟按摩和人工呼吸，目的是在心臟驟停後，爭取時間，等待救援（CPR無法救回傷者，只能在AED 等救命設備到達前，盡力維持傷者的生命跡象）。

前面提到的心臟震盪（胸部受到撞擊導致的致命性心律不整）只是戰場上造成心臟驟停的原因之一※1，疲勞和壓力也可能造成心臟驟停※2。

戰鬥人員必須知道的幾種心臟異常狀況：

❶**心室纖維顫動**（VF）　心室不規則地快速顫抖（類似痙攣），使心臟無法輸出血液。當腦部缺氧時，傷者會在6～8秒內失去意識，且每過1分鐘，存活率就會下降7～10%，是需要緊急處理的危急狀況。

❷**無脈性心室頻脈**（pulseless VT）　心臟的電氣傳導系統出現異常，導致心臟雖然在跳動，卻沒辦法輸出足夠的血液到全身。

❸**無脈性電活動**（PEA）　心電圖顯示心臟有電氣活動，但卻沒辦法輸出足夠的血液到全身。無脈性電活動無法使用電擊治療，必須由醫師進行藥物治療。

❹**心搏停止**（asystole）　心臟沒有任何電氣活動，也就是完全停止跳動。由於心臟沒有電氣活動，無法使用電擊治療，必須由醫師進行藥物治療。

心室纖維顫動和無脈性心室頻脈的唯一有效治療方法是電擊去顫，任何人都可以使用AED來拯救生命。近年來，裝甲車上都會配備AED。

心臟恢復自主跳動稱為ROSC（Return Of Spontaneous Circulation）。如果傷者恢復自主心跳，就不需要繼續進行心臟按摩和人工呼吸，可以減輕救護人員的負擔，讓他們執行其他任務。如果沒有AED，可以先進行20分鐘的心臟按摩和人工呼吸；如果超過20分鐘仍然沒有恢復心跳，就必須放棄急救。

如果傷者在戰場上出現無脈性電活動或心搏停止，就必須由醫師進行藥物治療。在醫師到達前，必須持續進行心臟按摩和人工呼吸，這會消耗大量的人力，降低部隊的戰鬥力。如果超過20分鐘仍然沒有恢復心跳，就必須放棄急救。

※1：心臟驟停是心室纖維顫動、無脈性心室頻脈、無脈性電活動、心搏停止的總稱，是指心臟失去幫浦功能，無法維持有效血液循環的狀態。並非心臟完全停止跳動。需要注意的是，約有90% 的心臟驟停都是心室纖維顫動造成的。

※2：例如，2007～2018年期間，東京馬拉松比賽中共有11名跑者發生心臟驟停，其中有10人是心室纖維顫動，1人是心搏停止。這些跑者在倒下後3分鐘內就接受了適當的處置，因此最後都康復出院了。

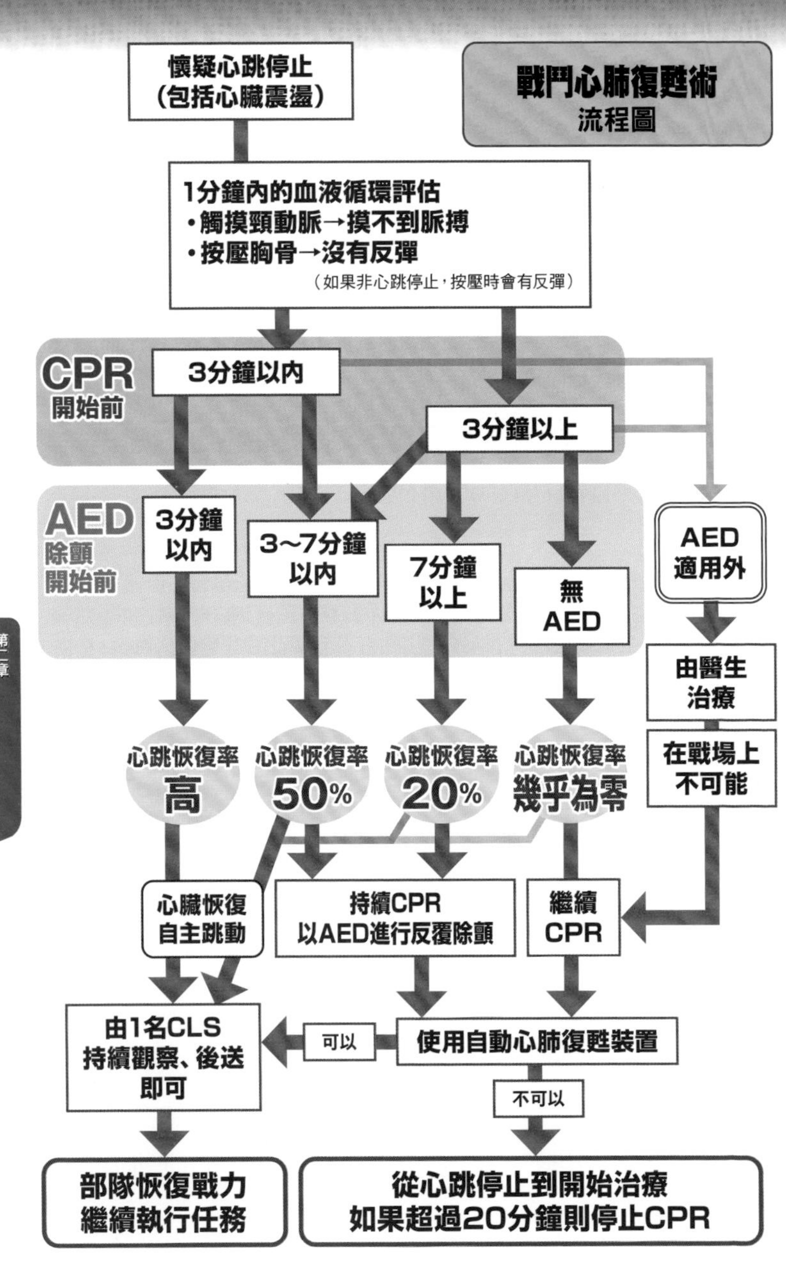
戰鬥心肺復甦術
流程圖
懷疑心跳停止
(包括心臟震盪)
1分鐘內的血液循環評估
・觸摸頸動脈→摸不到脈搏
・按壓胸骨→沒有反彈
(如果非心跳停止,按壓時會有反彈)
CPR
開始前
3分鐘以內
3分鐘以上
AED
除顫
開始前
3分鐘
以內
3~7分鐘
以內
7分鐘
以上
無
AED
AED
適用外
由醫生
治療
在戰場上
不可能
心跳恢復率
高
心跳恢復率
50%
心跳恢復率
20%
心跳恢復率
幾乎為零
心臟恢復
自主跳動
持續CPR
以AED進行反覆除顫
繼續
CPR
由1名CLS
持續觀察、後送
即可
可以
使用自動心肺復甦裝置
不可以
部隊恢復戰力
繼續執行任務
從心跳停止到開始治療
如果超過20分鐘則停止CPR

◆心臟按摩（胸骨按壓）

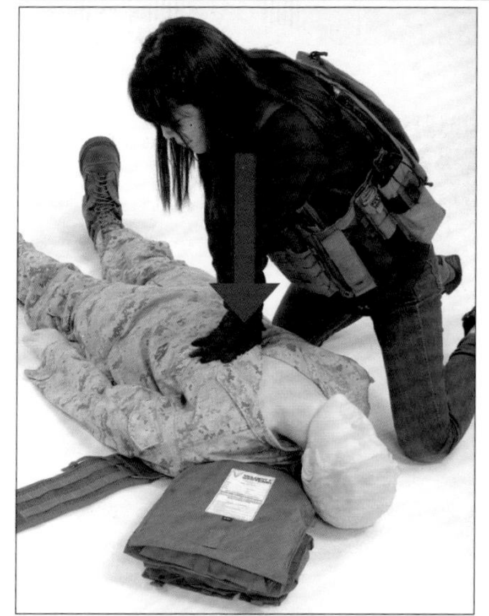

「心臟按摩」指的是「目的」，「胸骨按壓」指的是「位置」。很多人誤以為心臟位於左側胸部，因此在進行心臟按摩時，經常按壓到左側的肋骨，造成肋骨骨折。為了強調正確的按壓位置，因此使用「胸骨按壓」這個詞彙。

心臟按摩的原理是用外力按壓心臟，將血液擠壓到腦部，當外力消失時，血液就會回流到心臟。為了維持腦部血液循環所需的100mmHg血壓，必須施加相當大的力量（約50公斤）。

雙膝打開與肩同寬，穩定身體。雙手上下交疊，放在傷者的胸部正中央，肩膀位於胸骨的正上方（如果肩膀沒有對準胸骨，很容易造成肋骨骨折）。不要只用手的力量，要利用身體的重量往下壓。手肘打直，用「掌根」來按壓胸骨。根據國際急救指南，按壓的深度為5～6cm，但考量到日本人的體型，建議以5cm為基準，按壓時，胸部應下陷約三分之一的深度。頻率為100～120次/分鐘，如果AED有內建節拍器，可以跟著節拍器的聲音按壓。按壓的力道和速度很容易過大，必須特別注意。即使是體力很好的男性，也只能持續1～2分鐘，因此必須大聲呼救，找人輪流按壓。輪流按壓時，接替者應先在患者對面跪好，並伸出手示意，讓原本的救護人員知道有人要接替。

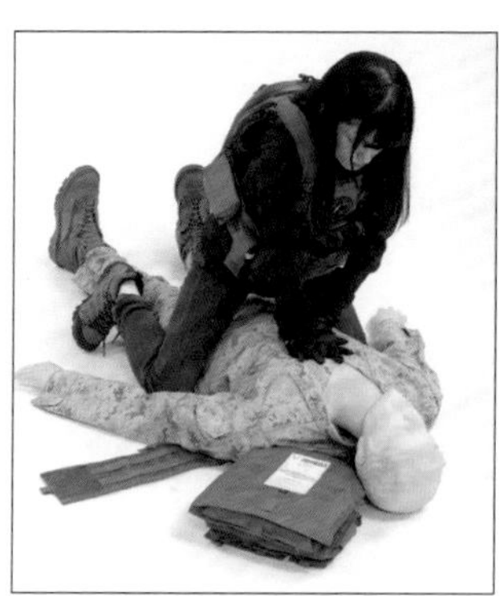

如果救護人員體重較輕，或是力氣較小，可以使用「跨坐式」進行心臟按摩。

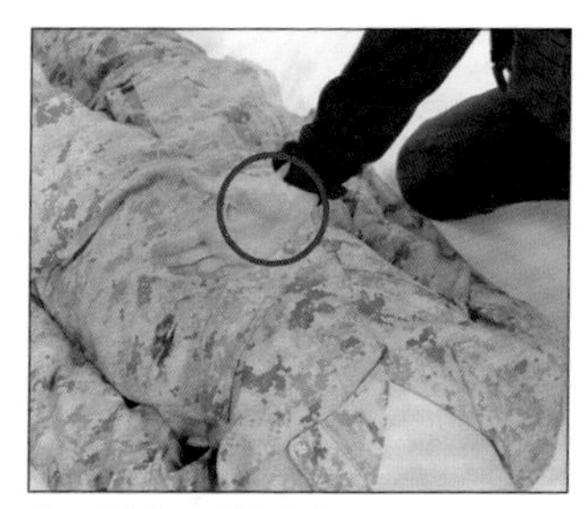

使用「掌根」來按壓胸骨。

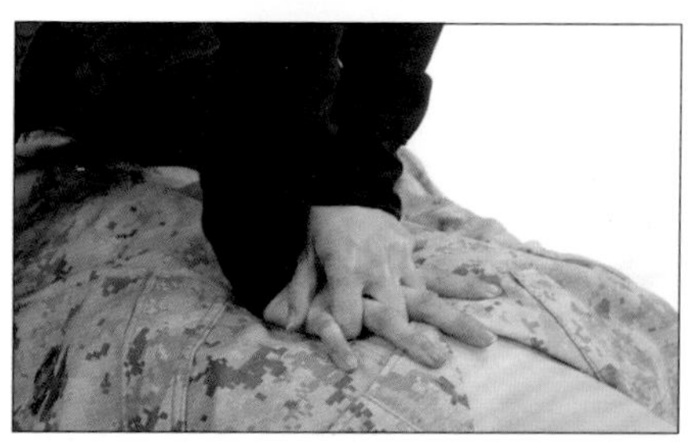

將上方的手指插入下方的手指之間，將雙手的力道集中在一點上。

◆AED

AED的中文是「自動體外心臟電擊去顫器」，顧名思義，AED是一種「電擊去顫」設備，主要用於致命性的心律不整。AED只能用於心室纖維顫動和無脈性心室頻脈。將AED的電極片貼在傷者身上後，AED會自動分析傷者的心電圖，如果偵測到心室纖維顫動或是無脈性心室頻脈，就會自動電擊。

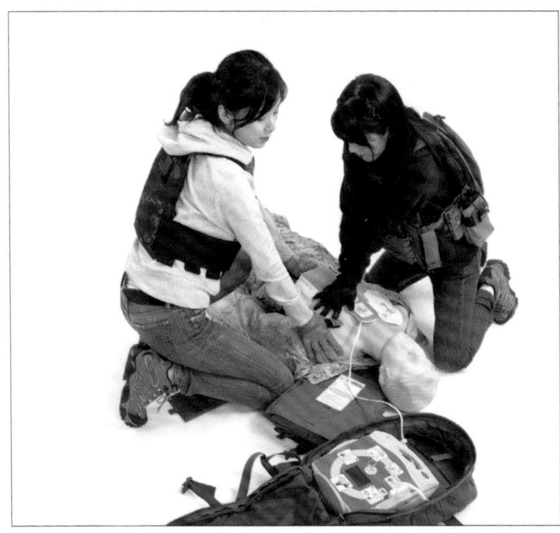

心臟按摩必須持續進行，每次中斷的時間不可超過10秒，即使在安裝AED電極片時，也必須繼續進行。只有在AED發出「請勿碰觸傷者」的提示時，才能暫停心臟按摩（此時，救護人員的任何部位都不能碰觸到傷者）。照片中顯示的是按下電擊按鈕的瞬間，救護人員必須保持隨時可以繼續進行心臟按摩的姿勢，再按下電擊按鈕。

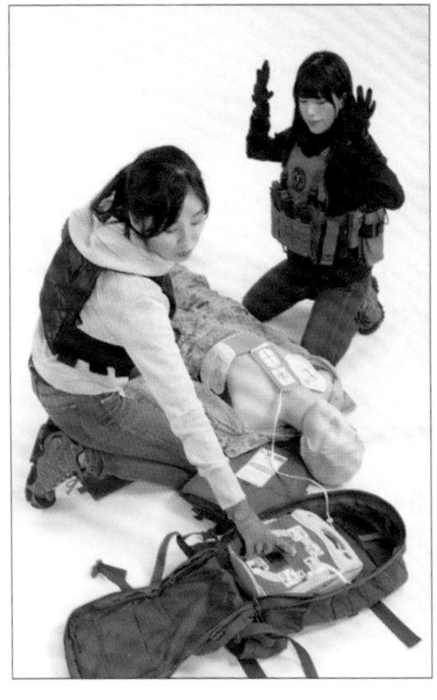

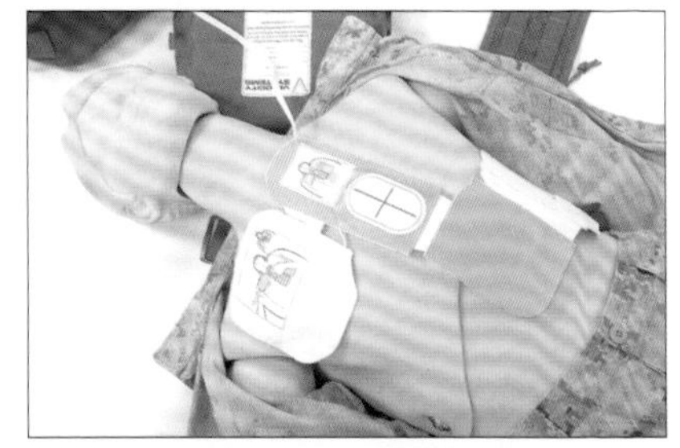

將AED的電極片貼在傷者的右肩下方和左肋下方，讓「電流可以通過心臟」。如果傷者胸毛濃密，或是女性傷者的乳房較大，可以將電極片貼在左右兩側。如果是孩童，則可以貼在前胸和後背。請務必確認電極片的位置可以讓電流通過心臟。如果傷者身上有金屬物品（例如：金屬項鍊），應先取下，或是將電極片貼在距離金屬物2～3cm的地方。照片中的AED是ZOLL公司的產品，電極片上有胸骨按壓感應器（紅色十字標誌），只要將感應器對準胸骨，就能正確地貼上電極片。

脊椎和脊髓損傷

●炸毀裝甲車的 IED

隨著步兵機械化程度的提高，士兵在搭乘裝甲車時受傷的機率也隨之增加。為了應對性能越來越好的掃雷車，地雷和IED的設計也越來越精密，例如：多枚地雷同時爆炸、結合大口徑的火砲彈藥（155mm榴彈）等等。這些新型地雷的威力驚人，足以將10噸重的裝甲車炸飛10公尺以上。由於地雷的設計越來越複雜，因此脊椎和頸椎損傷的案例也越來越多。

◆IED 的傷害

爆風超壓/誘導氣體
密閉空間內傳播的衝擊波。此外，車內裝備燃燒後產生的有毒氣體（例如：一氧化碳），也可能造成一氧化碳中毒或化學性氣道灼傷。
飛散物
地雷碎片、車體內裝的碎片。
車體變形導致的傷害
地雷爆炸時，車體會發生劇烈變形，導致車內人員被拋出車外，造成鈍性外傷。

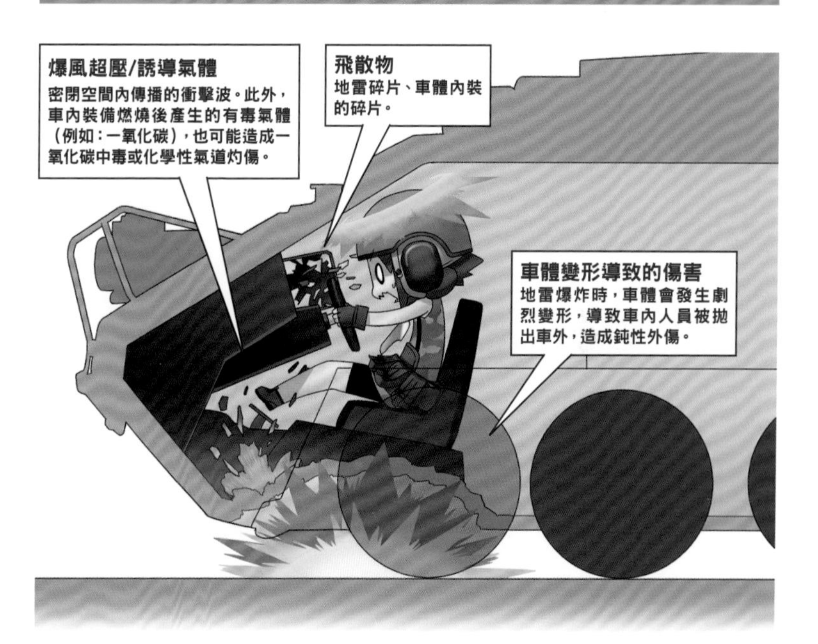

由於V型車底、加厚型車底等設計的普及，裝甲車的抗地雷能力大幅提升，導致地雷的設計也變得越來越複雜。現在的地雷威力強大，足以將10噸重的裝甲車炸飛10公尺以上，導致車內人員頭部撞擊車頂，造成頸椎或脊椎損傷。雖然軍方也採取了一些預防措施，例如：安裝避震座椅，避免座椅直接接觸車底等等，但畢竟是10噸重的車體被炸飛10幾公尺，再重重地摔在地上，車內人員受到的衝擊力可想而知。

◆脊柱和脊髓的構造

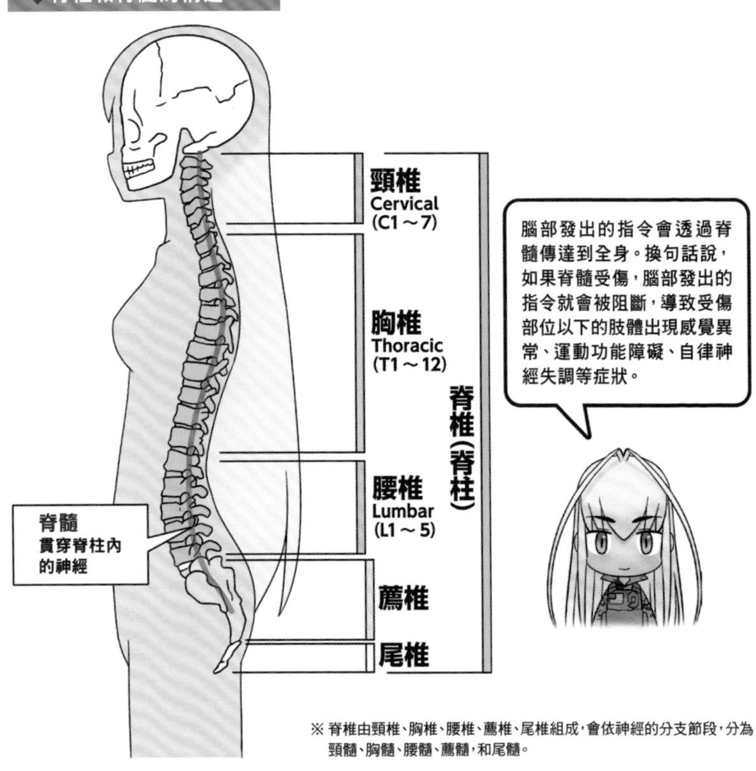

※ 脊椎由頸椎、胸椎、腰椎、薦椎、尾椎組成，會依神經的分支節段，分為頸髓、胸髓、腰髓、薦髓，和尾髓。

◆頸椎

由7塊椎骨組成，負責支撐頭部的重量（成人的頭部重量約佔體重的8%）。由於頸椎的椎骨比較小，且不像胸椎那樣與肋骨相連，因此是脊椎中最靈活的部位。反過來說，頸椎也是脊椎中最不穩定的部位，很容易受傷。頸髓掌管著呼吸功能，如果受傷，可能會導致呼吸停止，甚至死亡。此外，頸髓損傷也可能造成全身癱瘓，也就是所謂的「四肢麻痺」。

◆胸椎

由12塊椎骨組成，並與12對肋骨相連，結構非常穩定，因此的活動範圍很小。

◆腰椎

由5塊椎骨組成，負責支撐上半身的重量。由於腰椎承受的壓力很大，因此腰椎的椎骨是所有椎骨中最大、最寬的。

從全身脊椎固定術到選擇性脊椎固定術

脊髓損傷可能會造成永久性的後遺症，因此必須在第一時間進行正確的處置。傷者在受傷後接受的初步處置，將會對後續的治療產生重大的影響。

過去，醫護人員在處理疑似脊髓損傷的傷患時，通常會將傷者的全身固定在長背板上，盡可能地減少脊椎的活動，這種做法稱為「脊椎固定術(SMR, Spinal Motion Restriction)。以下幾種情況，必須考慮進行SMR：

- 高速撞擊的車禍事故
- 從超過身高三倍的高度墜落
- 身體承受垂直方向的重力負荷
- 跳水意外(姿勢不正確，且高度超過身高)
- 頸椎或脊椎周圍的穿刺傷、槍傷、氣爆傷
- 頭部或頸部受到運動傷害(例如：從馬上摔下來、練習柔道時被過肩摔等等)
- 意識不清的傷患

然而，近年來，越來越多人開始質疑SMR的必要性，認為這種做法存在一些問題和風險。在戰場上，由於傷患後送的時間比較長，因此SMR的風險也更高。

問題點

- 並非所有疑似脊髓損傷的傷患，最後都被診斷出有脊髓損傷。(根據統計，美國每年約有100萬人因為各種原因被懷疑脊髓損傷，但其中只有2%的傷患真的傷到脊椎，而且脊髓損傷的比例又更低。)
- 全身SMR無法完全固定傷者的脊椎。(人體是由皮膚、肌肉、脂肪等柔軟組織構成，不像用螺絲將木板固定在牆壁上那樣，可以做到「完全固定」。)

風險

- 使用束帶固定傷者可能會造成呼吸抑制、皮膚潰爛，隨著時間的增加疼痛也會跟著加劇。
- 固定傷者的頸部可能會造成誤吸、嘔吐、呼吸道阻塞。(頭部受傷的傷患很容易嘔吐，但如果頸部被固定住，就無法將嘔吐物排出，可能會導致呼吸道阻塞。)
- 全身SMR需要花費較多的時間，如果傷患是因為槍傷或氣爆傷等穿刺傷造成嚴重出血，可能會延誤急救的黃金時間。

基於上述原因，自2013年開始，越來越多人建議改用「選擇性脊椎固定術」，也就是先判斷傷患需要固定全身，還是只需要固定頸部、上半身等特定部位(選擇的標準將於後文詳細說明)。

脊椎損傷會造成什麼後果？

如果頸椎或胸椎受傷，可能會導致神經的傳導功能受損，造成運動功能喪失、反射消失、感覺喪失、感覺異常、神經性休克（一種由血液分佈異常引起的休克）等症狀。神經性休克是指自律神經異常，導致血管收縮肌肉鬆弛、末梢血管擴張，造成血液相對不足的現象。

出現神經性休克的通常是腹部以上的脊髓受傷的傷患。這類傷患的腹部知覺會消失，須注意是否有腹腔出血的可能。例如，貫穿腹部和胸部的槍傷，就可能造成胸椎損傷。此時可能會同時出現出血性休克和神經性休克，應優先處理出血性休克（也就是先進行止血或輸液等的處理）。

出血性休克的初期症狀通常是心跳加速，而神經性休克的症狀則是低血壓、心跳變慢，但皮膚顏色和體溫會維持正常。

脊椎損傷的生理徵象

與其他骨折一樣，脊椎損傷最常見的症狀就是疼痛。但如果傷患同時還有其他部位的疼痛，可能會忽略脊椎的疼痛，這種情況稱為**注意力分散性傷害**（Distracting Injuries，DI）。例如，傷患同時出現頸椎損傷和腿部外傷時，可能會因為腿部的劇烈疼痛，而忽略頸椎的疼痛。

如果脊椎損傷造成脊髓神經受損，可能會出現局部疼痛、麻痺、感覺喪失等症狀。還可能出現背痛、脊椎壓痛（按壓時產生的疼痛）、背部活動時疼痛、明顯的背部變形、骨骼突出、脊椎附近的撕裂傷、穿刺傷、瘀傷、肌肉無力、感覺異常（例如：皮膚刺痛、灼熱感）等症狀。如果傷患出現麻痺，就會無法抵抗地心引力，導致肢體無法移動或維持姿勢。

● 脊椎損傷傷患的救援

在救援疑似脊椎損傷的傷患時，必須確認傷患的手腳感覺和運動功能，並記錄下來。

如果意識清醒、可以移動手指和腳趾，就表示運動神經沒有受損。如果出現任何感覺異常，就必須懷疑是否有脊髓損傷的可能。需要注意的是，有些傷患的脊椎沒有受損，但脊髓卻受損了。

如果傷患失去意識，就表示可能遭受到嚴重的撞擊，必須考慮是否有脊椎多處損傷的可能，並考慮進行全身脊椎固定術。但在觸摸傷患的手指或腳趾時，如果傷患出現躲避等反應，就表示運動和感覺功能正常，脊髓應該沒有受損，可以根據現場的器材和人力狀況，選擇是否要進行脊椎固定術。

至於是要進行全身SMR，還是選擇性脊椎固定術，可以參考以下標準：

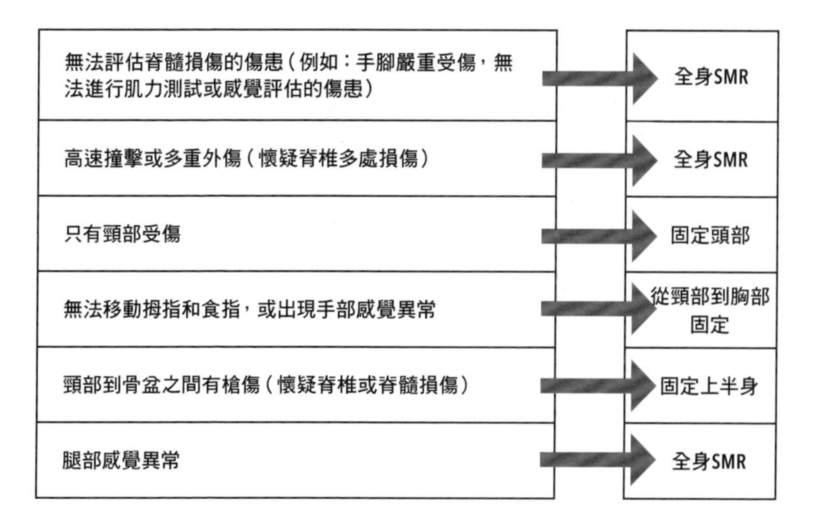

狀況	處置
無法評估脊髓損傷的傷患（例如：手腳嚴重受傷，無法進行肌力測試或感覺評估的傷患）	全身SMR
高速撞擊或多重外傷（懷疑脊椎多處損傷）	全身SMR
只有頸部受傷	固定頭部
無法移動拇指和食指，或出現手部感覺異常	從頸部到胸部固定
頸部到骨盆之間有槍傷（懷疑脊椎或脊髓損傷）	固定上半身
腿部感覺異常	全身SMR

如果傷患的頸椎受傷，就固定頭部和胸部；
如果傷患的胸椎受傷，就固定頭部、胸部和骨盆；
如果傷患的腰椎受傷，就固定胸部、骨盆和雙腳；
如果傷患的脊椎多處受傷，或是因為意識不清等原因，無法判斷傷勢，就固定全身。

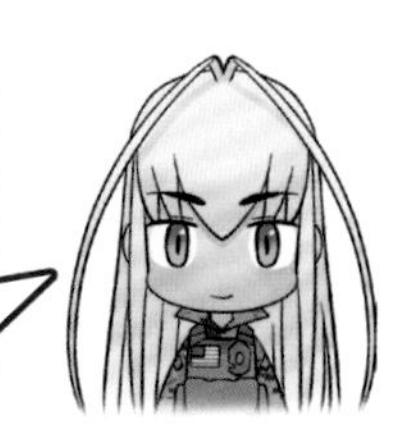

◆脊椎的觀察方法

❶目視檢查整個背部：是否有明顯的傷口或出血？
❷觸診後腦勺：是否有顱骨凹陷或晃動？
❸觸診脊椎（頸椎到尾椎）：脊椎是否排列整齊？
❹觸診肩胛骨、肩胛骨下方、腰部、大腿：是否有大骨頭骨折？（大骨頭骨折通常會伴隨大量出血）

注意觀察是否有明顯的背部變形、骨骼突出、脊椎附近的撕裂傷、穿刺傷、瘀傷等皮膚損傷。

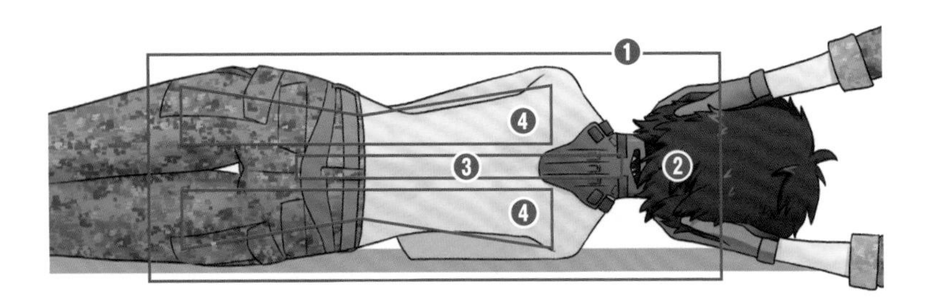

◆運動和感覺測試

●意識清醒的傷患
頭部固定員負責警戒
頭部固定員不需要拿槍，只需要觀察周遭環境、注意其他傷患的狀況、傳達指令等。如果環境很吵，導致聲音無法傳達給傷患，可以請頭部固定員代為傳達。
①握拳測試
將兩根手指放在傷患的手掌上，請傷患握拳。觀察傷患是否可以握拳，以及左右手的握力差異和動作差異。
②腳掌推手測試
將手放在傷患的腳掌上，請傷患用腳掌推觀察員的手。

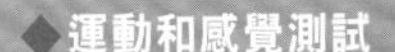

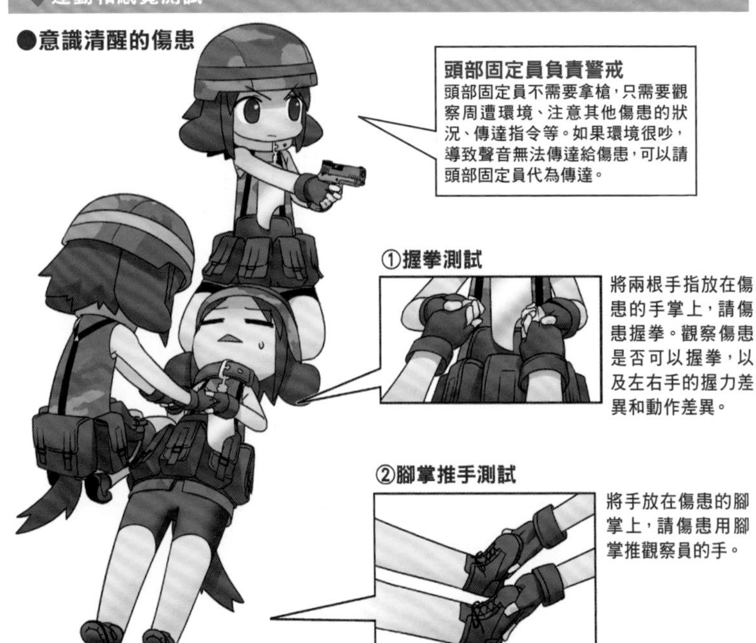

●意識不清的傷患

①捏指甲測試

捏傷患的拇指或食指指甲，給予疼痛刺激，觀察傷患是否會皺眉、躲避或撥開。這個測試可以評估傷患C6（第六頸椎）的狀況。

觀察員負責警戒/
頭部固定員負責觀察
由於觀察者離傷者的面部較遠，無法觀察到傷者表情的變化。因此，由頭部固定者進行觀察，並將信息傳達給觀察者。

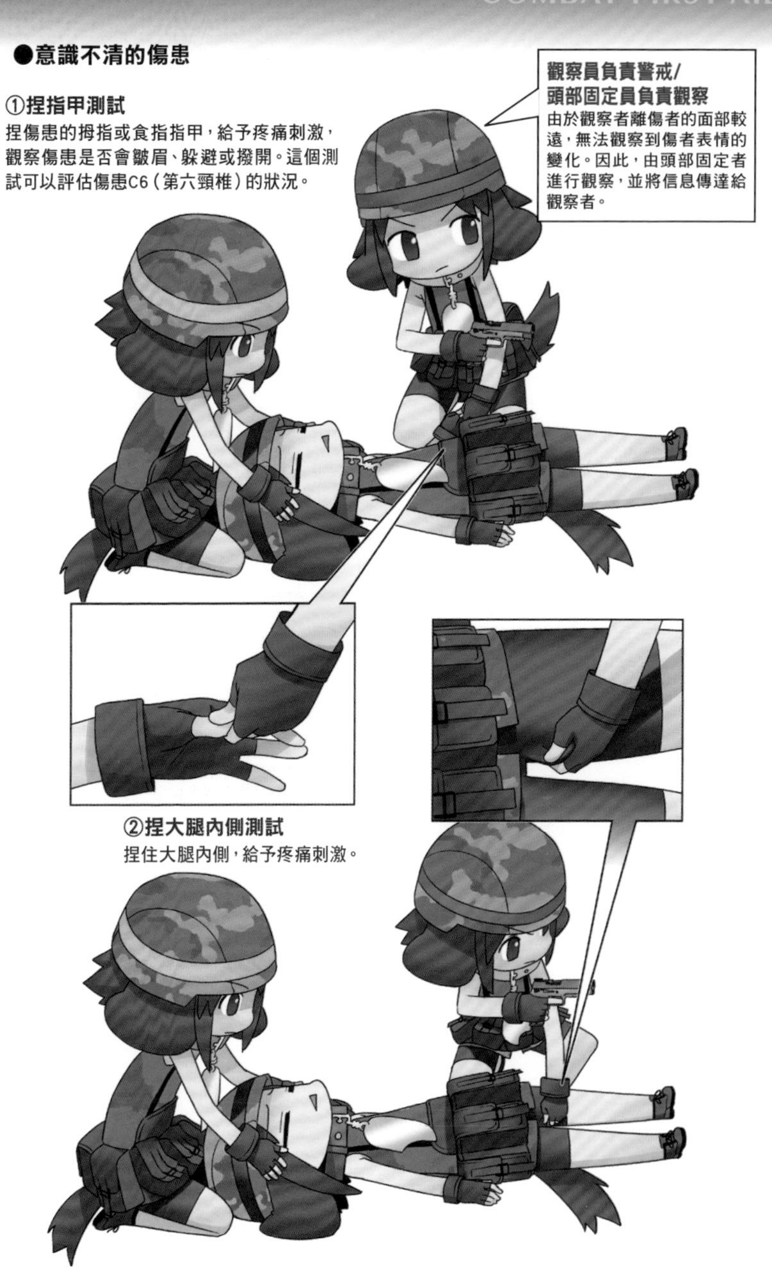

②捏大腿內側測試

捏住大腿內側，給予疼痛刺激。

救援時的判斷

救援時，不能只考慮到脊髓損傷，還必須考量周遭環境的安全性，以及傷患本身的狀況，才能決定優先順序。以下列舉一些常見的狀況：

緊急救援

如果傷患或救護人員的生命安全受到嚴重威脅，必須在幾秒鐘內做出決定，此時應先確保安全並救出傷患（等安全之後再進行脊椎固定術）。

- 發生火災，或是即將發生火災或爆炸
- 處於敵對環境中，可能會遭到槍擊
- 即將被洪水或急流沖走
- 建築物即將倒塌
- 持續暴露在有毒的物質中

快速救援

如果沒有上述的迫切危險，但傷者卻面臨著死亡危險，則先進行必要的救命處置（在1～2分鐘內），並在過程中盡可能進行SMR。

- 抬高下巴或徒手清除異物後，呼吸道阻塞的情況仍未見改善➡使用器材來確保氣道暢通；或是進行外科手術，建立呼吸道（由醫護人員執行）。
- 胸部或氣道受傷，需要進行人工呼吸或輔助呼吸，應優先處理。
- 心肺功能停止➡進行戰鬥CPR（請參閱193頁）。
- 嚴重休克或無法止血的出血，應優先處理休克問題（由醫護人員執行）。

現場需要注意的徵象

- 頸部到骨盆之間有槍傷等的穿刺傷（步槍彈的殺傷範圍是子彈直徑的30～40倍，因此必須考慮是否有脊椎損傷）。
- C6（第六頸椎）損傷務必小心！C6以上的脊髓（C5以上）掌管呼吸肌，如果受傷的話可能會導致呼吸肌麻痺，甚至死亡。可以透過傷患的拇指和食指活動狀況來判斷。
- 如果T12（第十二胸椎）受傷，雙腳會失去知覺，或是無法移動。可以透過刺激大腿內側，或是觀察腳趾的反應來判斷。

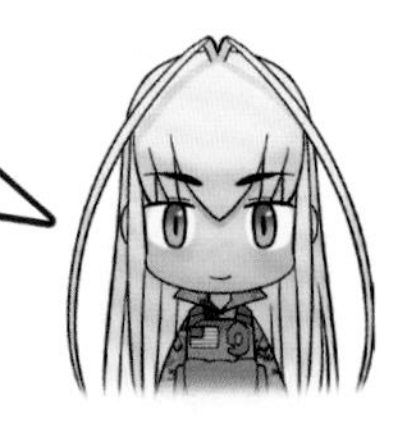

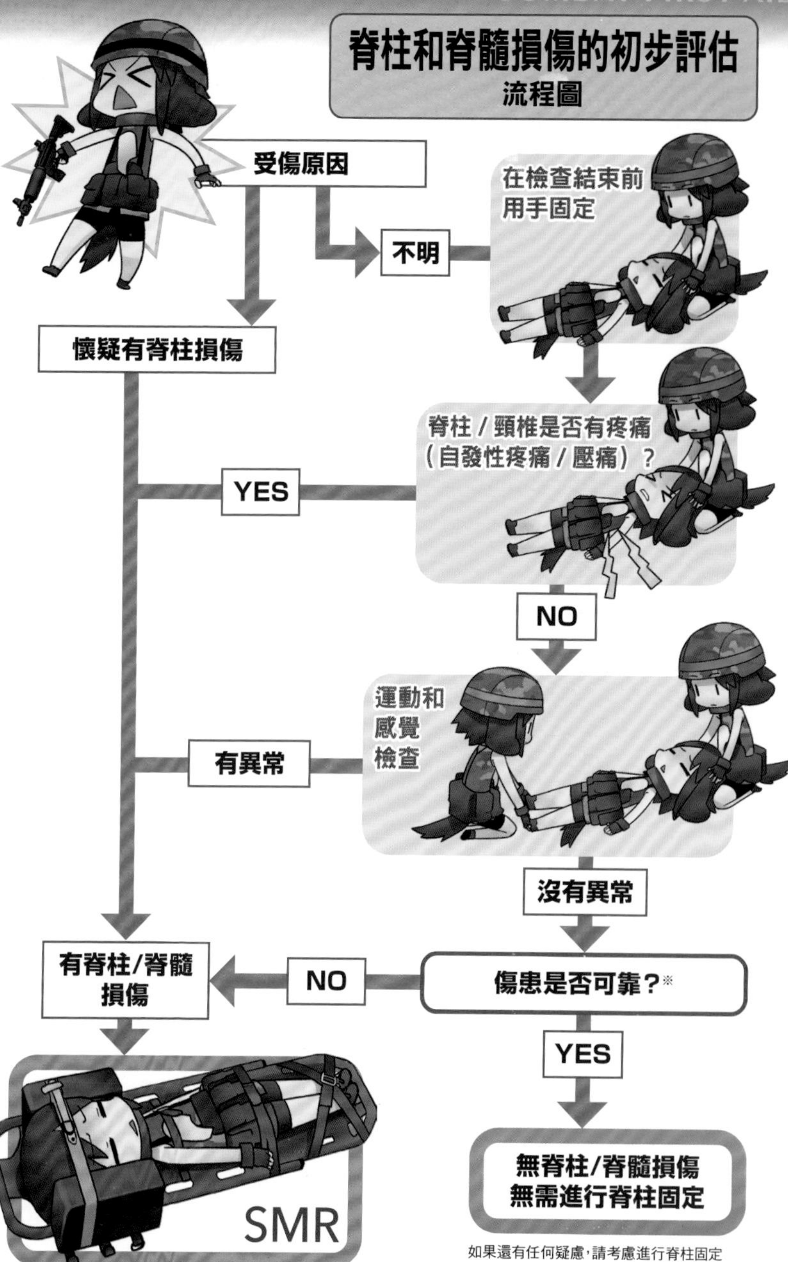

※可靠的傷患是指：情緒穩定、配合度高、沒有受到藥物或酒精影響、意識清楚、沒有認知障礙等。

頸椎損傷——頸部固定

◆使用頸圈固定

過去，醫護人員在固定傷患的頭部時，通常會將頭部保持在正前方（保持中立位）。但現在已不再拘泥於此，如果傷患覺得將頸部維持在特定角度最舒服，就可以將頸部固定在該角度。

因為受傷的頸椎會因為腫脹而保持穩定，傷患也會因為避免疼痛而盡量避免移動頸部。既然如此，只要將頸部固定住就好了。

以下介紹兩種可以將頸部固定在特定角度的頸圈：X型頸圈和SAM夾板。要注意的是，頸圈可能會造成頸椎過度伸展，因此不建議使用。

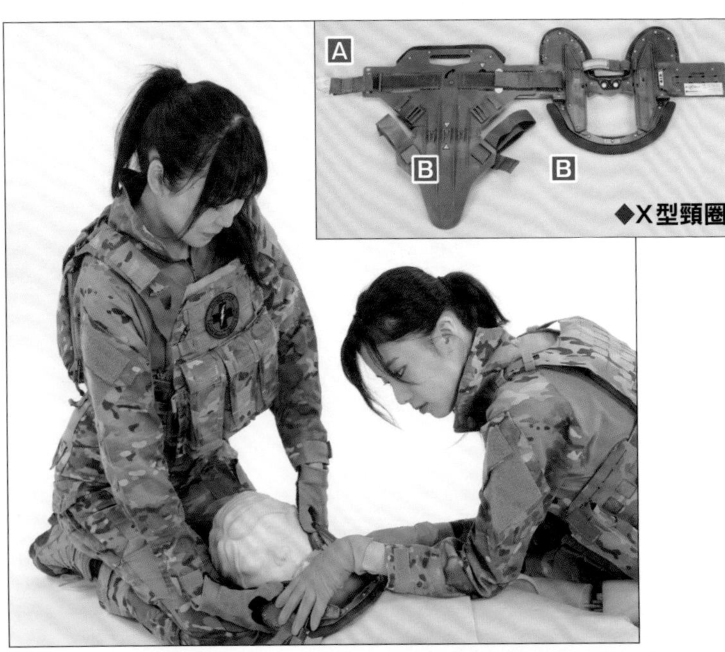

❶協助者（照片左側）負責固定傷患的頭部，讓頸部維持在最舒服的角度。通常會讓傷患坐在協助者的大腿上，並用手固定傷患的頭部。但如果傷患穿著防彈背心導致背部較厚，也可以讓傷患坐在協助者的膝蓋上，並用雙手固定傷患的頭部。安裝X型頸圈時，應先將頸圈的背面放到傷患的背後，再安裝頸圈的正面，並調整鬆緊度。救護人員（照片右側）則將手臂固定在穩定的位置，然後將X型頸圈套在傷患的脖子上。其中一種固定方法，就是將前臂抵住傷患的胸骨，如照片所示。

❷調整X型頸圈的各部位，讓頸部可以固定在最舒服的角度（照片中的傷患是將頸部稍微向右傾斜）。先用束帶A固定頸圈的左右兩側。

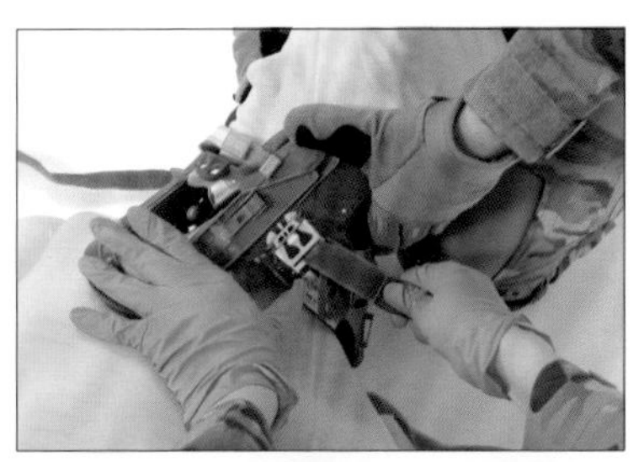

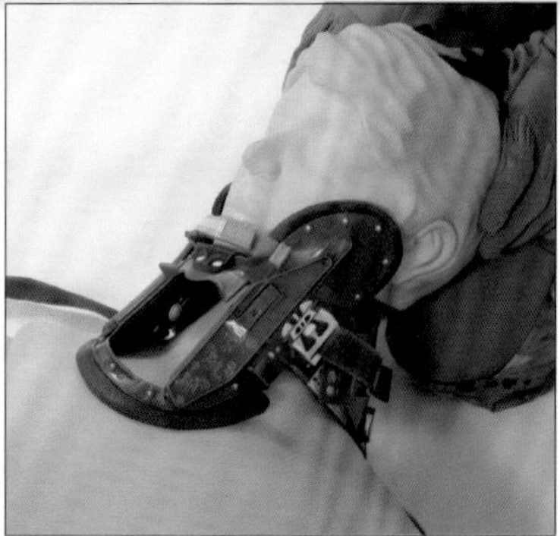

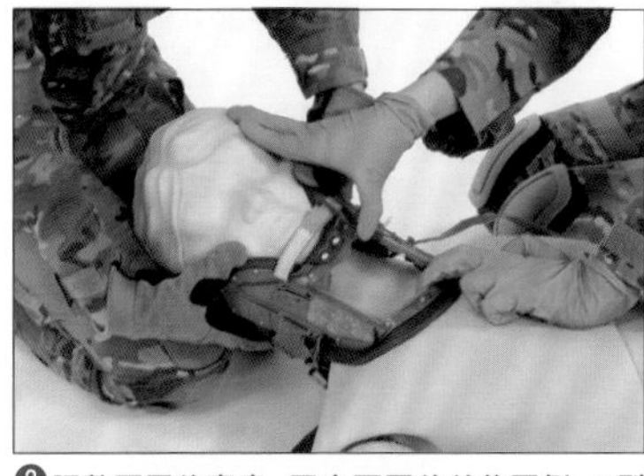

❸調整頸圈的高度，固定頸圈的前後兩側。X型頸圈的左右兩側可以分開來調整高度，每次調整2㎜。可以根據頸部的傾斜角度進行調整。

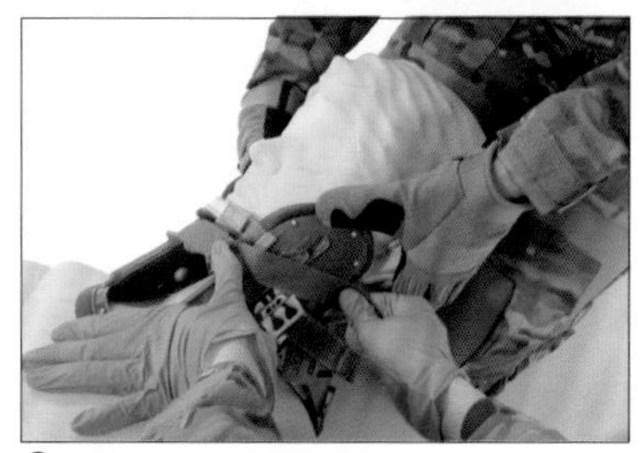

❹調整好頸圈的左右和前後高度後，將束帶B在前方交叉固定，消除鬆弛的部分。

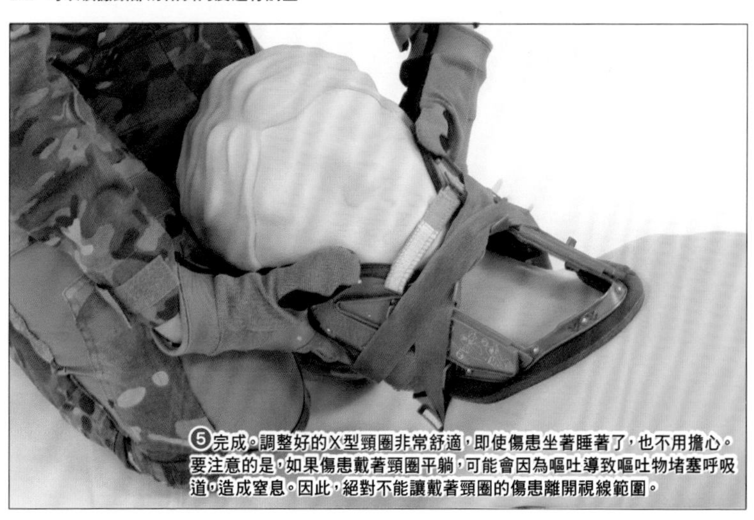

❺完成。調整好的X型頸圈非常舒適，即使傷患坐著睡著了，也不用擔心。要注意的是，如果傷患戴著頸圈平躺，可能會因為嘔吐導致嘔吐物堵塞呼吸道，造成窒息。因此，絕對不能讓戴著頸圈的傷患離開視線範圍。

◆使用SAM夾板來固定

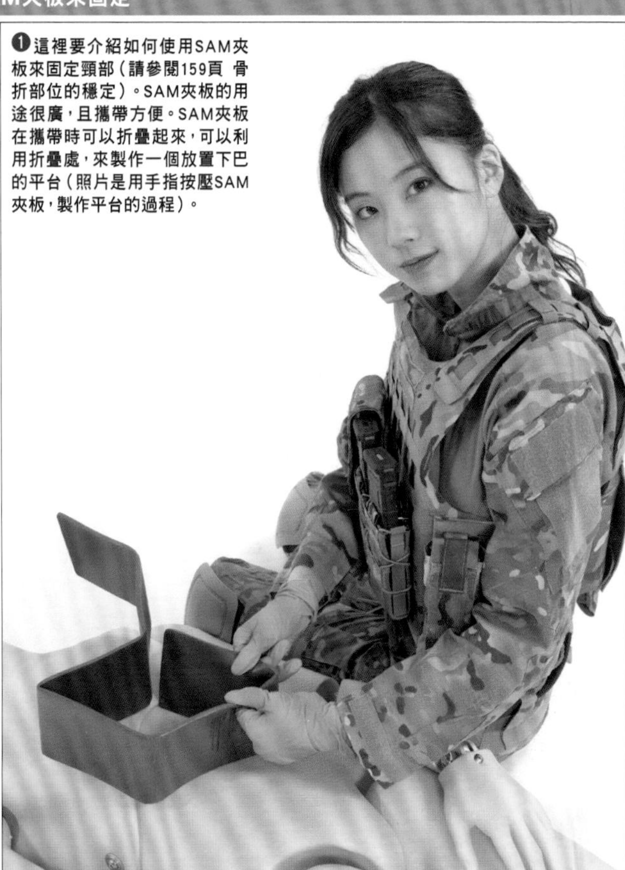

❶這裡要介紹如何使用SAM夾板來固定頸部（請參閱159頁 骨折部位的穩定）。SAM夾板的用途很廣，且攜帶方便。SAM夾板在攜帶時可以折疊起來，可以利用折疊處，來製作一個放置下巴的平台（照片是用手指按壓SAM夾板，製作平台的過程）。

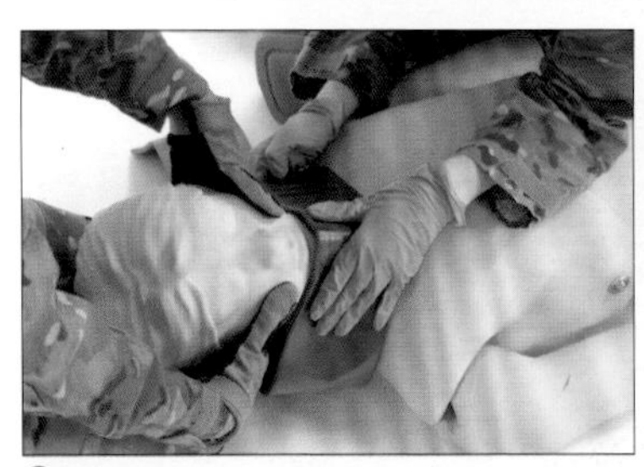

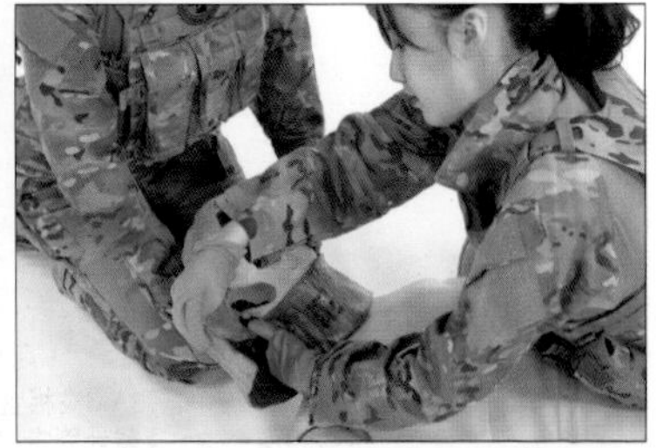

❷協助者應先固定傷患的頭部，救護人員則固定手臂，方法與安裝X型頸圈時相同。將SAM夾板做成的平台放到下巴下方，再將SAM夾板緊緊纏繞在傷患的脖子上。

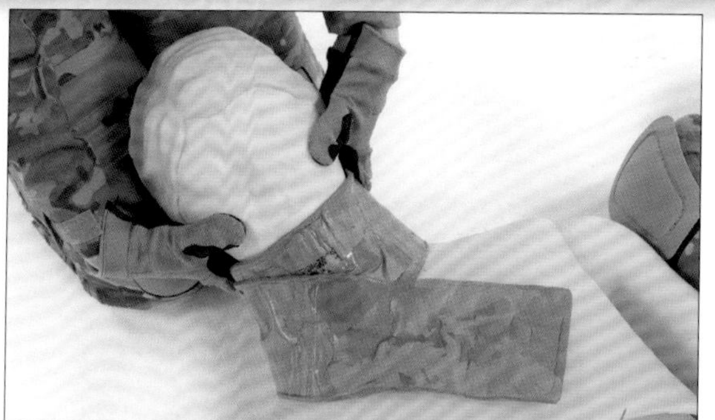

❸將SAM夾板的末端延伸到胸骨上方，再用強韌的膠帶固定。由於胸骨的結構比較穩定，可用來固定SAM夾板。

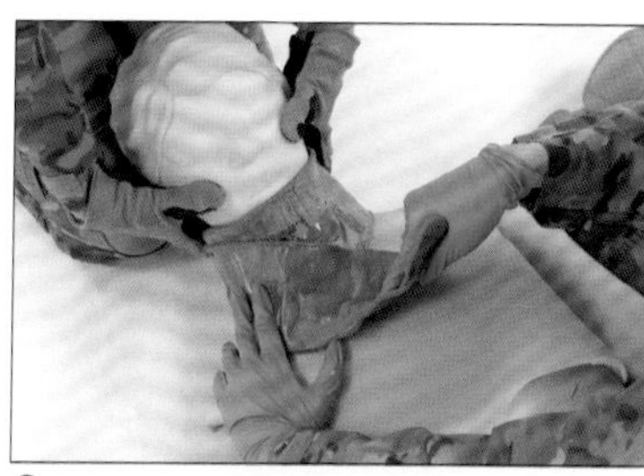

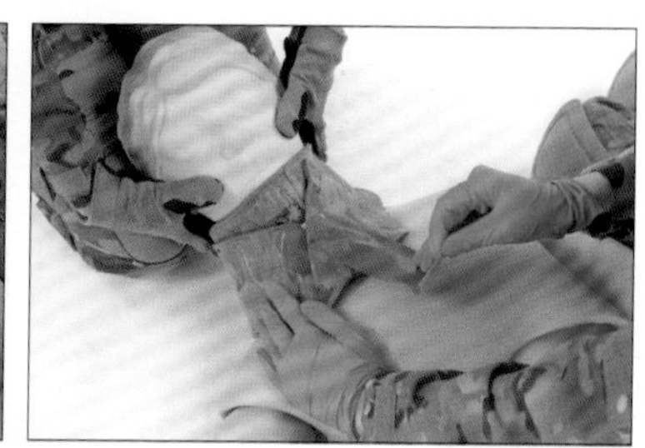

❹將多餘的部分折疊回來，用膠帶固定在胸骨上。

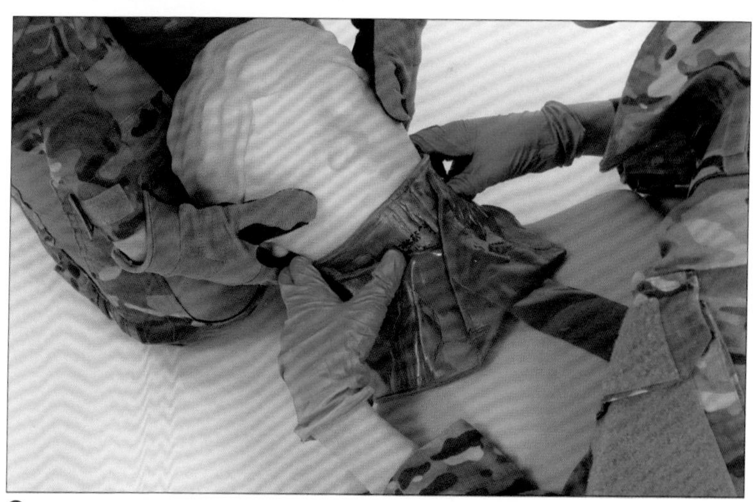

❺將手指伸入SAM夾板和頸部之間，將SAM夾板塑造成肋骨狀，讓頸椎可以獲得更穩定的支撐。只要多練習，就可以像使用X型頸圈一樣，輕鬆地固定傷患的頸部。要注意的是，一旦安裝好後，就無法觀察傷患的頸部狀況了。如果可以的話，最好在將傷患固定在長背板上之後，就取下SAM夾板。

脊椎固定術（SMR）

如前所述，現在的醫療觀念已經不再強調必須將傷患全身固定在長背板上了，而是根據狀況，選擇性地進行脊椎固定。以下將介紹如何使用三折式長背板（MANTIS）在戰場上進行脊椎固定。只要將頭部、胸部、腰部、頸部的四條固定帶全部繫緊，就可以進行全身脊椎固定；如果只需要固定特定部位，則可以只使用部分的固定帶。

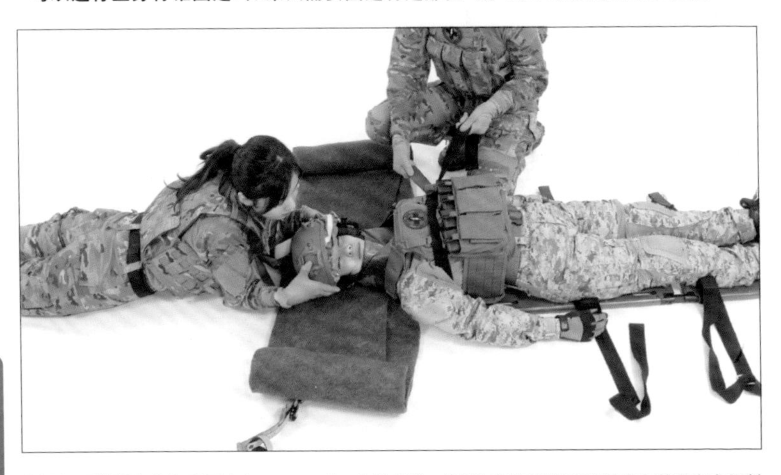

將疑似頸椎損傷的傷患固定在MANTIS上。在進行前，必須先將傷患的頸部固定在稍微向右傾斜的角度。協助者應採取俯臥姿勢，將手肘撐在地上，穩定身體，然後固定傷患的頭部。用三角巾等物品填滿頭盔和頭部之間的空隙，再用毛毯從左右兩側將頭部包起來，並使用RMT止血帶固定。固定頭部時，最好使用專用的頭部固定器，但由於戰場上的醫療資源有限，也可以使用毛毯、靴子、背包等物品來代替。

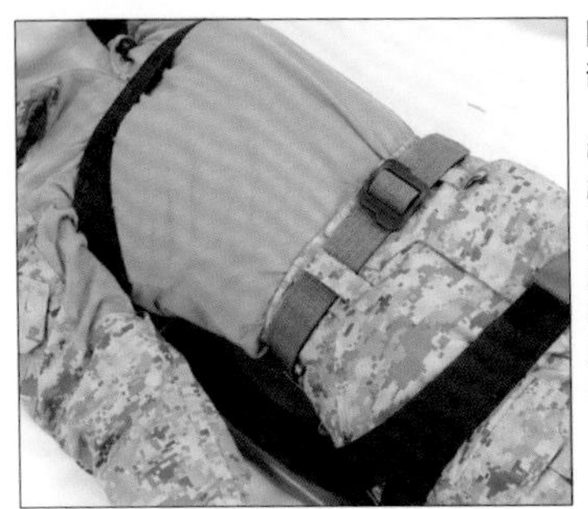

固定傷患的身體時，應先固定胸部（鎖骨）。固定胸部時，應將固定帶沿著鎖骨繫緊，以免影響到呼吸（如左圖）。但如果傷者穿著防彈背心，則應將固定帶繫在防彈背心的外側（如上圖），因為堅硬的防彈背心可以提供良好的支撐。如果胸部沒有牢牢固定住，可能會造成頸椎骨折，甚至危及生命。固定好胸部之後，接著固定骨盆和脛骨。固定時，應將固定帶繫在堅硬的骨頭上，例如：大腿骨、脛骨等等。如果將固定帶繫在大腿、乳房等柔軟的部位，就無法有效地固定住傷患的身體。

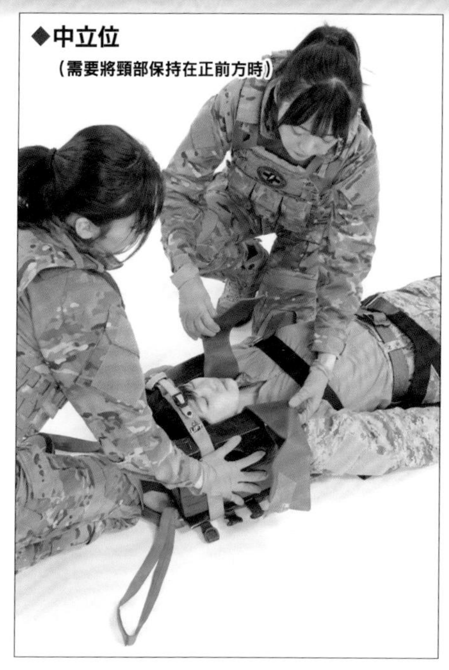

◆中立位

（需要將頸部保持在正前方時）

當頭部朝向正面時，就可以從側面來固定傷患的頭部。此時便可取下X型頸圈或SAM夾板。頸圈在救援時雖然很重要，但在搬運過程中，可能會對傷患造成負擔，也會妨礙醫護人員觀察傷患的頸部和確保呼吸道暢通（照片中使用的是「頭部固定器」的箱型軟墊）。

將脊椎保持在中立位，可以讓脊髓腔的空間達到最大，減輕脊髓的壓力，讓傷患保持在最穩定的狀態。將脊椎保持在中立位就是讓鼻子、下巴、肚臍保持在同一條直線上；從側面看，耳朵和肩膀中心點保持在同一條直線上。

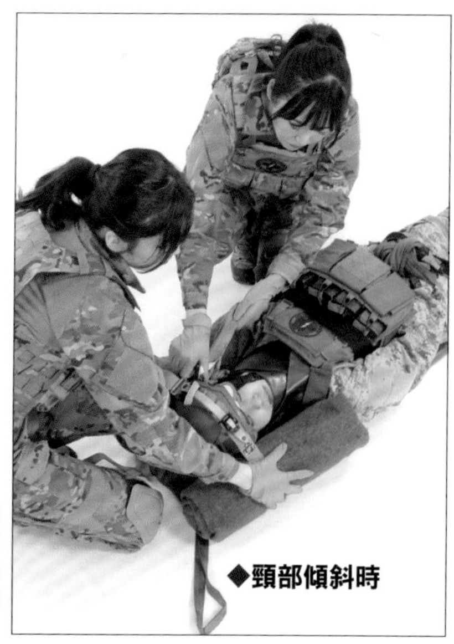

◆頸部傾斜時

如果傷患的頸部處於傾斜狀態，那就無法從側面來固定頭部，這時不需要取下X型頸圈或SAM夾板。可以用毛毯從左右兩側將頭盔固定住，並在頭盔內填充柔軟的物品，讓傷患的頸部可以穩固地固定在傾斜的狀態。

搬運傷患

◆單人拖行

如果傷患的防彈背心上有拖行把手，那就是最方便的搬運方式了。救護人員只要將自己的裝備腰帶和拖行把手連接起來就可以了。由於沒有佔用到雙手，救護人員可以邊拖行傷患，邊射擊或匍匐前進。如果傷患意識清醒，可以將附有鉤環的繩索拋給傷患，讓傷患自行將繩索和拖行把手連接起來。拋繩索時，應將繩索拋過傷患的身體。

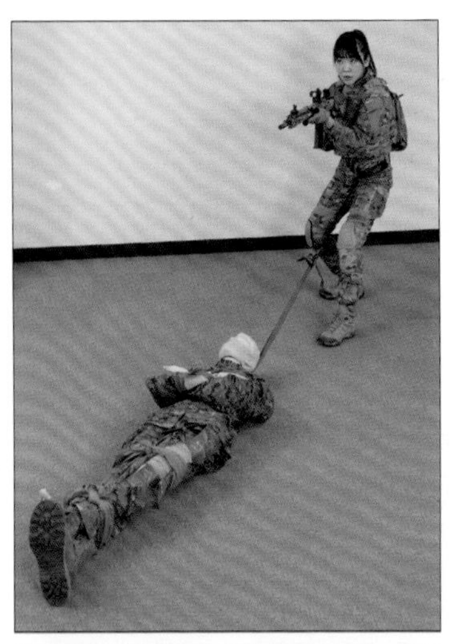

如果傷患的防彈背心上沒有拖行把手，那可以使用「圖坦卡門法」（請參考下圖）。將繩索纏繞在傷患的後腦勺附近，並用鉤環固定，然後將繩索的另一端繫在救護人員的裝備腰帶上。

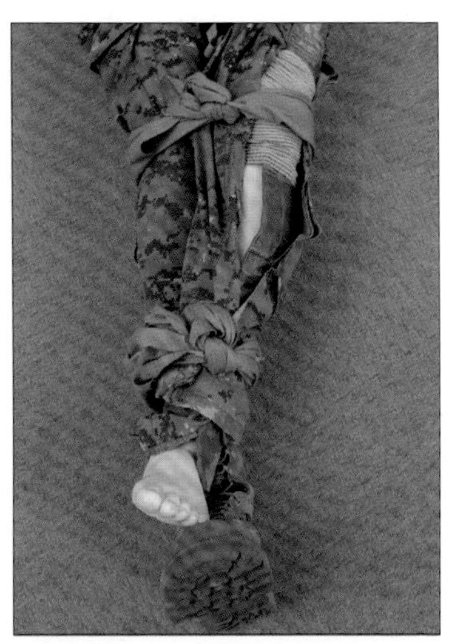

搬運時，應減少傷患與地面的摩擦力，並穩定傷處。照片是用夾板固定的左腳，將左腳放在健康的右腳上，並用三角巾固定。這樣可以減少與地面的接觸面積，讓傷處更穩定。

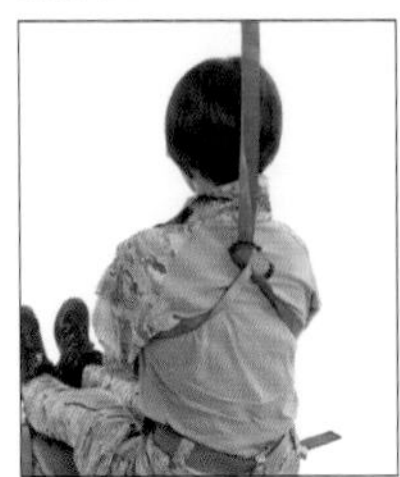

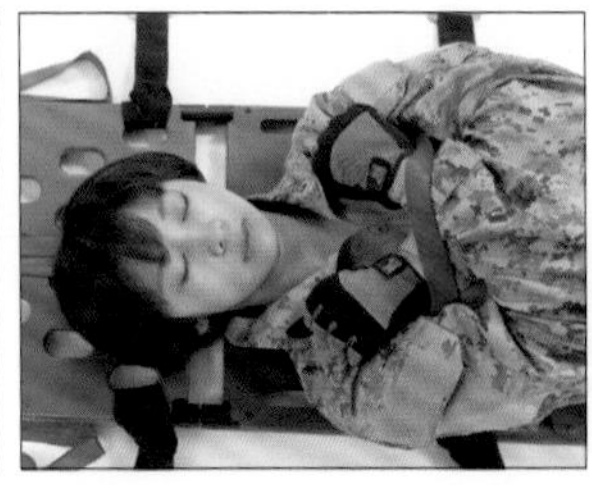

◆圖坦卡門法

將繩索從傷患交叉的雙臂前方穿過腋下，然後在肩胛骨之間用鉤環固定。這樣可以防止繩索從傷患身上滑落。由於交叉的雙臂看起來很像圖坦卡門的棺槨，因此被稱為「圖坦卡門法」。

◆單人使用的戰術拖曳擔架

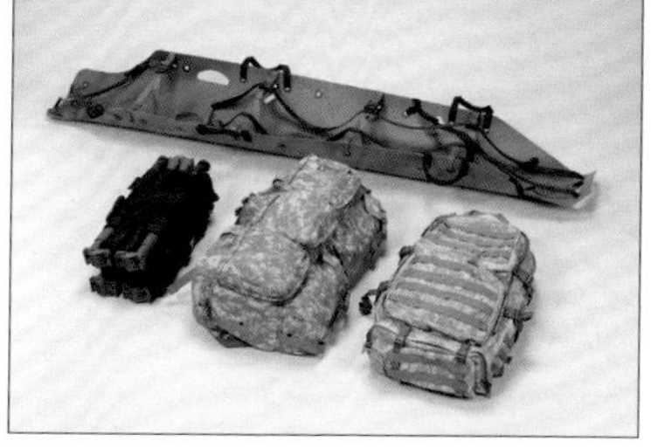

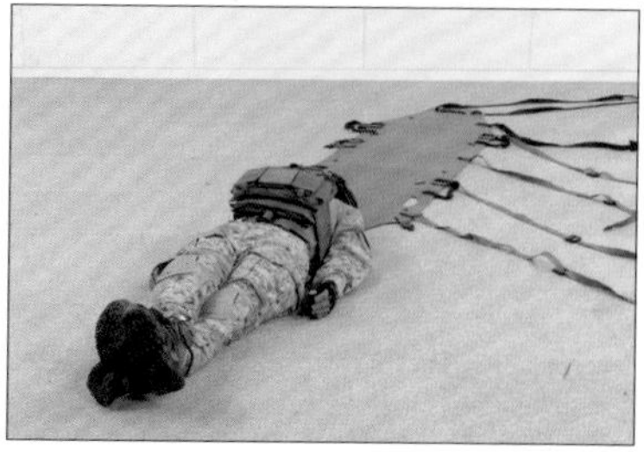

以下將介紹如何將傷患放到戰術拖曳擔架上。戰術拖曳擔架是一種可以捲起來，放到背包裡的擔架。攜帶時應捲成圓筒狀，並將接觸地面的那一面朝內，這樣才能在打開時讓擔架自動攤平。單獨一人搬運傷患時，應將擔架插入傷患的肩胛骨下方。

◆深蹲搬運法

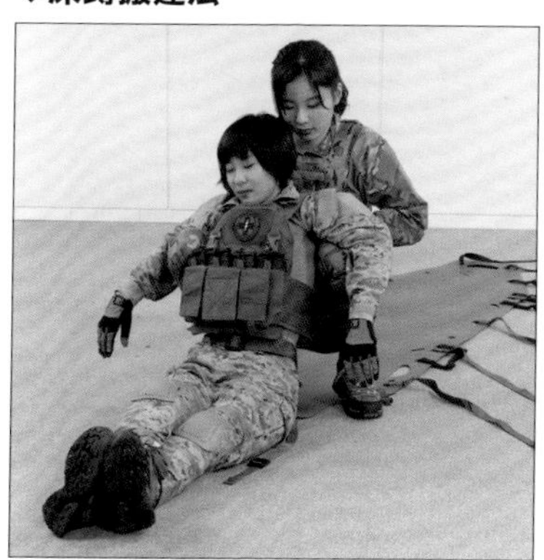

如果體型和傷患的差異很大，還是可以用這種方法單獨搬運傷患。救護員先蹲在傷患背後，緊貼傷患的背部，再將手插入傷患的腋下，勾住肌腱，像坐在地上一樣，將身體的重量往後移，就可以將傷患往後拉。重點是運用身體的重量來移動傷患，只用手拉很容易拉傷腰部。

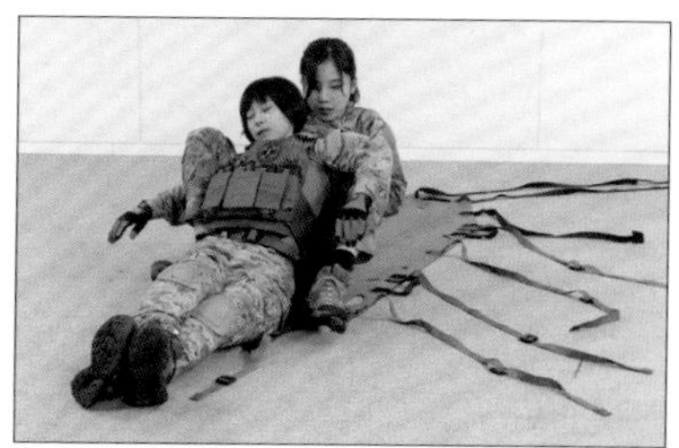

◆戰鬥搬運法

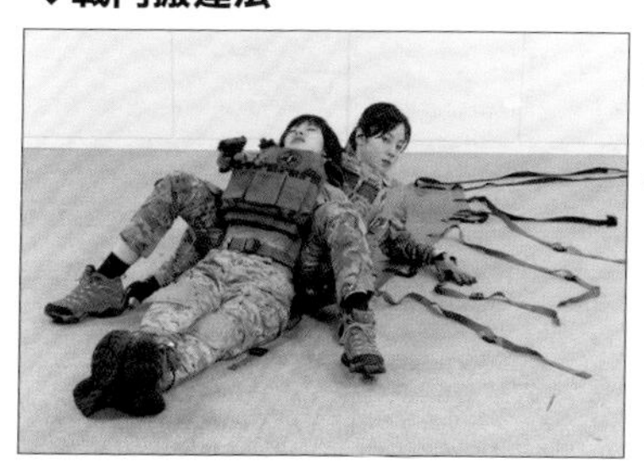

這種方法可以在低姿勢下進行，適用於戰鬥或狹窄的空間。救護人員用膝蓋頂住傷患的腋下，再用腿的力量移動傷患。由於雙手沒有被佔用，可以一邊搬運傷患，一邊操作武器。

以低姿態拖曳戰術拖曳擔架。戰術拖曳擔架的優點是可以讓救護人員在拖行傷患時，保持低姿態；而且即使是女性，也可以輕鬆地拖行男性傷患。

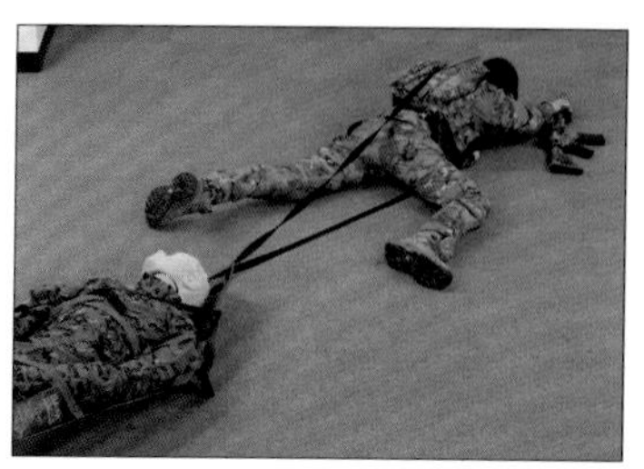

◆使用折疊式擔架

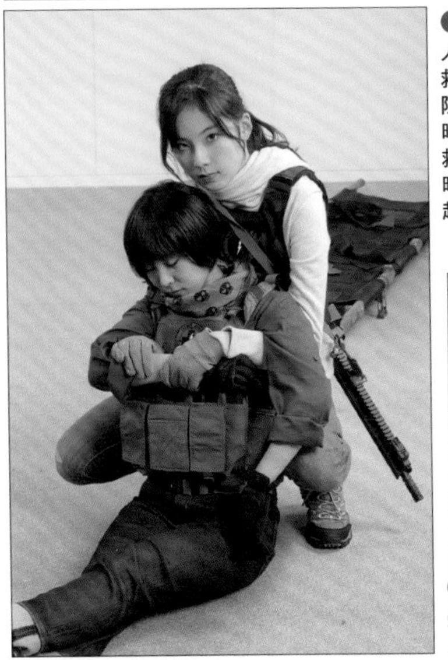

❶以下介紹兩人合力搬運傷患的方法（需要三個人）。首先說明如何抱住傷患的身體。如果傷患和救護人員都穿著防彈背心，這種方法最方便。由於防彈背心的厚度，救護人員無法用手環抱傷患。這時，可以讓傷患的雙臂放在防彈背心的前方，再讓救護人員抓住傷患的前臂上半部和手腕。搬運傷患時，應將身體緊貼著傷患，避免只用手臂的力量抬起傷患，方法與深蹲搬運法相同。

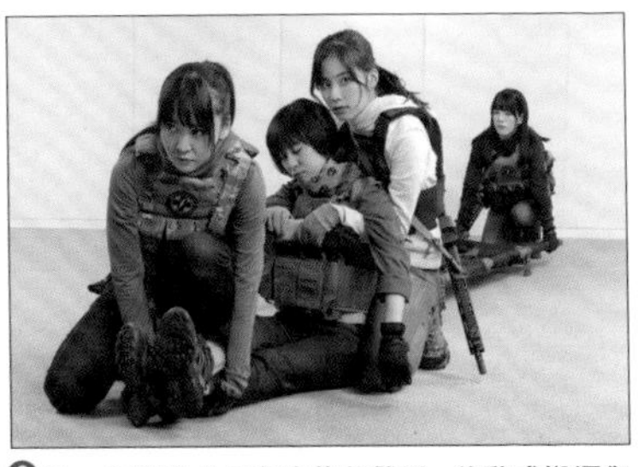

❷另一名救護人員負責抱住雙腳。移動或搬運傷患時，三個人應朝同一個方向，由抱住身體的救護人員下達指令。

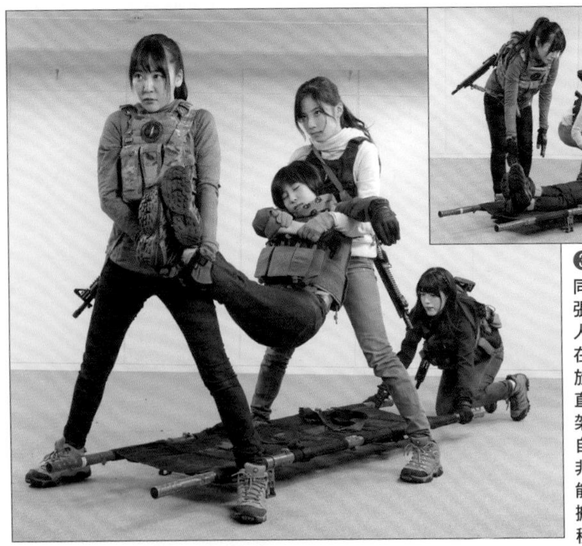

❸聽到指令後，三個人同時站起來，並將雙腳張開。接著，第三名救護人員將擔架插入下方，在聽到指令後，將傷患放到擔架上。這種使用直桿式擔架（傳統的擔架）來搬運傷患的方法，自古以來就存在。因為非常消耗體力，最多只能搬運500公尺，且只能搬運一到兩次。此外，這種方法只能用走的，因此並不適用於危險環境。現在，直桿式擔架大多用於擔架床或治療床。

◆使用毛毯製作臨時擔架

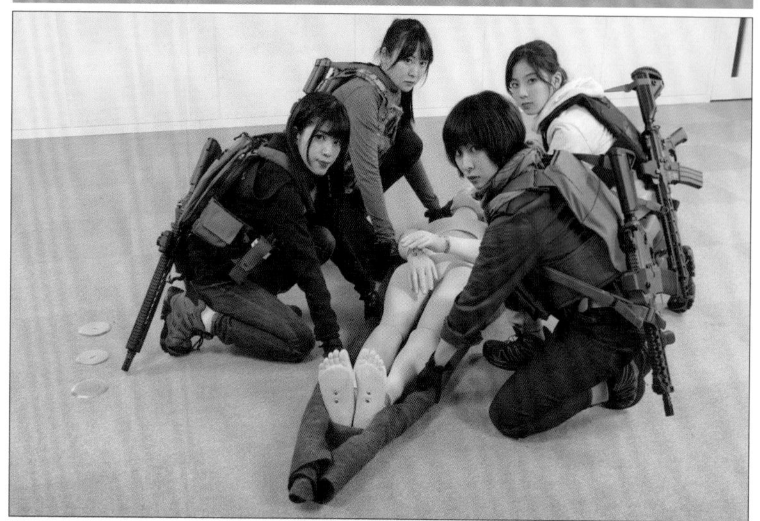

❶以下介紹一種最簡單也最為實用的臨時擔架製作法，只需要一條毛毯即可。優點是體積小，即使在火車上或飛機上也可以使用，非常實用。即使傷者的體重加上裝備有將近100公斤，四名男性或六名女性也可以將傷患搬運500公尺左右的距離。將傷患放到毛毯中央，從兩側將毛毯捲起來。毛毯捲得越緊，就越容易搬運，傷患的身體也會越穩定，甚至可以達到脊椎固定術的效果（請參閱210頁）。如果用床單來代替毛毯，就必須用到多條床單，將床單上的紋路以垂直方式堆疊三層以上。

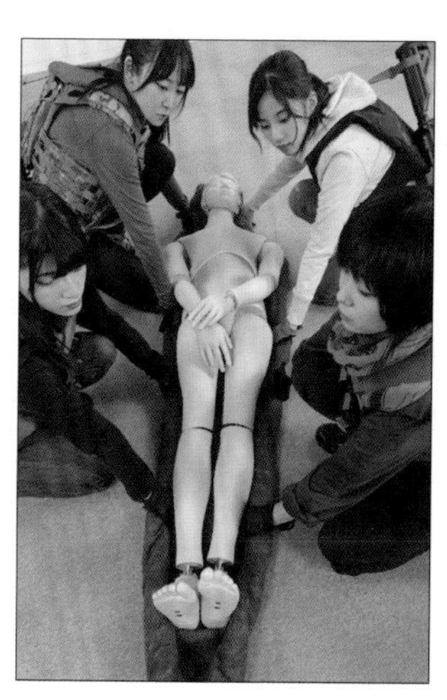

❷搬運傷患時，將雙手放在傷患的肩膀上方和髂骨（骨盆的最上方部位）附近，以及大腿根部和膝蓋下方。如果想要讓傷患的頭部更加穩定，可將毛毯拉到傷患的耳朵附近，讓頭部固定員抓住毛毯（此時，應由頭部固定員下達指令）。

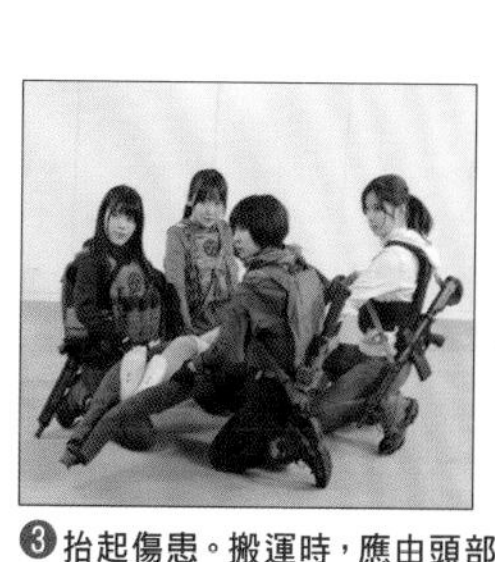

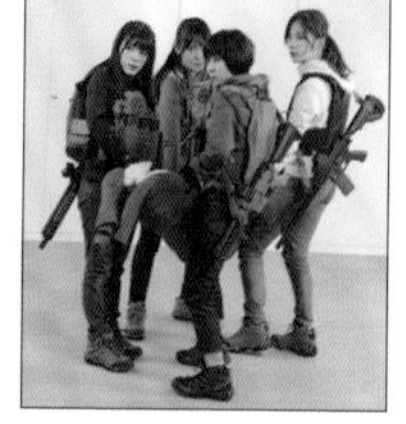

❸抬起傷患。搬運時，應由頭部固定員下達指令。所有救護人員都應面向傷者，靠近傷者頭部的那一邊用膝蓋頂著。聽到指令後，先將傷患放到膝蓋上，然後再次確認傷患的狀況。如果沒有問題，在聽到指令後，就可以將傷患抬起來，繼續前進。放下傷患時，也應將傷患先放到膝蓋上。

傷患的保暖

● 預防低體溫

如果人體的核心體溫※ 低於35度，身體的各項機能就會開始出現障礙。如果傷患大量出血，血液循環就會變差，導致體溫迅速下降。即使外界的氣溫高達40度，也必須用毛毯幫傷患保暖。這種情況稱為「低體溫」。

低體溫是造成外傷傷患死亡的三大原因之一，也就是「外傷死亡三聯症」（請參閱23頁），必須盡快處理。

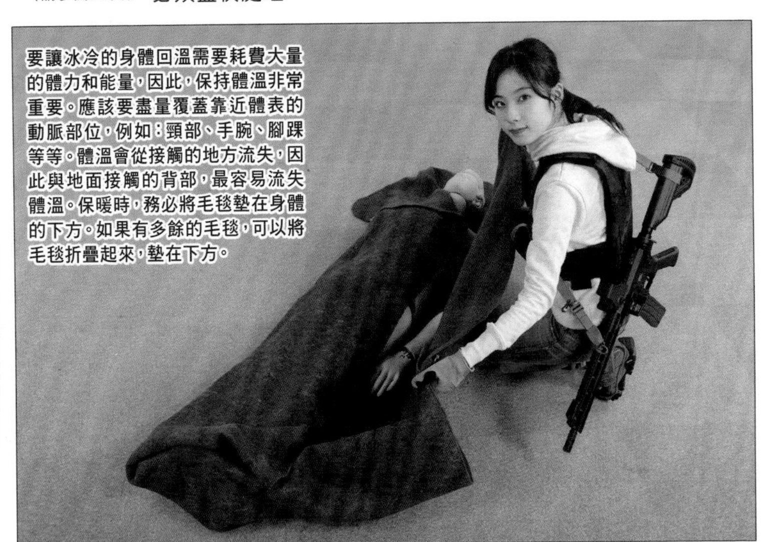

要讓冰冷的身體回溫需要耗費大量的體力和能量，因此，保持體溫非常重要。應該要盡量覆蓋靠近體表的動脈部位，例如：頸部、手腕、腳踝等等。體溫會從接觸的地方流失，因此與地面接觸的背部，最容易流失體溫。保暖時，務必將毛毯墊在身體的下方。如果有多餘的毛毯，可以將毛毯折疊起來，墊在下方。

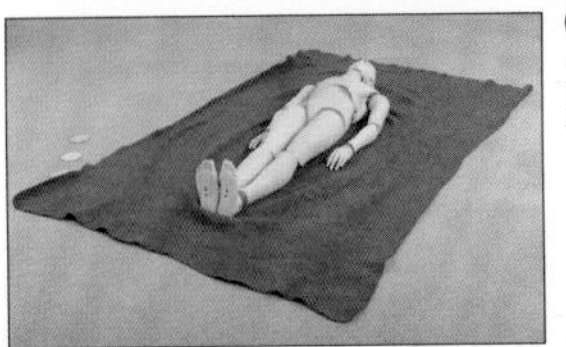

❶將毛毯墊在傷患的身體下方。除了保暖外，毛毯還可以從左右兩側捲起來，變成臨時擔架。過去，醫護人員常會將傷患放在毛毯的對角線上，但現在只要讓傷患平躺在毛毯上即可。

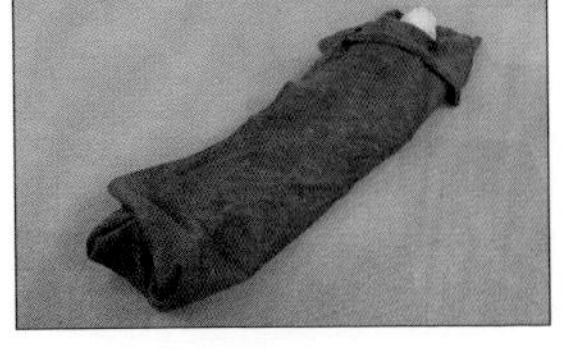

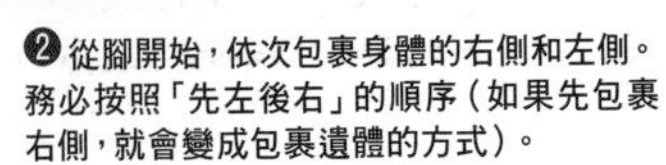

❷從腳開始，依次包裹身體的右側和左側。務必按照「先左後右」的順序（如果先包裹右側，就會變成包裹遺體的方式）。

※ 核心體溫是指人體內部的溫度，例如：腦部、器官等等。核心體溫比較不容易受到外界溫度的影響。

軍犬的救護

犬的英文是canine。軍犬或警犬的英文簡稱為「K9」。軍犬和警犬的任務是追蹤目標、辨識和搜索毒品和爆裂物、搜索罪犯和失蹤人口等等。在執行任務時，常面臨受傷的風險，因此，軍犬和警犬的醫療救護非常重要。以下將介紹救護的基本知識。軍犬和警犬的醫療救護原則與人類相同，都是「Call-A-CAB-N-Go-Hot」。以下將以右前腳受傷為例，說明如何進行醫療救護。

◆控制嘴部

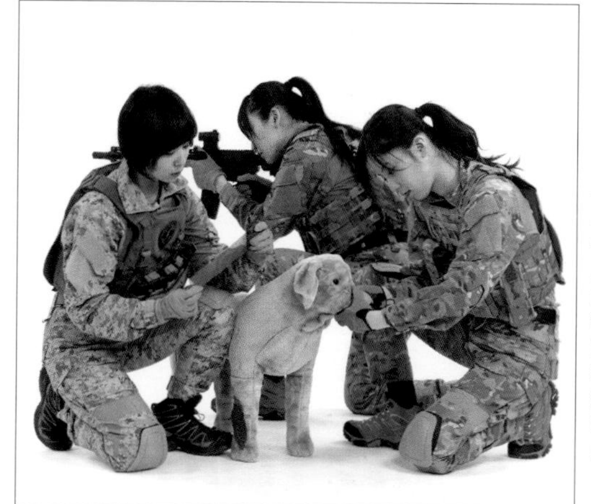

❶請記住，受傷的犬隻不會變弱，反而會變得更有攻擊性（人類也一樣）。當犬隻受傷時，交感神經（負責戰鬥和逃跑的神經）會變得活躍，出現本能性的行為，無法理解人類正在幫助牠。因此，救護人員在接近受傷的軍犬時，第一件要做的事就是控制軍犬的嘴部。不要直接衝向受傷的軍犬，應該先在距離軍犬1公尺左右的地方停下來，安撫軍犬的情緒，並由訓犬員控制軍犬的嘴巴，避免軍犬咬人。如果訓犬員受傷，也應該先控制軍犬的嘴部。因為軍犬可能會為了保護受傷的訓犬員，而攻擊救護人員。

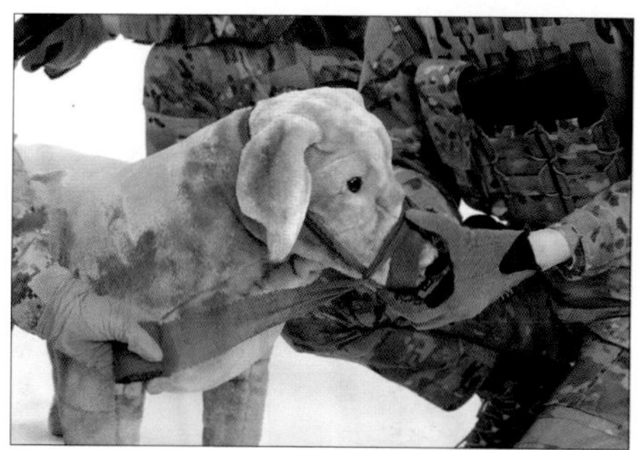

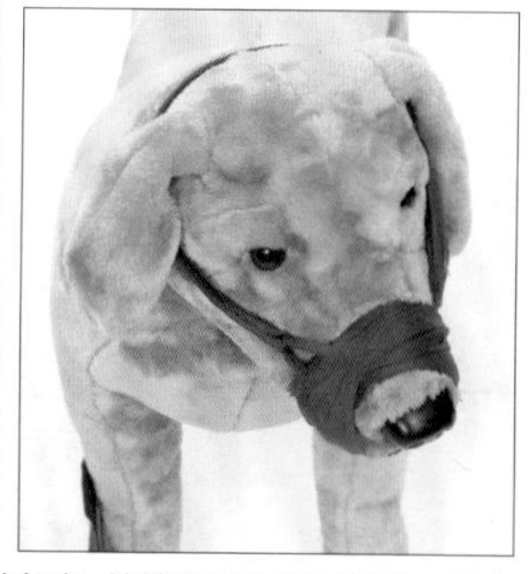

用彈性繃帶（寬度約2cm）將訓犬員合起來的軍犬嘴巴纏繞起來。繃帶繞過軍犬的後腦勺，固定好，避免鬆脫。如果隨身攜帶市售的狗嘴套，就可以更快完成這個步驟。

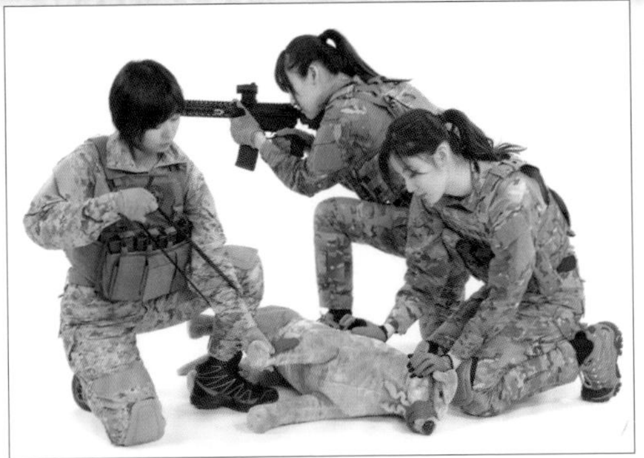

軍犬的緊急止血方法與人類相同。由於軍犬的腳比較細，因此不適合使用CAT止血帶，建議用RATS止血帶。

◆止血

❷軍犬的止血步驟與人類相同，但由於軍犬的身體被毛髮覆蓋，進行直接加壓止血時，必須使用「三層止血法」。前腳和後腳內側上方的動脈，可以用來測量脈搏。由於軍犬的毛髮很厚，很難測量脈搏，建議平時就應訓練軍犬配合測量脈搏。此外，由於毛髮會妨礙醫療處置，在軍犬的急救包中，應該準備小型電剪和安全刮鬍刀。

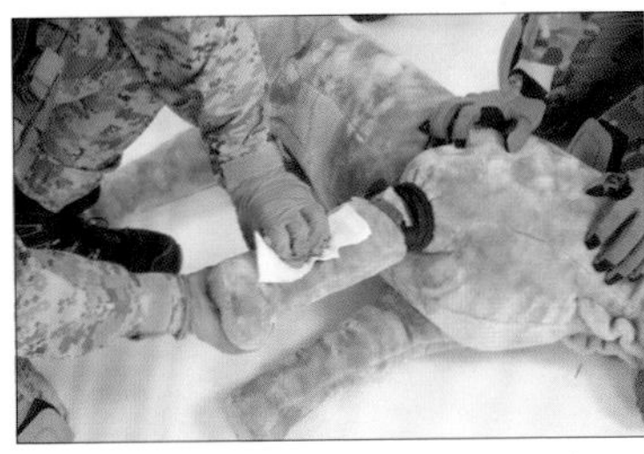

接觸層。在出血部位直接按壓滅菌紗布或止血繃帶，進行止血（如有毛皮，撥開或剃除）。用手指按壓10分鐘，直到周圍形成血栓。

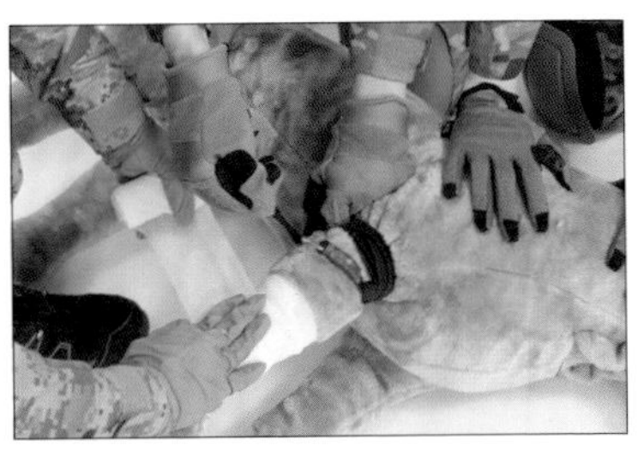

固定層。為了固定接觸層，使用繃帶包紮。需注意毛皮的厚度，邊按壓邊包紮。

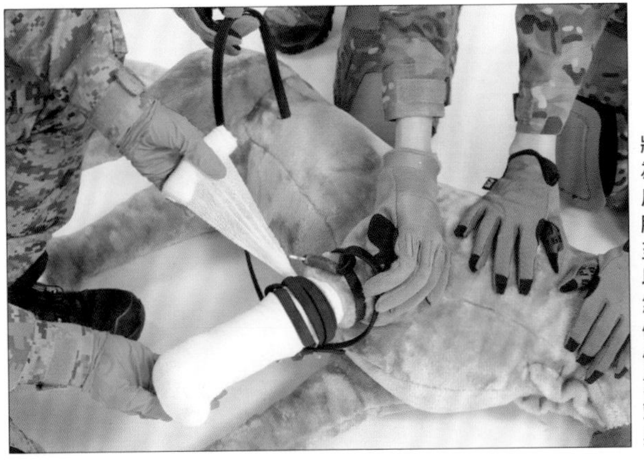

將急救止血帶替換為第二條止血帶。再用SAM夾板固定患肢，需將止血帶調整至夾扣位於腿內側，以便操作。此外，雖然已使用彈性繃帶做了保護層，但如果傷勢較輕，考慮到犬隻可能會走動，可用塑膠袋等來覆蓋腳尖。

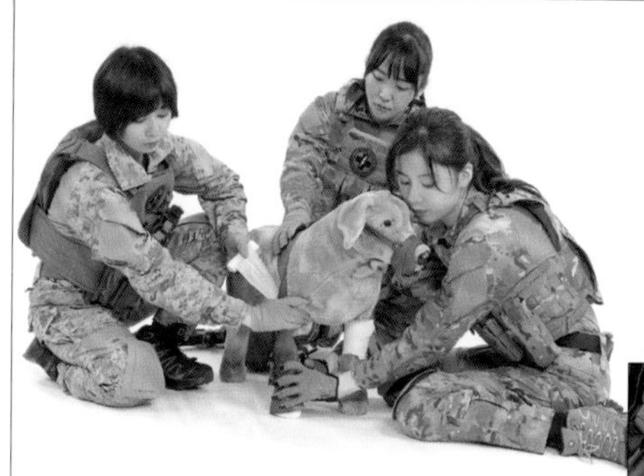

◆使用夾板固定

❸與人類相同，固定範圍需要涵蓋骨折處上下兩個關節。將U型SAM夾板的一端固定在患肢對側的腿上（此例為左前腿）作為基底。以此為支撐，用開窗夾板（可觀察患部的夾板固定法）固定患肢側。此次將患肢的膝關節保持伸直狀態固定。

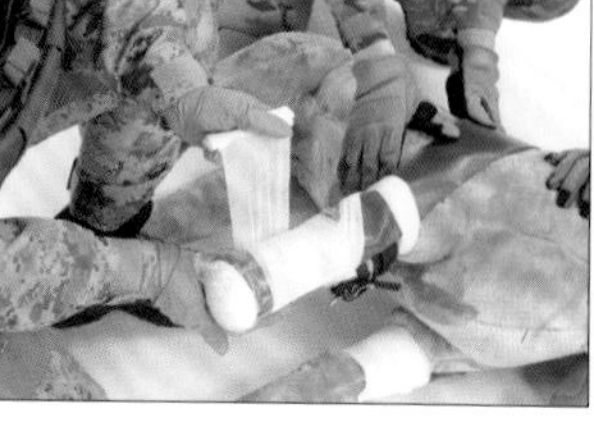

用繃帶將SAM夾板固定在患肢上，採用改良羅伯特·瓊斯包紮法。

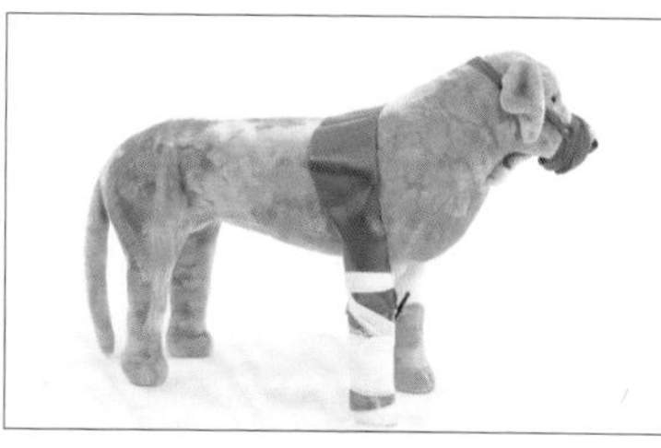

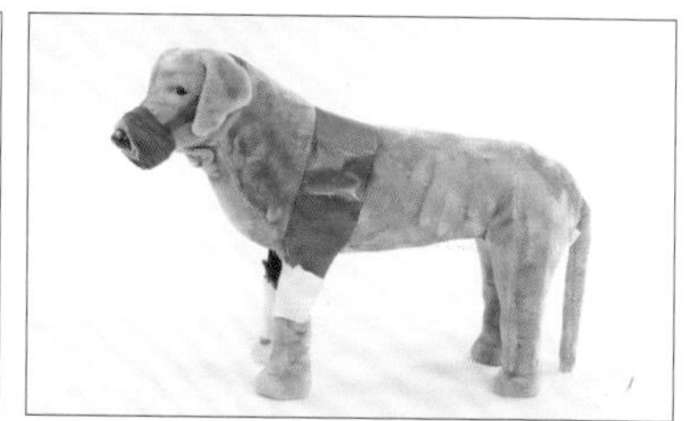

固定完成，準備搬運（左前腿為患部）。

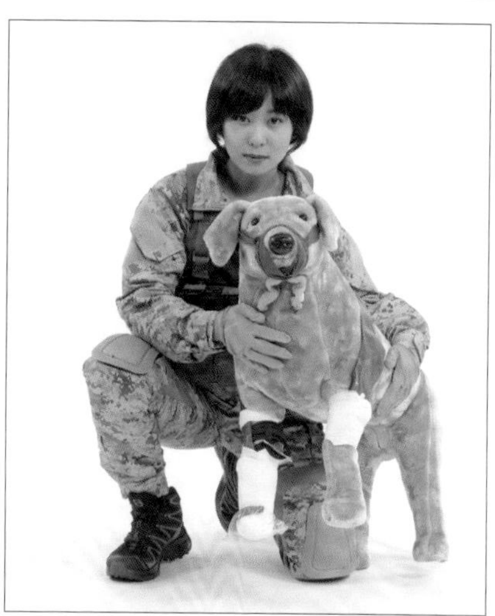

運送有意識的犬隻時，應保持站立姿勢，這個姿勢對犬隻來說最為安心。照片中是用左手抱著，但也可以用大塊布料包裹軀幹，並在布料上開洞露出前後腿。

實施急救的法定義務

隨著AED和止血帶性能的提升，以及一般民眾急救能力的提高，即使不具備醫療資格，也鼓勵民眾積極伸出援手（本節內容僅說明一般見解，對於因實施急救行為而造成的損害，作者及出版社概不負責）。

在美國，急救現場沒有「旁觀者」，所有的美國公民都是**立即反應者**（Immediate Responder），應立即伸出援手；而軍人、警察等危機處理專業人員，以及在特定時間和空間內負有安全責任的教師、空服人員等，則被視為**專業急救人員**（Professional First Responder），扮演著重要角色。

在日本，一般民眾若未實施急救行為，原則上不需負責任；但在現場只有自己能提供緊急救援的情況下，若不採取行動，可能會被追究保護責任者遺棄罪（刑法第218條）或輕犯罪法第1條第18款的責任。此外，警察依法負有保護義務（警察官職務執行法第3條），有義務採取適當的急救措施。公司等經營者則依勞動契約法第5條負有安全保障義務，以及依民法第644條負有「善良管理者注意義務」等。以下將列表說明：

區分		一般民眾 立即反應者		現場應急人員 專業急救人員	
行為		自發的行動		職務	
法律責任	責任區分	民事	刑事	民事	刑事
法律責任	急救有過失	如果沒有重大過失，則不需承擔責任。	可能需要承擔責任	原則上需要承擔責任	
法律責任	沒有進行急救	原則上不需承擔責任，但視情況而定※1			
實施者受災時的補償		可能獲得賠償※2		如果是在工作中受傷，則屬於工傷，可以獲得賠償。	

※1：根據被救助者與救助者之間的關係以及具體情況，救助者可能需要承擔責任。
※2：即使未經警方要求，救助者也可向被救助者請求賠償因救助行為而遭受的損害。

關於止血帶使用的法律問題，請參閱 119 頁。

第3章

外傷急救模擬

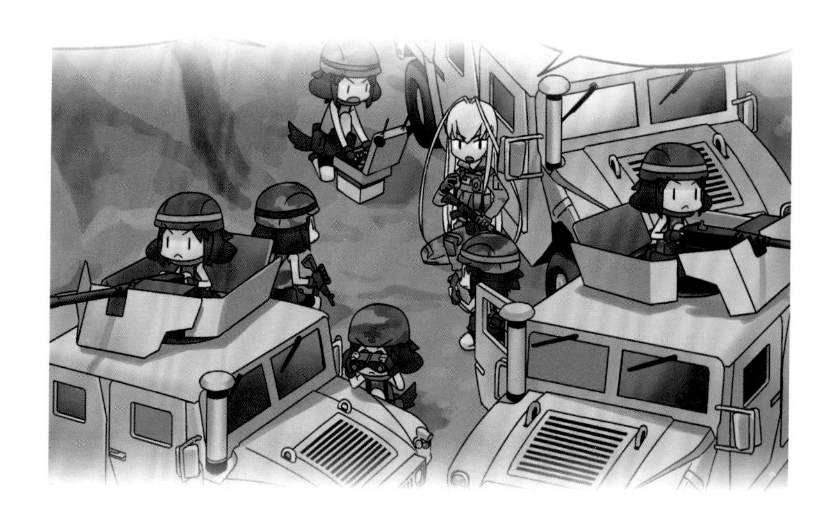

在序章中，在同時出現多起傷者的情況下應有的醫療概念；第一章則說明了軍隊在編制和運用上的醫療方式；第二章則針對各種不同的傷勢，講解了相應的急救方法。

在本章，我們將以情境模擬的方式，說明在遭受攻擊、同時出現眾多傷患時，如何以團隊合作的方式來進行救援。

我們將以恐怖分子發動的IED攻擊為例——假設車隊或巡邏部隊遭到埋設在路邊的IED攻擊，其中兩輛悍馬車受到波及。

IED 攻擊！

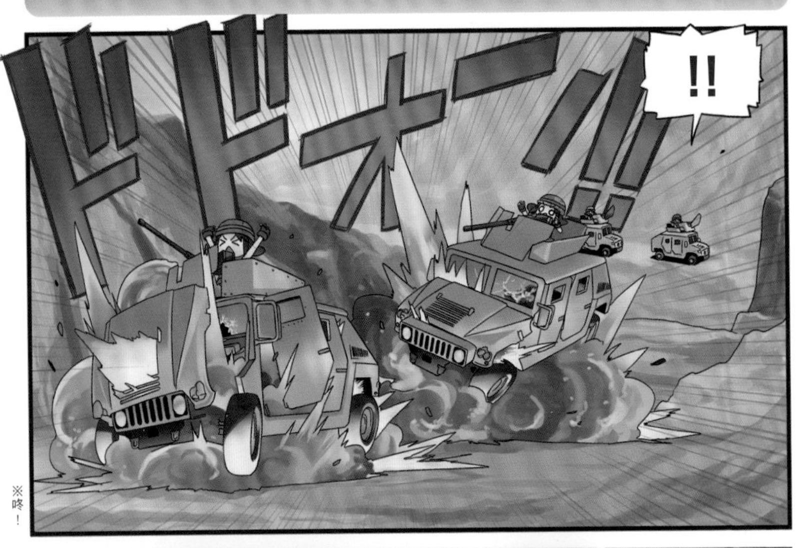

ドドドオーン!!
!!

※咚！

要警戒周邊環境，小心第2發炸彈！
ガチャ
是IED！
沒辦法幫忙！
等一下！
ゴオゴゴ

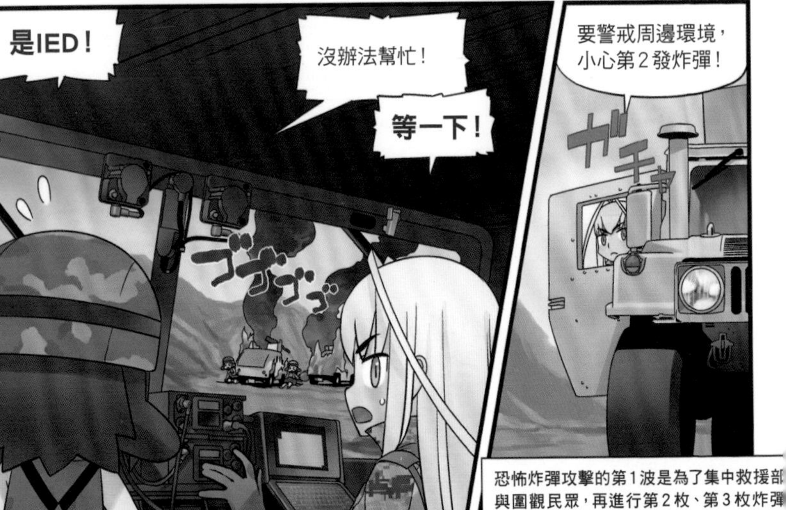

恐怖炸彈攻擊的第1波是為了集中救援部與圍觀民眾，再進行第2枚、第3枚炸彈攻擊，以造成更大的傷亡。要特別小心。

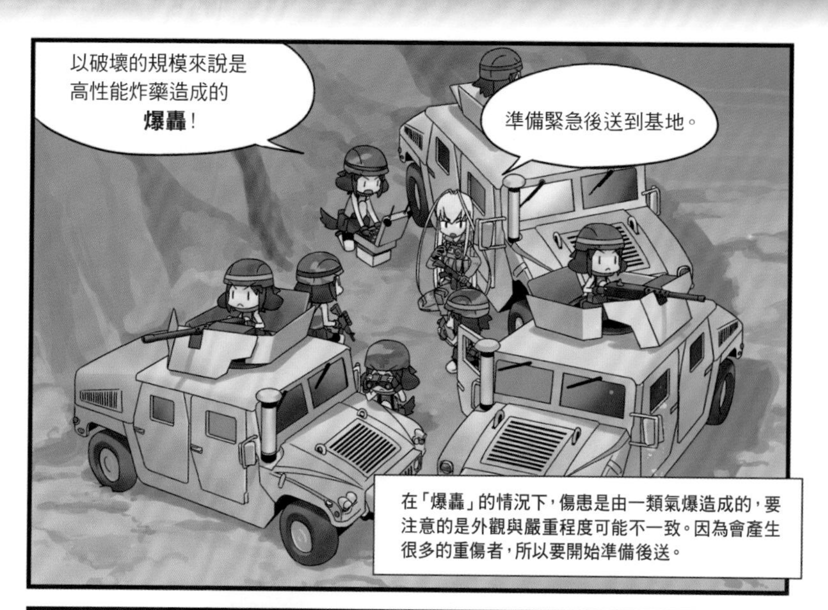
以破壞的規模來說是
高性能炸藥造成的
爆轟！
準備緊急後送到基地。
在「爆轟」的情況下，傷患是由一類氣爆造成的，要注意的是外觀與嚴重程度可能不一致。因為會產生很多的重傷者，所以要開始準備後送。

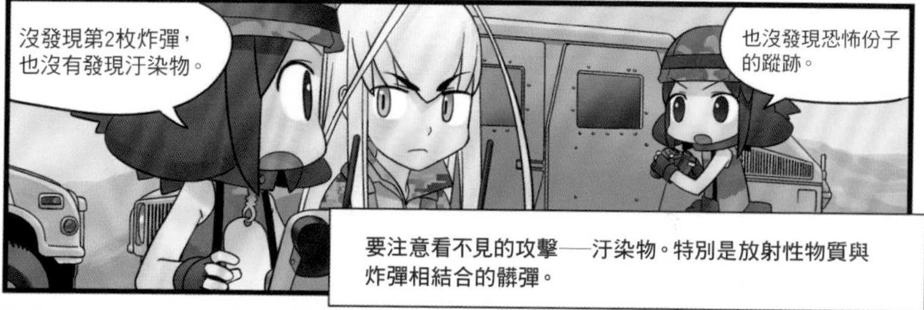
也沒發現恐怖份子的蹤跡。
沒發現第2枚炸彈，
也沒有發現汙染物。
要注意看不見的攻擊──汙染物。特別是放射性物質與炸彈相結合的髒彈。

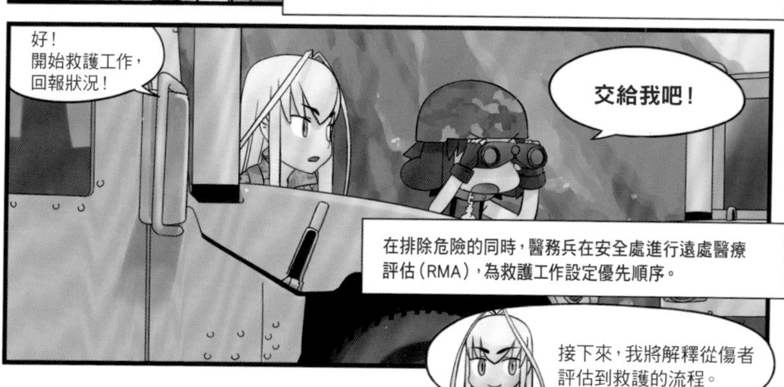
交給我吧！
好！
開始救護工作，
回報狀況！
在排除危險的同時，醫務兵在安全處進行遠處醫療評估（RMA），為救護工作設定優先順序。
接下來，我將解釋從傷者評估到救護的流程。

處理氣爆傷——爆轟或爆燃

處理IED造成的氣爆傷時，首先要注意的是，如果處理不當，可能會造成更多的傷亡，或者即使獲救，也可能在之後死亡或留下嚴重的後遺症。

首先要分辨爆炸是由炸彈、砲彈、TNT炸藥等武器＝高性能炸藥所引起的爆轟；還是由車輛燃料引燃的爆炸性燃燒，或土製炸彈引起的爆燃。

如前所述，爆轟會產生衝擊波，傷者的外觀和傷勢的嚴重程度可能不一致。如果是爆轟，則需要請求能進行X光檢查的醫療機構接收傷者，在戰場上則需向上級部隊請求緊急後送。

第一次爆炸可能只是開始

此外，即使傷患眾多，也不應貿然接近現場。恐怖分子慣用的手法是在第一次爆炸吸引人群聚集（包括救援人員和圍觀民眾）後，再發動更大規模的爆炸或槍擊，以擴大傷亡。此外，他們也經常同時引爆多個爆炸裝置，切斷道路，孤立重要設施或部隊，然後再發動攻擊。因此，第一次爆炸可能只是為了實現更大目標的手段。

此外，無論是爆轟還是爆燃，都容易忽略的一點是污染——第五類氣爆。由於化學和生物製劑對熱和衝擊較為敏感，因此恐怖份子很有可能使用放射性物質。因此，至少要確認是否有放射性物質污染。

使用SAFE-MARCHe應對

遭遇爆炸時，受困的部隊（此例為第一輛車的士兵）應使用Call-A-CAB-N-Go-Hot原則應對。而整個部隊（此例為車隊所屬的小隊）則應使用SAFE-MARCHe原則應對。

未受爆炸波及的車輛應立即撤離現場，以避免捲入後續的爆炸，並與威脅保持距離，以便調整隊形。

插畫中的部隊在小隊長的指揮下，執行了SAFE-MARCHe原則中的S（壓制威脅）-A（評估狀況）-F（排除自身威脅）。此外，醫護兵在安全距離外，使用望遠鏡進行E（評估傷患狀況）。此時，狙擊小組或反裝甲小組可能會提供觀察支援（狙擊小組的觀察能力較強，而反裝甲武器配備的紅外線瞄準器也可用於觀察傷患的狀況）。

在確認S-A-F之前，部隊不可接近現場。另一方面，受困的士兵則根據Call-A-CAB-N-Go-Hot原則，進行自救和互助。

AVPU法則——判斷傷患的緊急程度

那麼，醫護兵該如何評估傷患呢？為了讓小隊中僅有的一名醫護兵能夠救治同時出現的多名傷患，需要判斷每位傷患的緊急程度並排序。此時，便會使用AVPU法則。AVPU是由傷患意識程度的首字母組合而成的。

A（Alert） 對周圍環境保持注意力，能對警告做出反應，並能自主行動。
V（Verbal） 對呼喚有反應
P（Pain） 對疼痛有反應
U（Unresponsive） 無反應

醫護兵根據上述情況將傷患分為三類。首先，根據是否需要醫療分為兩類（A或V以下），再根據緊急程度分為兩類（V/P或U）。這是兩次二元分類的步驟。

您可能會懷疑為什麼不區分P和U。研究表明，遭受致命傷害時，大腦會專注於生存，感覺不到疼痛。在脫離生命危險之前，區分P和U的可靠性並不高。

接下來，讓我們透過插畫來看看AVPU的流程。

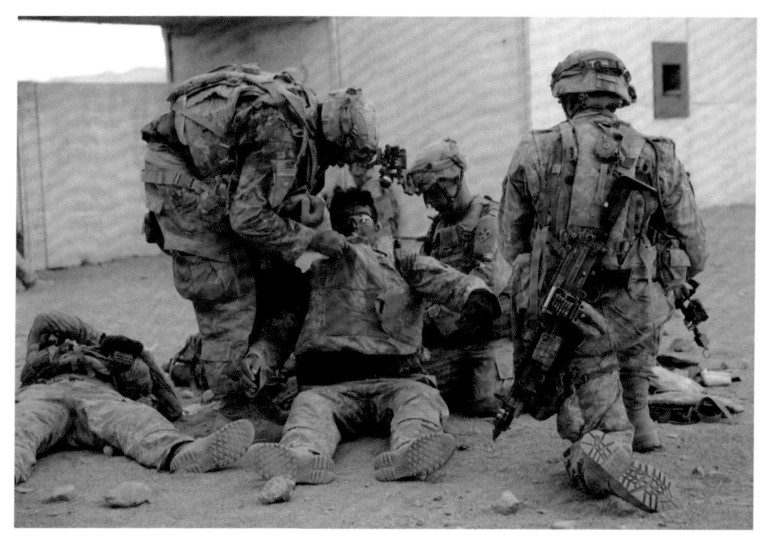

（照片：美國陸軍）

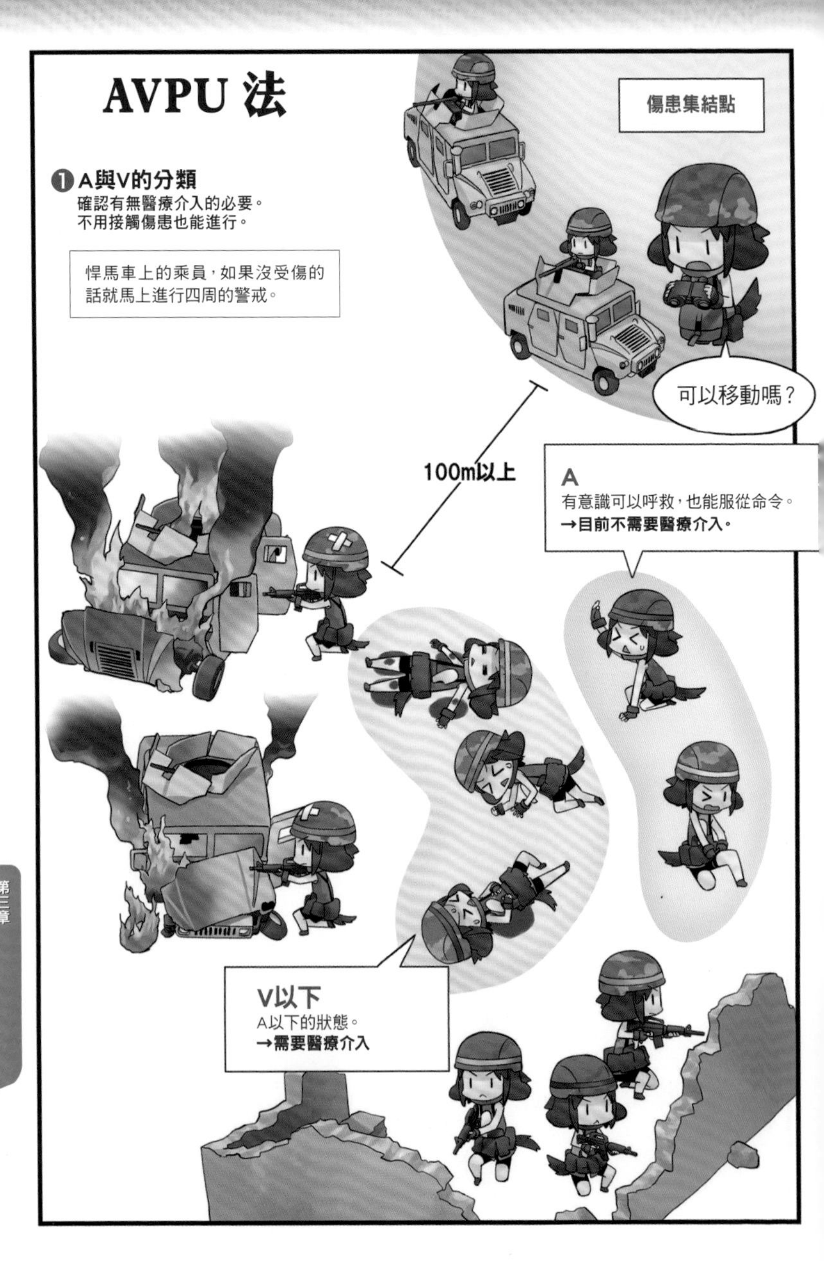
AVPU 法
❶A與V的分類
確認有無醫療介入的必要。
不用接觸傷患也能進行。
悍馬車上的乘員，如果沒受傷的話就馬上進行四周的警戒。
傷患集結點
可以移動嗎？
100m以上
A
有意識可以呼救，也能服從命令。
→目前不需要醫療介入。
V以下
A以下的狀態。
→需要醫療介入

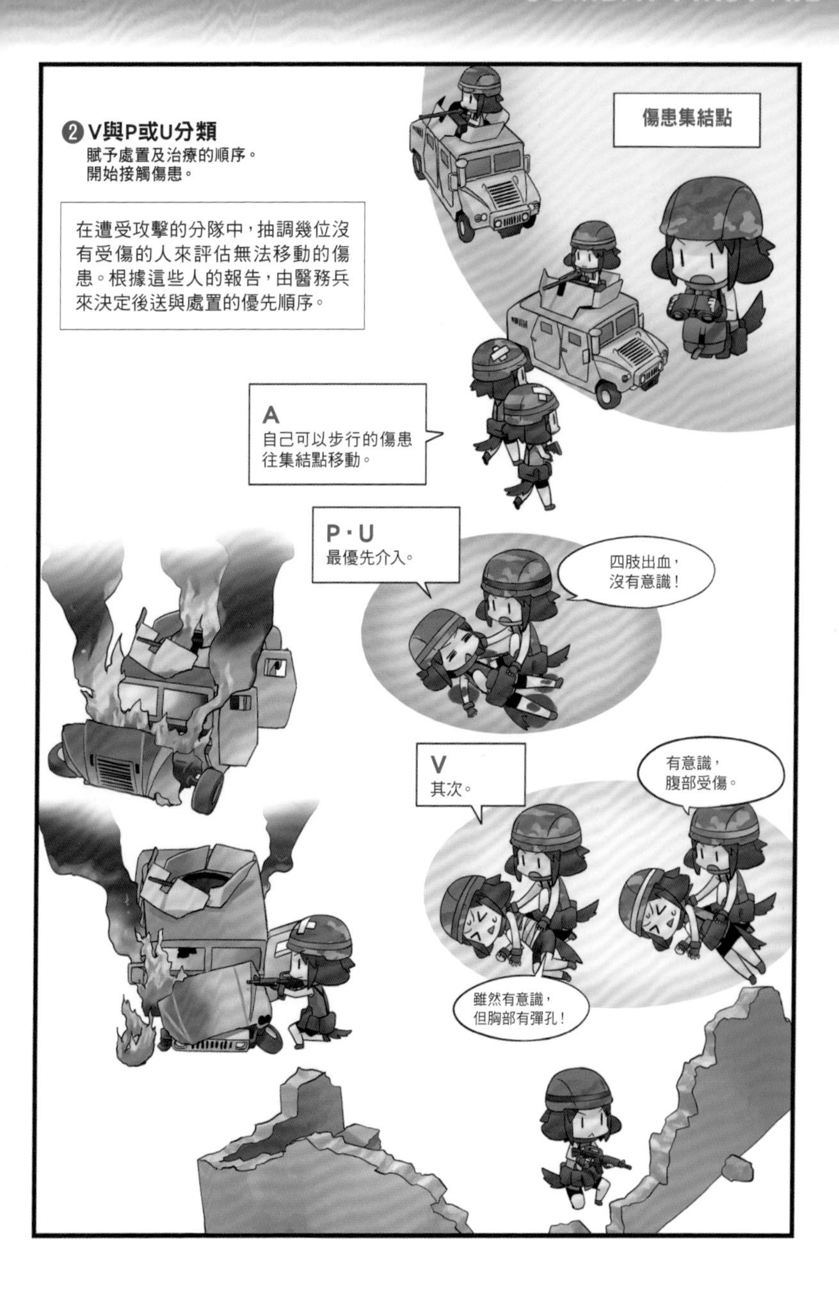
❷V與P或U分類
賦予處置及治療的順序。
開始接觸傷患。
在遭受攻擊的分隊中，抽調幾位沒有受傷的人來評估無法移動的傷患。根據這些人的報告，由醫務兵來決定後送與處置的優先順序。
傷患集結點
A
自己可以步行的傷患往集結點移動。
P·U
最優先介入。
四肢出血，沒有意識！
V
其次。
有意識，腹部受傷。
雖然有意識，但胸部有彈孔！

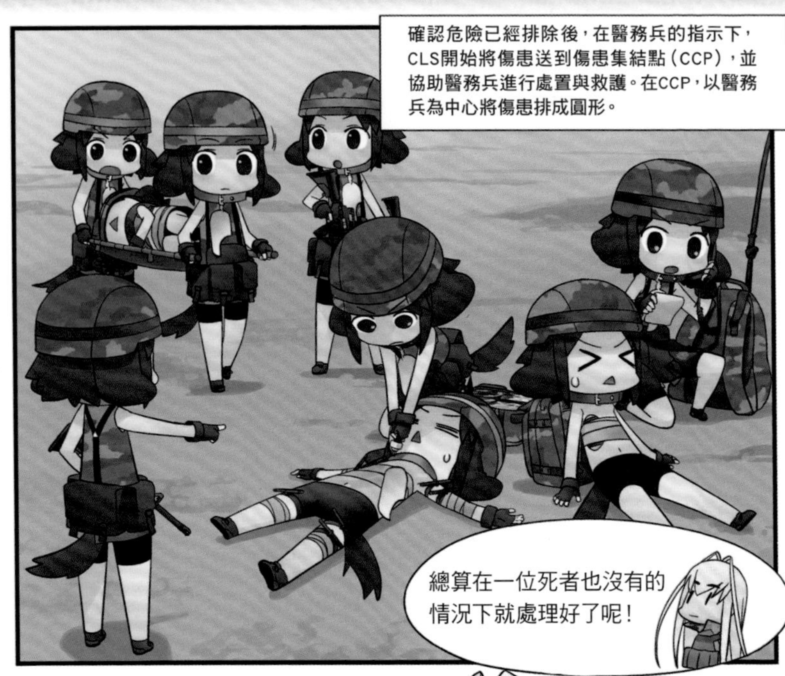
確認危險已經排除後，在醫務兵的指示下，CLS開始將傷患送到傷患集結點（CCP），並協助醫務兵進行處置與救護。在CCP，以醫務兵為中心將傷患排成圓形。
總算在一位死者也沒有的情況下就處理好了呢！

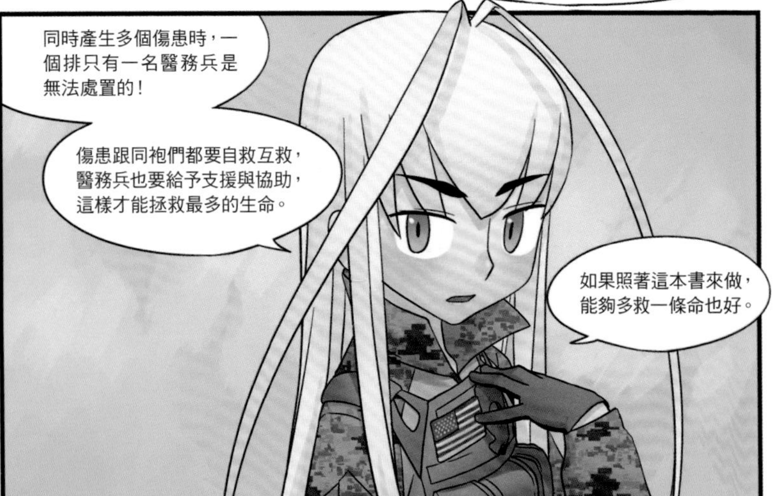
同時產生多個傷患時，一個排只有一名醫務兵是無法處置的！
傷患跟同袍們都要自救互救，醫務兵也要給予支援與協助，這樣才能拯救最多的生命。
如果照著這本書來做，能夠多救一條命也好。

●戰場外傷救護即戰力管理

需要醫護兵處理的是V以下的傷患，而其中緊急程度較高的是P或U。

醫護兵會在安全處設立傷患集結點（CCP），並在小隊長的協助下，安排先將P或U的傷患送至CCP（CLS負責協助和護送醫護兵）。此外，醫護兵也會要求通訊兵向上級報告，並請求後送。

至於P和U的區分，可以在CCP進行觀察和治療時再進行。沒有必要在現場區分，那只會浪費時間。接下來再將V的傷患送來。

過去，醫護兵會跑到受傷的士兵身邊，先為輕傷者進行急救，讓他們重返戰鬥崗位，但現在已經不再這麼做了。如果一個個跑過去，最後面的傷患可能會因為延誤治療而死亡。急救必須講求效率，不能憑運氣。此外，輕傷者（分類A）應由部隊內部進行自救和互助，不屬於急救對象。因此，戰場救護應視為**生存和維持戰力**（Survival and Sustain）的管理。只有在需要氣道管理等絕對需要專業技能的情況下，醫護兵才會前往現場。

當同時出現多名傷患時，醫護兵首先要做的是建立一個可容納10名V級以下傷患的CCP，並將地點告知所有的小隊成員。如果出現超過10名傷患怎麼辦呢？那就需要另一個包含醫護兵的小隊支援。因為出現這麼多傷患的小隊已經失去執行任務的能力了。從這一點也可以看出醫療和戰力管理之間的關係。

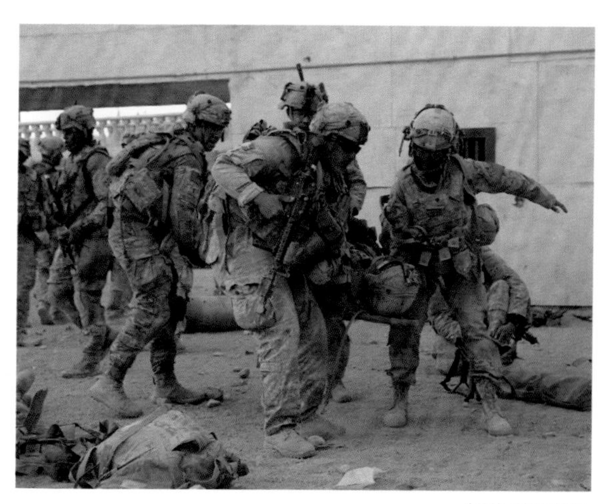

（照片：美國陸軍）

戰鬥人員的生命徵象測量

標準值·測量方法	測量順序·場所
意識狀態（LOC：Level of conscious）	
AVPU法： 測量意識狀態的簡易方法，戰鬥人員用AVPU法來測量意識狀態。 GCS： Glasgow Coma Scale（睜眼、最佳語言反應、最佳運動反應）三種狀態總分的評估，是國際上統計使用的。但稍微複雜，即使一種狀態判斷困難的話就會影響總分。	在受傷現場一開始就要判定。 分為A／V／P或U三階段，詳情請參考本書第4章。
血氧飽和度（SpO2）	
飽和度（Saturation）的S、脈搏（Pulsation）的P、氧氣的O_2合在一起。就是經皮膚測出動脈血氧飽和度。藉由脈搏血氧機（pulse oximeter） 測量血液中所溶解的氧氣量，以百分比來表示。正常值為（在平地上正常呼吸時）95%以上。。	在受傷現場盡快判定。 同時可以看末梢的血流狀態與脈搏來測定。最好是用血氧機來做客觀的判斷。盡量能維持在95%以上，如果在90%以下就需要醫務兵做緊急處置。
呼吸次數（Resp）	
標準值：每分鐘16～20次，可以看胸部或腹部的起伏評估「快、慢」，「深、淺」。 呼吸急促：每分鐘24次以上（每分鐘20次以上就可能有危險）。 呼吸過慢：每分鐘8次以下或呼吸非常淺（每分鐘10次以下就可能有危險）。	在受傷現場盡快判定。 盡可能給予高濃度氧氣。
脈搏（Pulse）	
血液由心臟搏動而送到動脈中，到達末梢血管而形成的波動。 標準值：每分鐘60～100次，評估「快、慢」，「強、弱」。 頻脈：心臟搏動次數一分鐘超過100次以上。 緩脈：心臟搏動次數一分鐘低於50次以下。 通常是用「15秒的次數x4」或「30秒的次數x2」來計算60秒的脈搏次數。如果失血造成動脈直徑減少，像絲線一樣細的話，就常常會摸不到。	在受傷現場盡快判定。 可以從橈動脈、足背動脈、耳後動脈、頸總動脈等處判定，同時判定血壓。
血壓（BP： Blood Pressure）	
血管內部的壓力。血壓是「一次心搏量×末梢血管阻力」，與心搏數、心搏量、末梢血管阻力等相關。 正常值：120/80㎜Hg以下（收縮壓120以下、舒張壓80以下）。 高血壓→①一直送出血液②血液不容易通過血管的狀態。 低血壓→①血管損傷或擴張的狀態②心臟無法充分送出血液的狀態。 有休克症狀，收縮壓小於90的時候需要增加循環血液量。收縮壓未滿60的時候要馬上增加循環血液量。頭部外傷時因腦內壓上升，需要保持收縮壓在110～120之間。	盡早在受傷現場測定，在脈搏測量處判定血壓。用血壓計測量時要在相對安全的地方進行。現場判定高血壓標準是135/85以上（在醫院測量也會因為緊張而稍微偏高）。
體溫（BT： Body Temperature）	
正常值：36～37度C。大量出血會造成低體溫。與其加溫不如好好保溫比較省力。德語是KT（Korpertemperatur）。	盡可能及早開始保溫。 如果要加溫的話一定要從軀幹開始加溫。

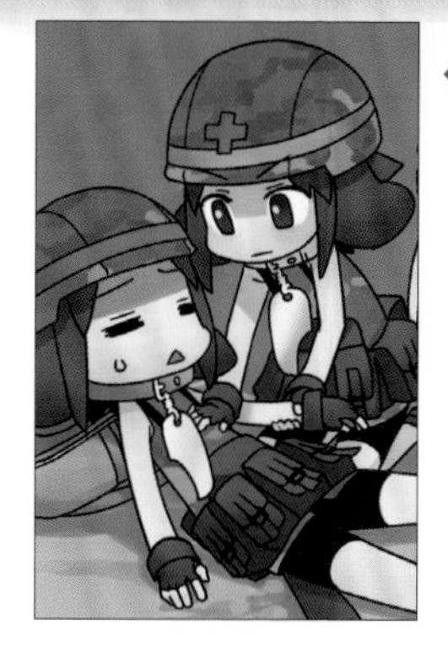

◆illustration　ヒライユキオ @hiraitweet

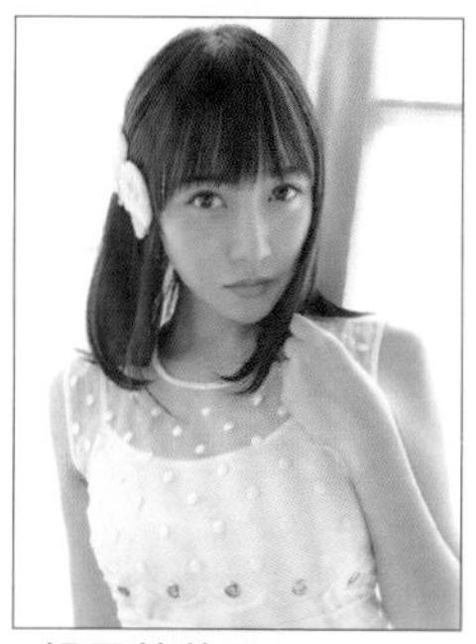

◆Models

望月茉莉 @maririn_moon　本上みらの @wc2019_mirano

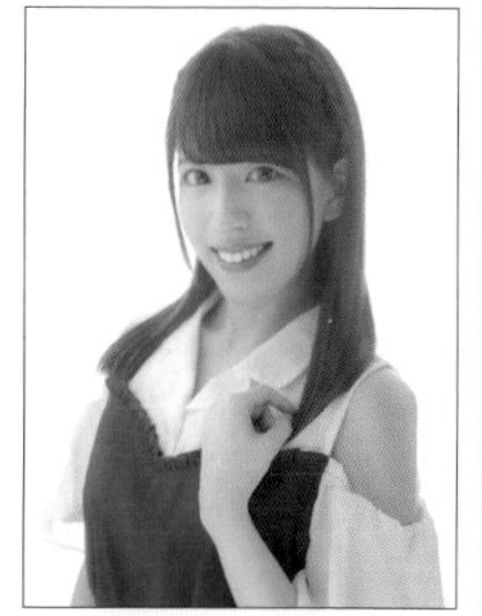

愛原ありさ @Arisa_Aihara_

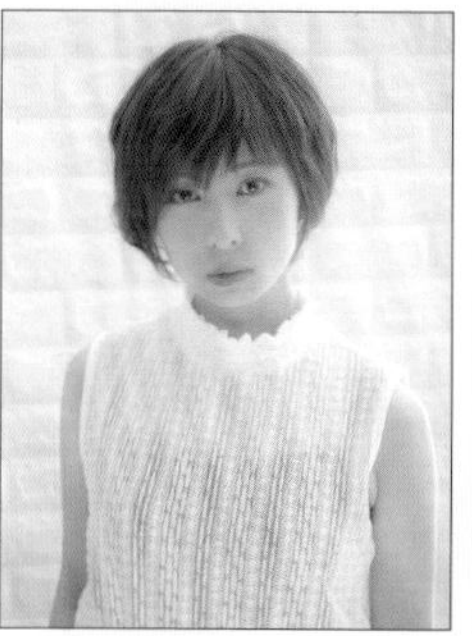

太田侑伽 @YoukaOta

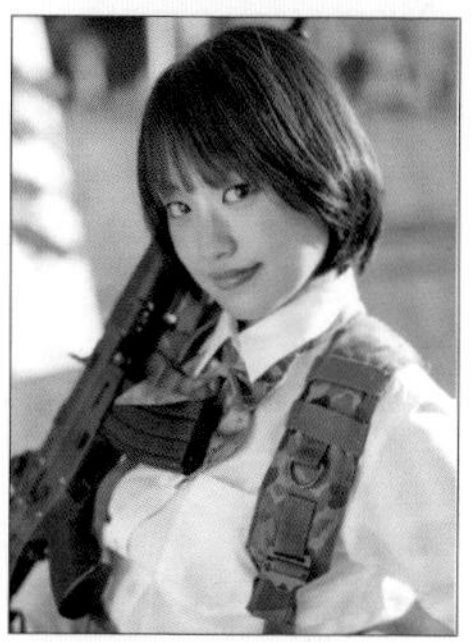

かざり @kazariri

◆急救訓練用高機能人偶「Obitsu Body Toughness」

本次拍攝得到了株式會社オビツ製作所的協助，使用該公司生產的急救訓練用人偶。

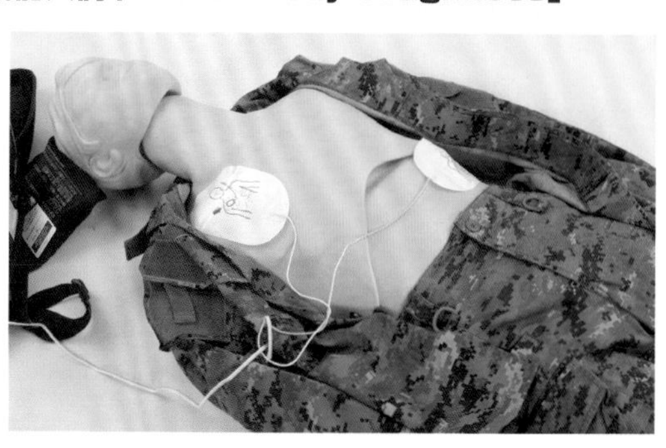

如有產品相關諮詢，請洽詢株式會社オビツ製作所。

obitsu@obitsu.co.jp
TEL03-3600-2561

■解説

照井資規

一般社團法人TACMEDA代表理事　愛知醫科大學醫學部　兼職講師
日本工業大學大學院 技術管理碩士（專業）MOT

http://tacmeda.com/

■醫療監修

高須克弥　醫學博士　美容外科高須クリニック院長
嘉数朗　醫師　日本循環器学会　循環器専門医　おもろまちメディカルセンター循環器内科部長　那覇市医師会理事
菅谷明子　醫師　日本救急医学会　救急科専門医　社会医療法人かりゆし会ハートライフ病院血液浄化部医長
金城雄生　醫師　琉球大学医学部医学科脳神経外科学
藤田千春　護士　予備自衛官　2等陸曹
山口哲矢　急救員

■参考文獻等

Tactical Medicine Essentials
INTERNATIONAL TRAUMA LIFE SUPPORT FOR EMERGENCY CARE PROVIDERS, 8th Edition
ITLS Military 2nd Edition Manual
Ranger Medic Handbook, 4th Edition　William Donovan 2012
テロ災害等の対応力向上としての止血に関する教育テキスト（指導者用）　消防庁 平成30年3月
図解緊急手当入門—恐い常識のウソ これだけは知っておけ（プレイブックス）　高須克弥 1980（第2章 救命のテクニックの一部）
Hartford Consensus I/IV
CoSTR 2015 Consensus on Science and Treatment Recommendations for BLS/AED　CoSTR 2018 update:International Liaison Committee on Resuscitation(ILCOR)
ITLS International Trauma Conference St. Louis Missouri 2018

【增修版】戰鬥外傷救護 -COMBAT FIRST AID-

■文字
照井資規

■插畫
ヒライユキオ

■編輯
Col.Ayabe

■設計
横井裕子
株式会社STOL

■協力
船山尚志

■寫真
玉井久義／アメリカ軍

出　　版／楓書坊文化出版社
地　　址／新北市板橋區信義路163巷3號10樓
郵 政 劃 撥／19907596 楓書坊文化出版社
網　　址／www.maplebook.com.tw
電　　話／02-2957-6096
傳　　真／02-2957-6435
翻　　譯／陳良才
責 任 編 輯／陳鴻銘
港 澳 經 銷／泛華發行代理有限公司
定　　價／420元
初 版 日 期／2024年10月